十月怀胎进程·优生保健知识

十月怀胎健康

百科全书

孕产专家
为您精心打造的
孕期指南

邱宇清/编著

U0227460

科学技术文献出版社
SCIENTIFIC AND TECHNICAL DOCUMENTATION PRESS
·北京·

图书在版编目 （CIP） 数据

十月怀胎健康百科全书／邱宇清编著 . —北京：科学技术文献出版社，2017.4

ISBN 978 - 7 - 5189 - 2474 - 5

Ⅰ. ①十… Ⅱ. ①邱… Ⅲ. ①妊娠期—妇幼保健—基本知识

Ⅳ. ①R715.3

中国版本图书馆 CIP 数据核字 （2017） 第 058463 号

十月怀胎健康百科全书

策划编辑：王黛君　责任编辑：王黛君　吕海茹　责任校对：张吲哚　责任出版：张志平

出 版 者	科学技术文献出版社
地　　址	北京市复兴路 15 号　邮编　100038
编 务 部	（010） 58882938，58882087 （传真）
发 行 部	（010） 58882868，58882874 （传真）
邮 购 部	（010） 58882873
官方网址	www. stdp. com. cn
发 行 者	科学技术文献出版社发行　全国各地新华书店经销
印 刷 者	北京柯蓝博泰印务有限公司
版　　次	2017 年 4 月第 1 版　2017 年 4 月第 1 次印刷
开　　本	710×1000　1/16
字　　数	450 千
印　　张	29
书　　号	ISBN 978 - 7 - 5189 - 2474 - 5
定　　价	35.00 元

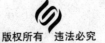

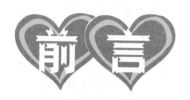

女人是一天的公主，十个月的皇后。生儿育女是女人最神圣的天职，也是女人一生中最幸福的经历。然而，怀孕的这段时间并非一帆风顺，期间会出现许多艰难坎坷。

《十月怀胎健康百科全书》是一本孕育指南，从辛苦的备孕阶段开始，直到分娩后的简单护理，分别从身心变化、检查保健、孕期胎教、饮食营养及生活准备等方面进行讲述，为孕妈妈提供全方位的指导，让孕妈妈能够对各种可能出现的状况了然于心。

在不同的孕育阶段，孕妈妈和胎儿会出现新的变化，面临新的考验与挑战。本书将这些需要关注的要点与孕龄结合起来，能够帮助孕妈妈更容易地完成孕育计划。

在以往，人们更加重视孕妈妈的身体健康，对于心理健康却很少关心。其实，孕妈妈心情忧郁的背后，隐藏着许多直接或间接的原因。生理上的变化——激素对心情的影响变大，使得孕妈妈在不知不觉中感到烦恼，此时最需要家人的关心和理解，这不仅仅关系到孕妈妈的健康，也直接影响到胎儿的成长。无数的例子证明，孕妈妈的情绪可以传达给胎儿，孕妈妈的思维方式也会对胎儿的思维方式产生影响。每当出现心烦意乱的时候，准爸爸不要置之不理，孕妈妈也不要独自生闷气，双方不妨尝试着暂时放下心结，用更加聪明的方法来排解抑郁。

　　胎儿的孕育和成长，需要准爸爸和孕妈妈的共同参与，只有父母的悉心照顾，胎儿才可以健康茁壮地成长。所以，在十月怀胎的过程中，准爸爸也要积极参与进来，夫妻携手，共同呵护幸福的家庭生活。要相信收获是和努力成正比的，只要付出了足够的耐心和努力，就一定会收获最美丽的成果！

编　者

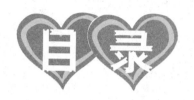

目 录

孕早期——为新的生命做好准备

掌握必备的优生知识 003

1. 促成受孕的精子 003
2. 卵子的发育过程 004
3. 精子和卵子的相遇 005
4. 注意保护精子质量 006
5. 如何提高卵子的质量 007
6. 决定性别的染色体 008

孕前完成各项检查 010

1. 孕前要做常规检查 010
2. 高龄产妇孕前特别检查 012
3. 男性也要做孕前检查 013
4. 孕前注射风疹疫苗 015
5. 乙肝妈妈也可以生小孩 016
6. 提前注射乙肝疫苗 018

7. 孕前重视遗传病的检查 …………………………………… 019

8. 常见的遗传病有哪些 ……………………………………… 022

掌握怀孕的最佳时机 ………………………………………… 024

1. 女子最佳受孕年龄 ………………………………………… 024

2. 男性的最佳婚育年龄 ……………………………………… 026

3. 春秋季节最适合怀孕 ……………………………………… 027

4. 一天最佳受孕时间 ………………………………………… 028

5. 知道自己的排卵期 ………………………………………… 029

6. 准确把握排卵日 …………………………………………… 031

7. 不适合怀孕的时机 ………………………………………… 033

孕前补充充足的营养 ………………………………………… 036

1. 备孕期提前补充叶酸 ……………………………………… 036

2. 养成良好的饮食习惯 ……………………………………… 037

3. 备孕期间远离快餐 ………………………………………… 038

4. 夫妻都要注意营养 ………………………………………… 040

5. 备孕饮食"黑名单" ……………………………………… 042

孕前营养推荐食谱 ……………………………………………… 043

做好生活中的各项准备 ……………………………………… 044

1. 孕前不可随意用药 ………………………………………… 044

2. 保护自己的生育能力 ……………………………………… 045

3. 孕前调养补气血 …………………………………………… 047

4. 释放心理的压力 …………………………………………… 048

孕1月 小胚芽带来的新惊喜 ······ 050

孕妈妈和宝宝的变化 ······ 050

1. 宝宝的生长情况 ······ 050
2. 孕妈妈的身心变化 ······ 051
3. 怀孕使女人更成熟 ······ 053
4. 父母给孩子的遗传 ······ 054
5. 遗传决定宝宝的性别 ······ 056

按时检查做做保健 ······ 057

1. 孕检时间全知道 ······ 057
2. 怀孕后的常规检查 ······ 060
3. 腹式呼吸舒缓情绪 ······ 062
4. 孕期妈妈用药常识 ······ 063
5. 晒晒太阳心情好 ······ 064
6. 不要忽视口腔检查 ······ 065
7. 孕早期感冒巧防治 ······ 067

精心打造优质胎教 ······ 069

1. 胎教真的有用吗 ······ 069
2. 直接胎教和间接胎教 ······ 070
3. 提前制定胎教计划 ······ 071
4. 准爸爸要做好准备 ······ 072
5. 准爸爸变身心理医生 ······ 073

饮食营养合理搭配 ······ 075

1. 吃对食物助你好"孕" ······ 075
2. 爱美人士不能再减肥了 ······ 076

3. 孕妈妈要调整饮食 ……………………………………………… 077

4. 控制食盐的摄入量 ……………………………………………… 078

5. 请远离油炸食品 ………………………………………………… 079

6. 有益胎宝宝大脑发育的营养素 ………………………………… 080

本月推荐食谱 ……………………………………………………… 082

生活中的各项准备 ………………………………………………… 083

1. 不宜孕育的工作环境 …………………………………………… 083

2. 改掉不良生活习惯 ……………………………………………… 084

3. 孕期选择护肤品 ………………………………………………… 085

4. 别让电器伤害宝宝 ……………………………………………… 086

5. 孕期谨慎对待猫狗 ……………………………………………… 088

孕2月 开始出现孕期不适感 …………………………… 090

孕妈妈和宝宝的变化 ……………………………………………… 090

1. 宝宝的生长情况 ………………………………………………… 090

2. 孕妈妈的身心变化 ……………………………………………… 091

3. 怀孕的各种征兆 ………………………………………………… 092

4. 如何判断是否怀孕 ……………………………………………… 094

5. 计算孕周及预产期 ……………………………………………… 095

6. 双胞胎妊娠的反应 ……………………………………………… 096

按时检查做做保健 ………………………………………………… 098

1. 孕期要做的常规检查 …………………………………………… 098

2. 运动之前做好准备 ……………………………………………… 099

3. 孕妈妈巧防便秘 ………………………………………………… 100

4. 孕期抑郁心理的危害 …………………………………………… 102

5. 排解内心的抑郁 ……………………………… 103

6. 用计划打发抑郁症 ……………………………… 105

精心打造优质胎教 ……………………………… 106

1. 胎教让孩子不一般 ……………………………… 106

2. 合理安排胎教内容 ……………………………… 107

3. 掌握情绪调节法 ……………………………… 108

4. 提前练习语言胎教 ……………………………… 110

饮食营养合理搭配 ……………………………… 111

1. 经常补充健脑食品 ……………………………… 111

2. 缓解早孕反应的饮食法 ……………………………… 112

3. 改善孕期呕吐的食物 ……………………………… 114

4. 孕妈妈饮食"七不宜" ……………………………… 115

5. 孕期不宜多吃的食物 ……………………………… 117

本月推荐食谱 ……………………………… 119

生活中的各项准备 ……………………………… 120

1. 要怀孕，也要保持美丽 ……………………………… 120

2. 如何挺过早孕反应 ……………………………… 121

3. 休息和运动缺一不可 ……………………………… 122

4. 工作和宝宝可以兼得 ……………………………… 124

5. 正确选购防辐射服 ……………………………… 125

孕3月 新的生命在悄悄孕育 ……………………………… 127

孕妈妈和宝宝的变化 ……………………………… 127

1. 宝宝的生长情况 ……………………………… 127

2. 孕妈妈的身心变化 ……………………………… 128

3. 孕妈妈的注意事项 ·············· 130

4. 留心体重的变化 ·············· 131

按时检查做做保健 ·············· 132

1. 孕妈妈 3 月孕检 ·············· 132

2. 当心意外流产 ·············· 133

3. 如何防止流产 ·············· 135

4. 葡萄胎的防治 ·············· 137

5. 适度运动促进健康 ·············· 138

6. 孕期做做体操 ·············· 140

7. 找出抑郁的根源 ·············· 141

精心打造优质胎教 ·············· 142

1. 根据胎动做抚摸胎教 ·············· 142

2. 准爸爸的抚摸胎教 ·············· 144

3. 哼着歌儿做胎教 ·············· 145

4. 和胎宝宝一起做游戏 ·············· 146

饮食营养合理搭配 ·············· 148

1. 孕 3 月要补充的营养 ·············· 148

2. 健康营养食物解决之道 ·············· 149

3. 每天吃点小零食 ·············· 150

4. 四季饮食区别对待 ·············· 152

本月推荐食谱 ·············· 153

生活中的各项准备 ·············· 154

1. 孕妈妈易忽视的细节 ·············· 154

2. 孕妈妈的生活起居 ·············· 156

3. 挑选更合适的鞋子 ·············· 157

4. 文胸也要更换了 ……………………… 158

5. 加强对腿的保护 ……………………… 159

6. 准爸爸做好护花使者 ………………… 161

孕中期 ——开始行动不便的日子

孕4月 妈妈的"孕"味更明显 ………… 165

孕妈妈和宝宝的变化 …………………… 165

1. 宝宝的生长情况 ……………………… 165

2. 孕妈妈的身心变化 …………………… 166

3. 宝宝有了感官能力 …………………… 168

4. 跟着宝宝数胎动 ……………………… 169

按时检查做做保健 …………………… 170

1. 从现在起每月产检1次 ……………… 170

2. 该做唐氏筛查了 ……………………… 172

3. 孕期坚持做体操 ……………………… 173

4. 孕妈妈预防痔疮 ……………………… 174

5. 做好乳房保健 ………………………… 175

6. 预防宝宝佝偻病 ……………………… 177

精心打造优质胎教 …………………… 178

1. 和宝宝分享自然美景 ………………… 178

2. 培养宝宝的学习能力 ………………… 179

3. 胎宝宝的性格训练 …………………… 180

4. 和宝宝说说悄悄话 …………………………… 181

5. 睡眠也是一种胎教 …………………………… 182

饮食营养合理搭配 …………………………… 184

1. 加强营养防止抽筋 …………………………… 184

2. 孕妈妈如何补钙 …………………………… 185

3. 孕中期饮食原则 …………………………… 186

4. 合理安排饮食结构 …………………………… 188

5. 胎宝宝最需要维生素 …………………………… 189

本月推荐食谱 …………………………… 191

生活中的各项准备 …………………………… 192

1. 散步时的注意事项 …………………………… 192

2. 远离软床和电热毯 …………………………… 193

3. 孕妈妈要生活在阳光下 …………………………… 194

4. 孕期养花有讲究 …………………………… 195

5. 远离"铅毒"的危害 …………………………… 197

6. 睡眠姿势有讲究 …………………………… 198

孕5月 小家伙开始轻微活动 …………………………… 200

孕妈妈和宝宝的变化 …………………………… 200

1. 宝宝的生长情况 …………………………… 200

2. 孕妈妈的身心变化 …………………………… 201

3. 胎动异常需谨慎对待 …………………………… 203

4. 孕妈妈的不适感 …………………………… 204

按时检查做做保健 …………………………… 206

1. 孕5月产检项目 …………………………… 206

2. 孕期疼痛的防治 …………………………………… 207

3. 坚持每天做孕妈妈操 ………………………… 208

4. 孕中期活动要注意 ………………………… 209

5. 站坐行走有讲究 …………………………… 211

6. 预防孕期静脉曲张 ………………………… 212

精心打造优质胎教 ……………………………………… 214

1. 呼唤胎教 ………………………………………… 214

2. 绘画胎教 ………………………………………… 215

3. 视觉胎教 ………………………………………… 217

4. 运动胎教 ………………………………………… 218

饮食营养合理搭配 ……………………………………… 220

1. 补充营养提高视力 ………………………… 220

2. 孕妈妈吃鱼好处多 ………………………… 221

3. 孕妈妈营养四大误区 ……………………… 223

4. 预防缺铁性贫血 …………………………… 224

5. 饮食调理缓解水肿 ………………………… 225

6. 孕 5 月关键营养素 ………………………… 226

本月推荐食谱 ………………………………………… 227

生活中的各项准备 ……………………………………… 228

1. 孕期不要忽视秀发 ………………………… 228

2. 大肚妈妈洗发窍门 ………………………… 229

3. 巧妙减轻蝴蝶斑 …………………………… 230

4. 上班族孕妈妈注意事项 …………………… 231

5. 孕 5 月养胎方案 …………………………… 233

6. 怎样应对下肢水肿 ………………………… 234

孕6月 孕妈妈大腹便便   235

孕妈妈和宝宝的变化 …………………………… 235

1. 宝宝的生长情况 ………………………… 235
2. 孕妈妈的身心变化 ……………………… 236
3. 认真倾听胎心音 ………………………… 238
4. 尴尬的尿失禁 …………………………… 239
5. 白带增多要注意 ………………………… 240

按时检查做做保健 …………………………… 242

1. 孕6月产检项目 ………………………… 242
2. 孕六月保健体操 ………………………… 242
3. 孕中期练练瑜伽 ………………………… 244
4. 母儿血型不合 …………………………… 245
5. 妊娠高血压综合征 ……………………… 246

精心打造优质胎教 …………………………… 248

1. 好情绪让宝宝更懂事 …………………… 248
2. 教宝宝认识世界 ………………………… 249
3. 教胎宝宝唱歌 …………………………… 250
4. 给宝宝唱唱童谣 ………………………… 251
5. 给胎宝宝取名字 ………………………… 252

饮食营养合理搭配 …………………………… 253

1. 孕6月营养细则 ………………………… 253
2. 多吃海藻类食物 ………………………… 254
3. 妊娠糖尿病的饮食 ……………………… 256
4. 孕妈妈不宜过量吃糖 …………………… 257
5. 解决馋嘴的方法 ………………………… 258

本月推荐食谱 …………………………………………………… 259

生活中的各项准备 …………………………………………… 260

1. 布置良好的居室 ……………………………………………… 260

2. 做家务时要小心 ……………………………………………… 261

3. 孕妈妈洗澡有讲究 …………………………………………… 262

4. 孕妈妈感冒区别对待 ………………………………………… 263

5. 关注辐射与甲醛 ……………………………………………… 264

6. 孕期继续性生活 ……………………………………………… 265

孕7月 每一天都要精心照顾 …………………………… 267

孕妈妈和宝宝的变化 ………………………………………… 267

1. 宝宝的生长情况 ……………………………………………… 267

2. 孕妈妈的身心变化 …………………………………………… 268

3. 联系母子的胎盘 ……………………………………………… 270

4. 孕育胎宝宝的羊水 …………………………………………… 271

5. 脐带——胎宝宝的生命线 …………………………………… 272

按时检查做做保健 …………………………………………… 274

1. 孕7月产检项目 ……………………………………………… 274

2. 坚持做孕妈妈操 ……………………………………………… 275

3. 赶走难看的妊娠纹 …………………………………………… 275

4. 怀孕带来的五官不适 ………………………………………… 277

5. 孕妈妈慎用止咳药 …………………………………………… 278

6. 促进孕妈妈的睡眠 …………………………………………… 279

精心打造优质胎教 …………………………………………… 281

1. 别对胎教感到灰心 …………………………………………… 281

2. 带着宝宝去旅行 ……………………………………………… 282

3. 声情并茂地讲故事 ································· 284

4. 充满想象地说故事 ································· 285

5. 做做益智小测验 ································· 286

饮食营养合理搭配 ································· 287

1. 速冻食品不宜多吃 ································· 287

2. 温热补品易造成难产 ································· 289

3. 多吃黑色食物 ································· 290

4. 合理搭配，营养翻倍 ································· 291

本月推荐食谱 ································· 292

生活中的各项准备 ································· 293

1. 拍个美美的大肚照 ································· 293

2. 适时使用托腹带 ································· 294

3. 给孕妈妈的开车建议 ································· 295

4. 不该运动就别逞强 ································· 297

5. 准爸爸要学会沟通 ································· 298

6. 驱蚊也要有方法 ································· 299

7. 孕妈妈为什么多汗，应注意什么 ················· 299

·孕晚期——专心等待宝宝的到来

孕8月 做好十足的万全准备 ················· 303

孕妈妈和宝宝的变化 ································· 303

1. 宝宝的生长情况 ································· 303

2. 孕妈妈的身心变化 ································· 304

3. 注意缓解胃灼痛 ………………………………… 306

4. 缓解妊娠瘙痒症 ………………………………… 306

5. 预防早产的发生 ………………………………… 308

按时检查做做保健 …………………………………… 310

1. 孕 8 月产检项目 ………………………………… 310

2. 运动以缓慢为原则 ……………………………… 311

3. 坐卧行走好姿势 ………………………………… 312

4. 预防难产的体操 ………………………………… 313

5. 纠正异常胎位 …………………………………… 314

6. 特殊身材的保养 ………………………………… 315

精心打造优质胎教 …………………………………… 317

1. 简易体操胎教法 ………………………………… 317

2. 带着宝宝听音乐 ………………………………… 318

3. 妈妈动脑，宝宝聪明 …………………………… 319

4. 准爸爸也要坚持胎教 …………………………… 321

饮食营养合理搭配 …………………………………… 322

1. 孕 8 月需要高营养 ……………………………… 322

2. 孕晚期可多吃菌类 ……………………………… 323

3. 冬吃萝卜好处多 ………………………………… 324

4. 食用薯类食物需谨慎 …………………………… 325

本月推荐食谱 …………………………………………… 326

生活中的各项准备 …………………………………… 327

1. 宝贝物品购买指南 ……………………………… 327

2. 为宝宝准备小衣服 ……………………………… 328

3. 准备婴儿床上用品 …… 330

4. 准备奶瓶和奶嘴 …… 331

5. 选择健康安全的餐具 …… 332

孕9月 焦急等待家庭新成员 …… 334

孕妈妈和宝宝的变化 …… 334

1. 宝宝的生长情况 …… 334

2. 孕妈妈的身心变化 …… 335

3. 冷静应对胎膜早破 …… 336

4. 胎宝宝宫内发育迟缓 …… 338

5. 孕晚期腹痛不一定是早产 …… 339

按时检查做做保健 …… 340

1. 孕9月产检项目 …… 340

2. 散步也要更小心 …… 341

3. 分娩体操练习 …… 342

4. 缓解疼痛的放松术 …… 343

5. 特殊的前置胎盘 …… 344

6. 可以尝试孕晚期瑜伽 …… 345

精心打造优质胎教 …… 346

1. 教胎宝宝唱儿歌 …… 346

2. 音乐胎教的误区 …… 349

饮食营养合理搭配 …… 350

1. 胃口不好时吃点零食 …… 350

2. 孕9月膳食原则 …… 351

本月推荐食谱 …… 352

生活中的各项准备 ……………………………………… 353

  1. 提防怀孕恐惧症 …………………………………… 353

  2. 如何消除恐惧心理 ………………………………… 355

  3. 夫妻携手走出恐惧 ………………………………… 356

  4. 提前制定产假计划 ………………………………… 357

  5. 住院待产早知道 …………………………………… 358

孕10月　终于和宝宝见面了 …………………… 360

孕妈妈和宝宝的变化 ……………………………………… 360

  1. 宝宝的生长情况 …………………………………… 360

  2. 孕妈妈的身心变化 ………………………………… 361

  3. 会阴侧切并不可怕 ………………………………… 362

  4. 临产的各种征兆 …………………………………… 363

按时检查做做保健 ………………………………………… 365

  1. 孕10月产检项目 ………………………………… 365

  2. 骨盆测量测顺产 …………………………………… 366

  3. 哪些情况需要剖宫产 ……………………………… 367

  4. 顺产时该怎样用力 ………………………………… 368

  5. 拉梅兹分娩呼吸法 ………………………………… 369

精心打造优质胎教 ………………………………………… 370

  1. 临产前继续胎教 …………………………………… 370

  2. 静静的冥想胎教 …………………………………… 371

  3. 对胎宝宝的美育胎教 ……………………………… 372

  4. 产后巩固胎教成果 ………………………………… 373

饮食营养合理搭配 ································ 375

1. 临产前的饮食 ······························· 375

2. 产前饮食细则 ······························· 376

本月推荐食谱 ································· 378

生活中的各项准备 ······························ 379

1. 提前了解分娩知识 ························· 379

2. 分娩的三个产程 ··························· 380

3. 分娩其实不可怕 ··························· 381

4. 特殊的分娩方式 ··························· 382

5. 分娩时常用的镇痛法 ····················· 383

6. 准爸爸要备好物品 ······················· 384

7. 家中急产有序进行 ······················· 385

分娩后 产后及时做好护理 ············· 387

妈妈和宝宝的变化 ······························ 387

1. 宝宝的生长情况 ··························· 387

2. 妈妈的身心变化 ··························· 388

3. 小宝宝的各种能力 ······················· 389

4. 宝宝的"语言" ··························· 390

5. 乳汁的变化过程 ··························· 392

快速学会哺乳方法 ······························ 393

1. 母乳喂养和混合喂养 ····················· 393

2. 母乳喂养的基本方法 ····················· 394

3. 人工喂养的注意事项 ····················· 396

4. 防止宝宝吐奶的方法 ····················· 397

本月推荐食谱 ·· 399

🌸 小儿疾病预防护理 ······································ 400

1. 小儿发热 ··· 400

2. 小儿腹泻 ··· 401

3. 小儿咳嗽 ··· 402

4. 小儿湿疹 ··· 404

5. 小儿荨麻疹 ··· 405

6. 小儿手足口病 ·· 406

7. 如何应对新生儿肺炎 ··· 408

8. 如何应对新生儿脐疝 ··· 409

9. 如何应对新生儿鼻塞 ··· 409

10. 如何应对新生儿便秘 ·· 410

🌸 新生宝宝生活中的注意事项 ················· 410

1. 给宝宝准备好尿布 ··· 410

2. 不应过早添加辅食 ··· 412

3. 辅食要好吃又管饱 ··· 413

4. 学会给宝宝穿衣服 ··· 415

5. 新生宝宝不宜睡软床 ··· 416

6. 要不要给新生宝宝用枕头 ····································· 417

7. 新生宝宝能不能使用电褥子 ·································· 417

8. 如何缝制新生宝宝的衣帽 ····································· 418

9. 宝宝不宜和妈妈睡一个被窝 ·································· 418

10. 如何抱着宝宝进行户外活动 ······························ 419

11. 让宝宝的小脸保持干净 ····································· 420

12. 宝宝也需要接触阳光 ·· 421

13. 如何对宝宝进行温水浴锻炼 …………………………………… 422

14. 不宜过分摇晃新生宝宝 …………………………………………… 422

新妈妈营养调理方案 ……………………………………………… 423

1. 月子期要多吃营养价值高的食物 ……………………………… 423

2. 饮食宜清淡 ………………………………………………………… 424

3. 多样化饮食 ………………………………………………………… 424

4. 产妇可以喝红糖水吗 …………………………………………… 426

5. 产妇宜吃的滋补品 ……………………………………………… 427

6. 哺乳产妇的饮食调理 …………………………………………… 428

7. 产后缺乳的饮食调理 …………………………………………… 429

月子推荐食谱 ………………………………………………………… 431

新妈妈的科学护理 ……………………………………………… 432

1. 坐月子有哪些原则 ……………………………………………… 432

2. 产后如何护理伤口 ……………………………………………… 435

3. 新妈妈多久可以开始锻炼 ……………………………………… 436

4. 适合产妇的锻炼方式 …………………………………………… 437

5. 做好产后打算 …………………………………………………… 438

6. 克服产后抑郁 …………………………………………………… 439

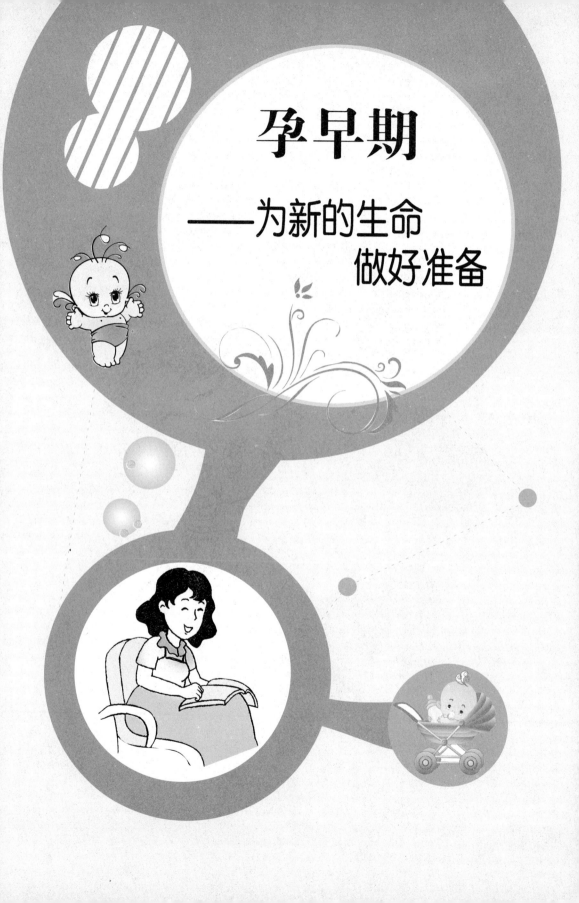

孕早期

——为新的生命做好准备

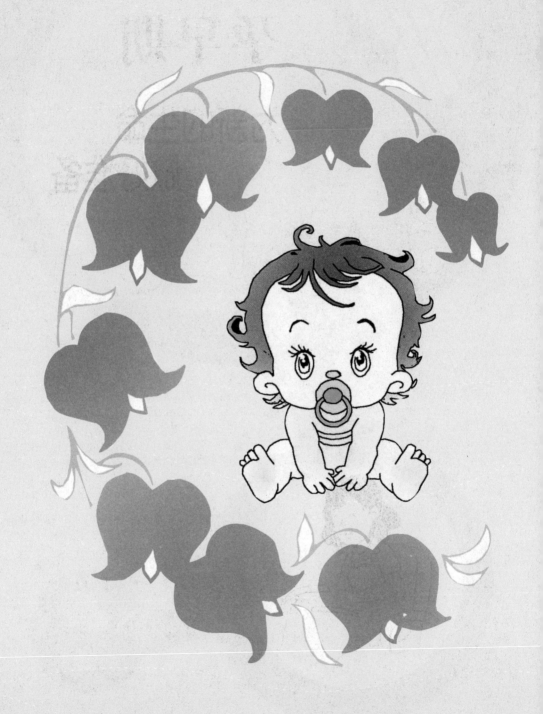

掌握必备的优生知识

1 促成受孕的精子

　　健康，正常的受孕需要丈夫和妻子的共同参与，付出精子和卵子，结合成小小的受精卵，最终演化成一个活生生的人。下面我们就分别从精子和卵子两方面来看看和受孕相关的生物学知识。

　　精子是由男人的睾丸生成的，它和精浆共同组成了精液，而精浆是由前列腺、尿道球腺和精囊腺生成的。正常的精液呈现出乳白色或淡黄色，而不正常的精液显得十分稀薄。一般来说，正常的成年男子一次射出的精液中含有数千万甚至高达 2 亿个左右的精子，但是能

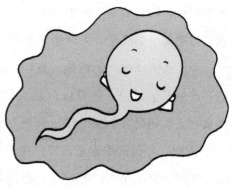

够和卵子成功会师的只有极个别，其余大部分精子会在女性生殖道的酸性环境中失去活力而死亡。

　　人类对精子真实面目的认识是从 1677 年开始的，当时的列文虎克发明了早期的显微镜，观察到了人类和一些高等动物的精子，直到今天，人类已经对一千多种动物的精子进行了研究。人类的精子由三部分组成，分别是头、颈、尾，头部近似于圆柱形或长柱形，尾部细长。精子的形状很像一只小蝌蚪，它有一个大大的椭圆形的头部，拖曳着一条长长的尾巴，缓慢地往前游动。男性在青春期时，性征基本发育成熟，不断地生产精子，而且生产精子的效率很高，每秒可以产生数千个。

人的精子在阴道里的寿命不会超过 8 小时，其中只有一小部分精子能够继续向前行进。到达子宫腔内时，原来数量庞大的队伍只剩下 1% ~5% 了，但是这还不是最终结果，接下来还要再过几道关卡，最终到达输卵管受精部位的也就所剩无几了。幸存下来的这些精子们是整个队伍中生命力最顽强的，具有很强的受精能力。当卵子姗姗来迟，其中的一两颗精子有幸与卵子结合，其余的也已经完成它们的历史使命，在接下来的几天内慢慢死亡。

② 卵子的发育过程

卵子是人体受孕的载体，由卵巢产生，外表呈现为球形，它是女人体内最大的细胞，也是女性独有的细胞。卵子十分珍贵，当女胎儿还在妈妈肚子里的时候，卵巢的雏形就出现了。女人在日常生活中应该注意保护卵巢的健康，提高卵子的质量，为健康怀孕做好准备。

卵子是人体最大的细胞，直径约为 0.2 毫米，它是由卵巢产生的。卵巢除了产生卵子以外，还可以分泌女性必需的性激素，所以称为女性的性腺。卵巢在人类还是胚胎的时候就已经形成了，当女胎宝宝在妈妈的肚子里待上 3 ~6 周时，卵母细胞逐渐形成，在出生前达到顶峰，约有数百万个。卵子和精子不同，精子可以不断产生，但是卵子的数量基本已经确定了，不会再增加了。卵母细胞的数量本就不多，又在儿童期，青春期逐渐减少，成年以后只剩下 10 万个左右的卵母细胞。

卵母细胞包裹在原始卵泡中，在性激素的影响下，原始卵泡成熟成为卵子，然后从卵巢排出到腹腔。正常情况下，女人每个月只会排出一颗卵子，排出后大约可以存活 48 小时，在这短暂的 48 小时内，卵子像一个娇羞的女孩一样，等待着精子的到来。如果精子和卵子错过了这个时间，卵子就会死亡，它们再想见面就只能等到下一个月了。一般来说，一个女人一生之中可以产生大约 300 ~400 个成熟的卵子。

人有左右两个卵巢，它们通常轮流排卵，偶尔能够同时排出两个或两个

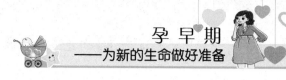

以上的卵子，分别与精子相结合就可以形成双卵双胞胎或多胞胎。卵巢和卵子的健康十分重要，如果受到伤害，便很有可能出现不排卵的情况。

③ 精子和卵子的相遇

人体就像是一台复杂的机器，内在的结构非常复杂，因此我们必须对人体的结构有所了解。

精子从来都不会单独出发，它们的队伍十分庞大，一次就能出动数千万乃至数亿个精子，从理论上来说，这些精子们都具备孕育后代的条件，但是最终能够完成受精任务的只有少数。

在性高潮来临时，男人的肌肉收缩，将这些液体从体内送到女人的阴道内，精子于是开始了一趟凶险的旅程。精子前进的过程是非常不顺利的，在我们人类看来只是一段短短的距离，但是对于身板儿渺小的精子来说，这就相当于一场马拉松比赛，不仅距离非常远，还得超过其他同类，才能获得延续生命的资格。在前进的过程中，它们要带上大量的营养物资，也就是精浆。进入女性身体里以后，精子们马上遭遇了第一道考验。女性的阴道壁是酸性的，以保护自身不受细菌感染，但是这对精子来说也是致命的，不到一个小时精子就会死伤过半。

在精子奋力向前的同时，卵子或许早已做好了准备。卵子是从卵巢中生成的，女人有两个卵巢，分别位于女性的骨盆两侧，外形像核桃一样，每个月轮流放出一个卵子。卵子也会携带营养物质，只是数量少得多，大约有500个营养细胞，它们裹挟着卵子，为卵子提供所需的营养。

卵巢与子宫之间由两根输卵管连接，卵子要花三天才能通过输卵管到达子宫。在这个过程中，卵子一直在等待着精子。可是子宫内的道路并不是笔直的，增加了精子行动的难度。子宫是由许多肌肉组织形成，它的形状像一个倒放的梨子。子宫的一端在阴道内露出约有3厘米，就是我们所说的子宫颈。子宫颈内有一根导管通往阴道，这就是精子们到达子宫的唯一途径。导管非常狭窄，即使是最有利于精子通过的时候，最宽的地方也只能容纳两个精子并排通过。这条道路上充满了黏液，默默地保护着女人的健康，同时调节着对精子的需求量。在每个月的排卵期，黏液似乎变得更多了，其实是黏液中的水分增加了，于是通路变得比较宽阔，便于精子进入，而在非排卵期或身体不适的时候，黏液会变非常黏稠，导管之间的通路变得狭窄，不利于精子的运动，所以那时怀孕的概率会大大降低。

当精子和卵子见面以后，它们拿出各自的 23 条染色体，合并在一起，形成 23 对新的染色体，并组合成一个新的细胞，这就是受精卵，生命就是从这里开始的！

④ 注意保护精子质量

就生育能力而言，男人和女人之间有着很大的不同。首先孕育的大部分过程是由女人完成的，而这对身体而言是个极大的挑战，所以女性到了 35 周岁以后，就被称为高龄产妇了。高龄产妇的生育能力大幅下降，就算能够怀孕，胎宝宝缺陷（如先天愚型）的可能性也会大大增加。女人到了 50 岁左右，卵泡的存量逐渐枯竭，剩下的卵泡也有很多对促性腺激素丧失了反应，卵泡不再能分泌雌激素，于是月经逐渐断流，排卵停止，此时女人基本上已经无法生育了。如果勉强产子，不仅容易生出有缺陷的胎宝宝，还有可能给产妇带来生命危险。

相比之下，男人就幸运得多，在整个孕育过程中，男人只负责提供精子，所以生育能力受年龄的限制较小，经常出现老来得子的情况。我国古代典籍中甚至有"八十老翁生子"的记载，即便在讲究优生优育的现代社会，这样的例子也可以看到。

尽管男性有着得天独厚的优势，可令人叹息的是，现代社会的男性精子质量正在不断下降。20 世纪 90 年代，世界卫生组织在经过大规模调查之后，将男性精子的正常密度标准定为每毫升 6000 万个，然而到了 90 年代末，全

球男性精子的密度已经跌到每毫升1500万个，精子的活力也在不断下降。如果按照这样的情况继续，50年以后人类就要"断子绝孙"了，所以国内外健康学家都在呼吁人们重视对精子的保护。退一步说，即便问题不会变得那么严重，但是男性精子质量的下降也毫无疑问会影响优生优育。最突出的表现就是会减少怀孕的可能，或者表现为胎宝宝畸形，死胎、早产、死产及出生后缺陷、弱智等多种问题。

在当今社会，人们的生活水平虽然普遍得到提升，但是人们的健康状态却越来越偏向于两极分化，一部分人更加重视健康，并且积极地付诸行动，但是在另一方面，许多人仍旧没有认识到健康的重要性。比如，对男性精子危害最大的日常生活方式莫过于抽烟、酗酒等，这不仅危害自身的健康，更是直接影响胎儿的健康。在备孕期间，男性要跟啤酒说再见了，尽管喝啤酒很爽快，但也要为了宝宝的健康而戒掉它。很多人喝酒喝出了啤酒肚，甚至喝出了酒精肝，都会影响生育能力。因喝啤酒不能生育的例子有很多，千万不能掉以轻心。

另外，香烟中的尼古丁、油炸食品中的丙烯酰胺、蔬菜中残留的农药都会对精子产生毒性，导致精子的活力下降，产生少精、弱精、死精等不良影响。而且女性在怀孕期间行动能力下降，需要男性的帮助，吸烟也会给女性带来直接伤害。

所以为了造人计划顺利进行，为宝宝营造出一个舒适的生活环境，男性还是尽快改掉不良习惯吧，戒烟、戒酒、少喝饮料；远离电磁辐射，与电脑屏幕保持一定的距离，不要将手机装在裤口袋里；骑车的时候要穿有护垫的短裤，并选择减震功能良好的自行车；平时尽量穿宽松的裤子，少穿紧身裤等。

5 如何提高卵子的质量

每个人的生育能力都会受到时间的限制，尤其是女性，受到时间的影响更明显，因此女人要多多关注这些。

要想确保卵子的质量，最基本的保障就是在合适的时间内受孕。中国古代医书《黄帝内经》中记载（女性）"五七，阳明脉衰，面始焦，发始堕""七七，任脉虚，太冲脉衰少，天癸竭，地道不通，故形坏而无子也"，意思是女子到了 35 岁阳明脉衰微，身体健康开始走下坡路，而到了 49 岁，任脉、太冲脉、天癸逐渐衰弱，因而渐渐失去了生育能力。这两句话并不是绝对的，但是总体上来说还是比较符合女性的基本生理特征的。现代人普遍认为，女人在 25 岁以后生育能力达到最强，30 岁是一个分水岭，35 岁以后就被称为高龄产妇了。

保养卵巢，避免卵子健康受到损伤。卵子是从卵巢中生产出来的，所以女人应该注意保养自己的卵巢。在日常生活中，人们可以顺应卵巢的周期性变化，适当地吃一些温和、养身的食物，并适当运动促进血液循环，养成健康的生活方式，保证月经按时来潮，延缓卵巢的衰老速度。月经周期分为卵泡期、排卵期和黄体期，气血在不同的阶段处于不同的状态，月经期间注意不要过度刺激身体，要静养一段时间，吃些清淡滋养的食物。

平时要注意饮食调理，吃些有益于卵巢健康的食物。中医食疗中有用水鱼汤补身体的方子，可以加上山芋、淮山药、枸杞等食材一起炖。甲鱼富含蛋白质、无机盐以及人体必需的多种维生素，还有脂肪、钙、铁等多种营养元素，是不可多得的滋补品。《本草纲目》中对甲鱼的描述是"鳖可补痨伤，壮阳气，大补阴之不足"，特别适合身体虚弱的妇女食用。

避免外界刺激。抽烟、喝酒、失眠、饮食无规律等不健康的生活习惯，会严重损害女性的生殖健康，导致卵子质量和受孕能力下降。另外，人工流产也会影响卵子的质量和活力。

⑥ 决定性别的染色体

虽然大家都在说"生男生女一个样"，可是谁又能对胎宝宝的性别没有好奇心呢？尤其是家中的老人，整天都想着抱孙子，有的人甚至忍不住行动起来。例如民间有个说法叫"酸儿辣女"，认为在备孕期间多吃酸食就可以生男孩，多吃辣的就会生女孩，很多人信以为真，强行改变自己的饮食习惯。其实这种说法并不科学。妇女怀孕以后，身体内便会分泌出 HCG（绒毛膜促性腺激素）。HCG 有抑制胃酸分泌的作用，导致胃酸不足，胃活动和消化能力变差，食物的消化时间也延长了，这就是为什么孕妈妈会有早孕反应，产生畏寒、头晕、乏力、嗜睡、食欲不振、喜食酸食等反常表现。吃酸和吃辣都是为了刺激食欲，促进肠胃蠕动，增加食欲，因此不少孕妈妈会选择吃酸食或辣食。孕妈妈会出现"闻到油香味就想吐的情况"，这也与她们的早孕反应有关。孕妈妈怀孕后，口味和饮食习惯发生改变是很常见的，但这与胎宝宝性别无关。有些女性喜欢吃酸，但生出来的是女儿，有的只爱吃辣，最后生出来的却是儿子，因此这种说法是不准确的。

其实，真正决定胎宝宝性别的是染色体，染色体是细胞内具有遗传性质的物体。卵子的性染色体都是 X 染色体，而精子的性染色体有两种，分别是 X 染色体和 Y 染色体，人的性别就是由 X 和 Y 染色体的不同造成的。如果 X 染色体精子进入卵子，就会形成 XX 性染色体的受精卵，之后发育成女胎，而 XY 性染色体会发育为男胎。因此胎宝宝性别完全是由男性的精子决定的。女性的卵子就相当于一个载体，女性再怎么努力，也是无法决定胎宝宝的性别的。

在夫妻同房的过程中，射入阴道的几亿个精子中大多数是 Y 精子，数量达到 X 精子的两倍，但是最后幸存下来的 Y 精子和 X 精子的数量相差无几，甚至比 X 精子更少。因此 X 精子、Y 精子与卵子结合的机会大致均等，哪一方受精完全是随机的，所以生男生女的概率基本上是相等的，不会随着人的意志而转移。

民间还有多种说法，例如"看清宫图可以预测男女""肚皮圆是女孩，肚皮尖是男孩""肚脐以上妊娠线的长度可辨别男女"等等，都是人们对以往经验的粗略总结，但是结果并不可信。目前能够确定胎宝宝性别的可靠技术，只有 B 超、DNA 抽血和羊水穿刺。孕妈妈根本不必为了胎宝宝的性别做无用功，还不如把精力放在保养和育儿上，这对孕妈妈和胎宝宝都有利。

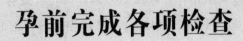

孕前完成各项检查

1 孕前要做常规检查

在备孕期间，妈妈要去医院做孕前检查，这是非常重要的，它将直接影响到胎宝宝的健康。在决定怀孕之前，女性就应该预留出 3～6 个月的时间，先去医院接受专业的检查，排除可能对胎宝宝健康产生影响的因素，将风险控制到最低。

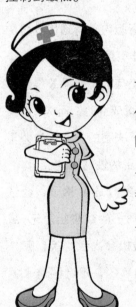

1 生殖系统检查

生殖系统检查是孕前检查的第一个项目，这个项目可以帮助女性判断是否有生殖系统疾病，避免在分娩时传染给胎儿。例如，白带常规检查中包含阴道 pH 值、阴道清洁度、微生物检查等 5 项内容，可以检测出滴虫、支原体衣原体感染、阴道炎症、霉菌、淋病、梅毒等疾病。也许妈妈在平时没有什么明显的感觉，但是对宝宝的影响可能是致命的，可能引起流产、早产等危险情况。所以患有性传播疾病的女性，一定要彻底治疗之后再怀孕。

2 肝功能检查

如果女性患有肝炎，在妊娠过程中可能导致两种后果，一是传染给胎宝宝，使胎宝宝也成为病毒携带者，还可能造成胎宝宝早产。肝功能检查有大小功能两种，大肝功能除了乙肝全套外，还包括血糖、胆质酸等项目。肝功能检查必须在空腹时进行，所以检查前 8～12 小时不要进食，更不要喝酒。

3 内分泌检查

内分泌检查包括六项内容，分别是：促卵泡成熟激素（FSH）、催乳素（PRL）、促黄体生成素（LH）、雌二醇（E2）、孕酮（P，即黄体酮）、睾酮（T）。内分泌能够调节人体的代谢和生理功能，在正常情况下，它们的分泌量能够保持平衡，但是月经周期有卵泡期、排卵期、黄体期和月经期这几种类型的时期，在不同的阶段里，这些激素的分泌量是不一样的，所以有必要检查。通过检查出来的数据，判断女性的内分泌系统是否正常。

4 尿常规检查

十月怀胎对于女性的肾脏是一个巨大的考验，所以有必要检测女性是否有肾脏疾病。

5 脱畸检查（TORCH 检查）

包括风疹、弓形虫、巨细胞病毒、单纯疱疹病毒及其他病毒的检查。60%～70%的女性都会感染上风疹病毒，喜欢养宠物的女性易感染弓形虫，这些疾病会引起流产和胎宝宝畸形，所以医生会建议孕妈妈不要接触宠物。这些病毒在妊娠头 3 个月内感染率较高，感染之后容易引起胎宝宝畸形，流产，如果在妊娠晚期感染，会引起胎宝宝器官功能的改变。因此在孕前应积极排查这些病毒，一旦发现感染，应立即治疗。

6 ABO 溶血病检查

该病主要发生在母亲 O 型，胎宝宝 A 型或 B 型。ABO 是由于胎宝宝接受了母亲的同族免疫抗体而发病，在此之前母亲可能接受过异种抗原刺激，产生了相应的免疫抗体，通过胎盘传给宝宝。

在检查前 3 天应禁止同房，检查前 8 小时禁食，最好在月经来潮后的 3～5 天，这一时期属于卵泡期，可以反映卵巢的功能状态。

② 高龄产妇孕前特别检查

医学上一般把 35 周岁及以上的年龄初次妊娠的女性称为高龄产妇，高龄产妇的身体机能早已过了最佳状态，例如坐骨、耻骨、髂骨和骶骨的相互结合部已经骨化，形成了一个固定的盆腔，在生产过程中容易发生困难。此外，高龄产妇的身体可能还有其他异常，不利于孕育宝宝，所以高龄产妇更应该做好孕前检查，以免怀孕和生产的时候出现意外。更重要的是，高龄产妇能够提供的卵子的质量也不尽如人意，胎宝宝宫内发育迟缓或早产的可能性更大。

除了以上提及的常规检查外，高龄产妇还应额外做做以下几项检查：

1 血常规检查

许多高龄孕妈妈患有贫血等血液系统疾病，如果不及时发现，就有可能引发产后出血、产褥感染等病症，给宝宝带来影响，造成宝宝易感染、抵抗力下降、生长发育落后等。

2 尿常规检查

查看是否有肾脏疾病，及时治愈可以减轻妈妈在孕期的身体负担，女人在怀孕期间身体代谢会增加许多，会加重肾脏的负担。如果没有治愈会带来严重的后果。

3 胸部透视

诊断肺部疾病，如肺炎，肺结核等。患有结核的女性需要依靠药物治疗，怀孕会使治疗受到影响。而且，活动性的结核常会因为产后的劳累而加重病情，并有传染给宝宝的危险。

4 染色体检查

染色体检查是高龄产妇必不可少的检查，检查的方法就是抽血化验，这是为了检查夫妻双方是否患有遗传性疾病。染色体是细胞内具有遗传性质的物体，所以能够将家族中的某些疾病遗传下来。染色体异常可直接影响生育功能和生育质量，在孕前进行染色体检查，可了解夫妻双方的生育功能和预测生育染色体病后代的风险，以采取积极有效的干预措施，从而达到优生的目的。正常情况下，男性的染色体为44条常染色体，和2条性染色体X和Y，检查报告中会用46、XY来表示，女性的常染色体与男性一样，性染色体为2条XX，常用46、XX表示。46表示染色体的总数目，大于或小于46都属于染色体的数目异常。缺失的性染色体常用O来表示。

高龄产妇孕前检查的时间不做特殊规定，和一般的孕妈妈遵循同样的时间即可，也就是在孕前3～6个月就做检查。女方最好在月经干净后3～7天做孕前检查，在检查之前的几天内不要同房。这个时间段为疾病的预防和治理提供了充裕的时间，否则时间太晚就很难治愈，例如有些女性营养不良，有的需要接种疫苗，补充叶酸，提前3个月进行就不会对胎儿造成影响。如果是特殊情况，例如长期受到慢性病的折磨，或者疾病的治愈速度较慢的话，产妇可能需要准备更长的时间。

妻子在检查之前要注意月经周期，在月经彻底干净的3～7天后进行。有些检查项目需要空腹，比如B超，所以体检当天清晨应该禁食，不要喝奶制品，也不要喝水。收集一些早晨第一次排的晨尿，放在干净的小玻璃瓶中，留着到医院化验用。

丈夫的检查同样必不可少，尤其是泌尿生殖系统的毛病，对下一代的健康影响很大。如果觉得自己的睾丸发育有问题，就要想一下自己是否有腮腺炎、隐睾的病史，还要注意睾丸外伤和手术、鞘膜积液、斜疝、睾丸疼痛肿胀、尿道流脓等情况，将这些信息提供给医生，并仔细咨询。

③ 男性也要做孕前检查

怀孕期间，准妈妈和胎宝宝通过一根脐带连接在一起，有些致病因素可能通过脐带或胎盘传染给胎宝宝，例如乙肝病毒就可以在母子间传播。相比之下，男性和胎宝宝的健康之间的关系就显得不那么明显了，毕竟怀胎十月的并不是男性。如果男性患有某种疾病，是否也会传递给胎宝宝呢？

医学研究表明，很多疾病不仅可以在母婴之间传播，还可以由男性传播给胎宝宝。例如，父亲携带乙肝病毒，血液中的表面抗原和 e 抗原都是阳性，此时就算女性是健康的，也难以保证胎宝宝不会受到影响。事实表明，乙肝病毒通过父婴传播的概率，比通过母婴传播的概率更大。如果男性患有乙肝或精索静脉曲张等疾病，最好在孕前积极采取干预举措，以免传染给宝宝。

因此，怀孕不仅仅是女人的任务，它也需要男人的参与，夫妻双方的健康都可能对宝宝产生影响，因此男性同样需要做孕前检查。

男性的孕前检查主要是检查精液，血液和乙肝，这些方面的疾病会给胎宝宝的健康带来影响，通过检查可以排除不利因素，也可以让一些男性尽快改掉不良的生活习惯。

1 泌尿系统检查

尿道和生殖器官距离很近，所以孕前检查也包含有泌尿检查，以此判断男性是否患有隐睾、睾丸炎等影响正常生育的疾病。如果确认患有相关疾病，一定尽早治愈，然后才能考虑孕育。

2 遗传病史检查

父母之前的遗传病都可以传播给胎宝宝，如果是近亲结婚，遗传的可能性就更大了，所以在孕育下一代之前，一定要了解清楚双方是否有遗传病史，以防畸形儿宝宝的诞生。为了保险起见，很多医生也会推荐做染色体筛选检查，这直接关系了未来宝宝的健康。

3 血液常规检查

这也是必做的一个检查项目，主要是看男性血液中是否含有病毒感染，白细胞、中性粒细胞、血红细胞等重要的血液指标是否正常。血液不正常的男性往往有患白血病、糖尿病等疾病的可能。

为了让检查结果客观真实，检查之前要避免熬夜，检查前一个星期不要同房，另外在做检查的那一天不要吃早饭，因为抽血要空腹。男性要配合好医生的工作，尽量把有关疾病史的信息详细地说出来，例如直系亲属中是否有过习惯性流产等，以便医生可以更准确的判断染色体是否正常。

4 孕前注射风疹疫苗

妈妈的肚子是宝宝最初的住所，尽管这里已经十分安全，但是胎宝宝仍然有可能受到伤害。因为胎宝宝是十分脆弱的，有些疾病对大人可能没有什么影响，但是对胎宝宝来说就可能有致命危险，风疹就是这样的一种疾病。风疹是一种常见的急性传染病，由风疹病毒引起，患者有低热，全身皮疹等表现，常伴有耳后、枕部淋巴结肿大。成人患病之后症状较轻，一般三天即可痊愈，愈后不会陈留色素，不会脱皮，所以也被称为"三日麻疹"，不需要特殊治疗。但是它对胎宝宝的影响极大，是一种最危险的致畸因素，孕妈妈一旦感染便可发生子宫感染，进而危害到宝宝的生命安全。患有风疹的孕妈妈流产和死产率比正常妊娠高 2～4 倍。

在备孕期间建议做一次检查，如果体内有风疹抗体就不需要打疫苗了，要是没有抗体的话可以考虑先打疫苗，等到抗体形成之后再怀孕。

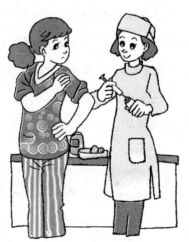

风疹疫苗的药效十分理想，大多数接种者在注射后 10～28 天即可产生抗体，但是在此过程中可能会产生不良反应。轻微的不良反应包括偶尔发热、皮疹、淋巴结肿大等，大多数反应轻微，并且不会带来严重后果。但是免疫缺陷患者，以及正在进行免疫抑制治疗、放射治疗及抗代谢药物治疗的患者不能使用，有严重疾病和发热患者、过敏体质者、神经系统疾病患者和精神病患者均不可接种。

　　根据美国科学家的研究，风疹疫苗注射一个月后就可以怀孕，但是我国医生一般建议在孕前 6~8 个月注射，也有的人选择在孕前 3 个月注射。基本可以保证怀孕时体内的风疹疫苗病毒完全消失，不会对胎宝宝造成影响。

　　按照注射人群的不同，可以将风疹疫苗分为普遍免疫和选择性免疫两种。普遍免疫可对满 8 月龄以上人群实施免疫接种，可以控制风疹病毒在人群中的传播。选择性免疫可对青春期少女及育龄期妇女注射，以控制新生儿先天性风疹综合征。

　　虽然在怀孕之前打风疹疫苗可以让孕妈妈产生抗体，避免将风疹病毒传给胎宝宝，但是这不会让胎宝宝产生抗体，所以在宝宝出生以后，还需要再接种一次风疹疫苗，让宝宝产生抗体。普遍免疫疫苗是一种活的、减毒的疫苗，在孩子一周岁左右可以进行第一次接种。此时有 95% 以上的宝宝能产生抗体，这种免疫力至少可以维持 15 年。到孩子上学或到初中阶段时再强化一次就可以长期地维持体内的抗体水平了，有效地抵御风疹病毒。

　　要注意的是，风疹疫苗必须在怀孕前接种，这样才能确保母亲的身体不会感染风疹病毒，也就不会传染给胎宝宝了。如果在接种前便已经怀孕，就无法保证风疹病毒不会传染给胎宝宝，所以最好在怀孕前注射风疹疫苗。如果备孕期的女性朋友不了解自己是否有过感染风疹的历史，可以在医院检查风疹的抗体，如果呈现阳性，说明还没有感染过，需要在孕前注射疫苗。

⑤ 乙肝妈妈也可以生小孩

　　乙肝是一种常见病，由乙肝病毒引发，在全球拥有极高的感染率。乙肝主要对人的肝脏产生影响，患者可能出现全身乏力、食欲减退、恶心呕吐、肝脏肥大等表现，严重的可能发展为重型肝炎。

　　乙肝可以在母婴之间传播，这导致很多女性患者心生恐惧，担心把病毒传给胎儿，有的甚至终止了妊娠。其实，这种情况就属于过度担忧了，乙肝虽然会影响人的身体健康，但是并非致人死命的绝症，而且不一定会传染给胎宝宝。只要肝功能正常，肝脏没有炎症，也没有任何临床症状，乙肝患者和病毒携带者都可以怀孕，生小孩。如果患有急性乙肝，只需在孕前充分治疗和调养，等到肝功能各项指标恢复正常，乙肝病毒抗原转阴时就可以怀孕了；如果患有慢性乙肝，而病情长期稳定，就可以怀孕；如果体内携带有乙肝病毒，只要长期随访肝功能始终正常，B超检查没有隐匿性肝硬化存在，体内乙肝病毒呈低度复制状态，也可以正常怀孕。无论在备孕期还是孕期，乙肝患者都要注意饮食清淡，保持充足的睡眠。多吃含有丰富蛋白质的食物及新鲜的蔬菜水果，保证营养充足，忌烟酒、浓茶、咖啡及腌制食品。

首先，乙肝患者在备孕期间要做好检查，选择合适的时机怀孕。如果女性的乙肝检查结果是大三阳，且DNA阳性，说明病毒处于活动期，具有明显的复制能力，这时病毒的传染率就很高，确实不宜怀孕，必须先进行治疗；如果是小三阳，而且DNA是阴性，就说明病毒没有那么活跃，也不会传染，可以考虑怀孕。

小三阳的危害虽然不大，但是也要注意定期复查，尤其是在怀孕期间，更要加以注意，防止小三阳转化为大三阳，若有异常应及时就医。患有乙肝的孕妈妈应每月复查一次，根据观察结果决定是否继续妊娠。如果发现转氨酶轻微升高，胆红素正常，就不需要吃药，但要注意休息，保证足够的睡眠及营养。如果发现转氨酶超过正常值两倍或胆红素升高，必须在医生的指导下服用护肝药物，服用的药物不能对宝宝产生影响。转氨酶居高不下直接威胁到宝宝的生命健康，严重时甚至会造成孕妈妈肝脏衰竭。

有的乙肝孕妈妈不知该选择顺产还是剖腹产，其实这两种情况下的乙肝传播率没有明显的差异，关键要做好新生儿免疫阻断。宝宝出生以后，即可注射乙肝免疫球蛋白和乙肝疫苗，注射之后便可有效地阻断乙肝在母婴之间的传播。

⑥ 提前注射乙肝疫苗

到目前为止，人类是医学发现的乙肝病毒的唯一宿主，人们对这种疾病进行了大量研究。世界卫生组织将每年的 7 月 28 日定为世界肝炎日，就是为了纪念乙肝病毒的发现者，同时也是首个乙肝疫苗的开发者，诺贝尔奖得主巴鲁克·塞缪尔·布隆伯格教授。许多备孕期的女性对于接种乙肝疫苗心存疑惑，有的认为接种后能够产生抗体保护胎宝宝，有的觉得疫苗中的病毒会感染宝宝，所以不应在备孕期使用。到目前为止，我国在针对孕妈妈的免疫计划方面的发展还十分有限，但是现在的医疗专家们大多建议注射两种疫苗：一是风疹疫苗，还有一个就是乙肝疫苗。

乙肝疫苗的接种要在孕前 11 个月进行，这是因为我们需要为疫苗的注射留足时间。乙肝疫苗是按照 0，1，6 的程序注射的。乙肝疫苗总共三针，第一针打完之后，过 1 个月注射第二针，第二针之后 6 个月时注射第三针，至少应该在孕前 9 ~ 10 个月进行注射。但是有的人打完 3 针之后仍不能产生抗体，或者抗体的数量很少，就需要进行加强注射。所以算上这一部分的人群，最好将注射乙肝疫苗的时间定在孕前 11 个月。

如果打完第一针之后就怀孕了，也不用感到担心，因为现在的乙肝疫苗是基因制剂，十分安全，接种之后不会感染胎宝宝，比血原制剂的安全系数更高。可以将第二针和第三针推迟到生完宝宝再打。个别人注射疫苗之后会产生发热等副作用，可能会影响胎宝宝，这部分人群就不适宜在打疫苗的过程中怀孕了。此外，接种 3 至 6 个月后才能产生抗体，但是孕期母体免疫力降低，难以抵挡乙肝病毒，会影响接种效果。

虽然乙肝可能带来种种后果，但是人类凭借着永不屈服的意志和不断成长的智慧，使得乙肝患者怀孕也可以变得十分安全。只有在规定的特殊情况下，母亲才不宜妊娠，以免给自己和胎宝宝带来危险。

一般来说，有五种乙肝患者不宜怀孕：

（1）曾经怀孕过，但是肝脏无法承受而终止妊娠的患者不宜怀孕，以免再次终止妊娠。

（2）伴有严重的肝外系统表现的慢性乙肝患者，如肾病、再生障碍性贫血等病症。

（3）患有急性乙肝往往伴有明显的肝功能异常，如急性黄疸、尿液浓黄，在病情没有稳定前最好不要怀孕。

（4）感染时间较长且肝脏受到严重损害的患者，或者是肝脏活组织病理检查证实为肝硬化，伴有明显的血小板减少，凝血功能障碍的患者不适合怀孕。

（5）肝功能异常较为明显，且肝功能波动较大的慢性乙肝患者不宜怀孕。

7 孕前重视遗传病的检查

人的一生会遇到各种各样的疾病，有的是出生以后遇到的，有的在出生之前就已经形成了，遗传病就是人们出生之前就已经形成的疾病。常见的遗传病有高血压、糖尿病、哮喘、肺癌，甚至是抑郁症等，这些都是遗传物质改变所导致的疾病，具有先天性和家族性。遗传病的发作概率很高，我国新出生婴儿中大约有3%～10%患有不同程度的遗传病。

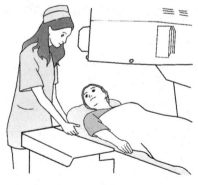

宝宝出生以后，总是在某些方面与父母有相似之处，这就是遗传。然而，遗传并不都是好的，有时父母身上的某些疾病也会遗传给宝宝。正常的人体细胞是由23对染色体构成的，每对染色体上存在很多基因，而基因是由脱氧核糖核酸，即DNA组成的。当DNA的结构发生变异时，就会发生遗传性疾病。

我们知道，遗传病不像感冒、发烧那样容易治愈，经常伴随患者的一生，如果成人的疾病遗传给了宝宝，会给宝宝今后的生活带来很大的影响，所以在孕前检查时，应该彻底查清是否患有遗传病，然后根据医生的建议对症治疗。

从分类上来看，目前已经确认的遗传病主要有这几种：

1 染色体病

染色体是遗传物质的主要载体，它的数目、结构或形态发生异常以后便会引起疾病。染色体病也可以称为染色体遗传病，主要分为常染色体病和性染色体病。人体中有 46 条染色体，其中常染色体有 22 对，而性染色体有 1 对，就是书上常说的 X 染色体和 Y 染色体。常染色体不会决定宝宝的性别，但是它们同样会对宝宝的健康造成影响。常染色体的异常会造成宝宝先天性智力低下、发育滞后及畸形。而性染色体异常会造成宝宝性发育不全、智力低下、多发畸形等。20% ~ 50% 的自然流产胎宝宝是由染色体异常所致，在活婴中的发生率是 0.5% ~ 1.0%。所以染色体病已成为临床遗传学的主要研究内容之一。

染色体病的种类有很多，目前已知的有 300 余种，发病人口并不少，染色体病患者通常缺乏生活自理能力，部分患者在幼年即夭折，存活下来的宝宝大多数伴有多种先天缺陷。

由于科技水平的限制，目前对染色体病的治疗仍处于初级阶段，通常的做法是施行宫内诊断，同时注意预防，保护环境，推行优生优育，避免近亲结婚等。

2 先天畸形

先天畸形是由遗传因素和环境因素等共同导致的，我国最常见的是神经管畸形，其次还有唇腭裂、肢体畸形、先天性心脏病、先天性幽门狭窄等。这些疾病治疗起来十分麻烦，但是通过产前诊断和咨询就可能发现，在孕前和孕期采取措施，也可减少先天畸形的发病可能。

（1）怀孕早期发烧感冒可导致先天畸形，即便肢体没有明显病变，脑组织发育也有可能受到不良影响，最常见的表现是智力低下，反应能力较差，这种智力低下一旦形成便不可恢复的。

（2）避免接近猫狗，猫狗身上含有多种可能的致病菌，会对胎宝宝形成很大的威胁，备孕和孕期的妇女应尽量不要接触猫狗。

（3）保持心情舒畅，切勿长期精神紧张。人的情绪是由中枢神经和内分泌系统控制的，内分泌中的肾上腺皮质激素与人的情绪变化有密切关系。长期保持精神紧张，肾上腺皮质激素可能阻碍胚胎组织的正常功能，如果发生在妊娠期间的前 3 个月，可能会造成胎宝宝唇裂或腭裂等畸形。

（4）避免饮酒，避免吃霉变食物，酒精和毒素可通过胎盘进入发育胚胎，对胎宝宝进行严重的损害。

3 先天性代谢缺陷病

人体的生理代谢是一系列复杂化学反应的结果，这些反应离不开生物催化剂——酶的参与。如果基因突变造成遗传缺陷而导致某种酶不能合成，或者是合成数量或结构异常，就有可能造成某个代谢过程中断，这就是先天性代谢缺陷病。先天性代谢缺陷病大多是常染色体隐性遗传病，种类繁多，虽然每一种疾病的发病率很低，但总发病率并不少，新生儿先天性代谢病的发生率约为 8‰。

遗传代谢病大多没有特效药，只能通过饮食慢慢调养，补充正常需要物质——酶，以减少代谢缺陷造成的毒性物质累积。部分疾患可通过维生素、辅酶等进行治疗。虽然不能彻底治愈疾病，但却可以防止疾病突然爆发。通过饮食调养，许多疾病可以得到有效控制，患者也可以像常人一样正常地生活、学习和工作。

4 X 连锁遗传病

主要分为 X 连锁显性遗传和 X 连锁隐性遗传，临床常见的病症有血友病、假性肥大型肌营养不良症、红绿色盲等。X 连锁隐性遗传的发病规律是女性携带者本身无症状或表现轻微，男性携带者发病程度较重。如果妈妈患有 X 连锁隐性遗传，而爸爸没有，那么生出来的宝宝中男孩有 50% 的概率发病，而女孩表现十分正常。如果男性 X 连锁隐性遗传病患者和正常女性结婚，男宝宝不发病，但女宝宝都是杂合子。如果爸爸是 X 连锁显性遗传病患者，而妈妈正常，那么生出来的女宝宝都会发病。

8 常见的遗传病有哪些

1 地中海贫血病

地中海贫血病，简称"海贫"，最早发现于地中海地区，是由于人体基因缺失或突变引起的，因此只具有遗传性而不具有传染性，在我国的遗传性血液病患者中比例很高。地中海贫血病其实没有什么明显的症状，只是红细胞比正常人少。

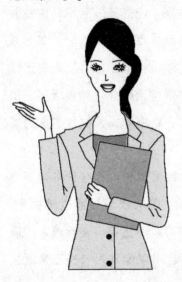

这种疾病到目前为止还没有根治的办法，只能通过输血和药物进行缓解，或者用骨髓移植的方法进行治疗，但是骨髓移植对普通家庭来说可是一个不小的负担，所以，为了孩子的健康，为了家庭的幸福，要做孕前咨询，提前进行体检。在孕前体检时，要留意你的血常规检查，看看自己的红细胞是不是少。一般情况下这种病为隐性遗传疾病，就是父母都为带基因者，下一代受影响的概率比较大，所以如果一方有异常现象，也一定要让另一方做个详细的检查。从遗传的概率来说，如果夫妻双方都是地中海贫血病带基因者，其子女就会有25%的可能患有重型地中海贫血病，50%的可能患有轻型地中海贫血病，另有25%的可能是个正常的孩子；如果只有一方是地中海贫血病基因携带者，他们的子女有50%的可能是正常小孩，还有50%的可能患有轻型地中海贫血病。

2 先天性心脏病

先天性心脏病不是一种单纯的遗传病，它的病因很复杂，包含了遗传和环境等各方面的影响。患有这种疾病的胎宝宝，从胚胎时期就会出现心脏和大血管发育异常。先天性心脏病是一种多基因遗传病，具有一定程度的家族发病趋势，主要是由父母生殖细胞、染色体畸形所致。少数的先天性心脏病可以自然恢复，大多数随着年龄的增大，容易发生并发症，病情也逐渐加重。先天性心脏病的患儿抵抗能力差，容易生病，应该按时预防接种。最好是及早治疗，让他们能和正常人一样生活学习。

3 血友病

血友病是近年来被热烈讨论的一种疾病，它独特的病理和表现也给很多人留下了深刻的印象。血友病的发病率并不低，按照统计，中国的发病率大约为每10万人中就有3~4人发病。

血友病患者的血浆中缺乏某种凝血因子，所以血液不易凝结，受到外伤时容易流血不止，因此要注意保护身体，不要因意外而导致大量出血。关节出血在血友病患者中是很常见的症状，最常出血的是膝关节、肘关节和踝关节。血液淤积到患者的关节腔后，会使关节活动受限，使其功能暂时丧失。淤积到关节腔中的血液常常需要数周时间才能逐渐被吸收，从而逐渐恢复功能。但如果关节反复出血则可导致滑膜炎和关节炎，造成关节畸形，使关节的功能很难恢复正常，因此很多血友病患者有不同程度的残疾。

目前医学界尚未开发出彻底解决血友病的办法，只能通过增加患者的凝血因子的活性水平，有效地消除患者的症状。其中最主要的是凝血因子疗法，从大量的血浆里提取浓缩凝血因子然后输注给患者。有此类疾病的家族史的夫妇孕前需做遗传咨询。

4 先天愚型

先天愚型也叫小儿唐氏综合征，或21-三体综合征，最明显的特征就是智力低下，有60%的宝宝甚至在胎宝宝期间就已经夭折了。这是一种染色体变异引起的病变，具有一定的遗传性。除了智力水平发育不足以外，患者在外貌上也有显著的特征，表现为口小舌大，舌常半伸于口外，并伴流涎；鼻短而塌，面扁而圆；头小而圆，枕部多为扁平；身材矮小，四肢偏短。并且智力水平只有同龄正常人的一半或更低。即使长大后仍免不了稚气，甚至不能完成简单的对话。

造成先天愚型的原因是父母的变异染色体遗传给了宝宝，所以要做好预防工作，在怀孕以后一定要及时到医院进行检查，排除患病的可能。

5 先天性聋哑

先天性聋哑是一种常见的隐性遗传疾病，也有部分病例为显性遗传。先天性聋哑的发病特点是患儿父母每人携带一个先天性聋哑的致病基因，按遗传概率推算他们所生子女中有 1/4 可能为聋哑，有 2/3 可能只携带一个聋哑基因，有 1/3 正常。如若已生过一个聋哑儿者，再生子女均为聋哑者也比较多见。

在现实生活中，有许多聋哑夫妇因为同病相怜而走到一起，患有疾病本来就是不幸了，如果再遗传给孩子，就会让孩子也背负上这种不幸。所以聋哑夫妇要考虑生育的话，一定要确认一方为非遗传性聋哑，以免悲剧重演。

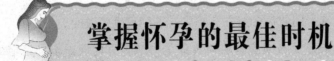

掌握怀孕的最佳时机

1 女子最佳受孕年龄

历史的记载和社会的发展告诉我们，在生活水平低下的时期，人们的生存难以得到保障，为了延续种族往往很早就结婚了。到了今天，人们的生活水平已经大幅提升，但是人们的结婚年龄正呈现出晚婚晚育的特点。那么，女人究竟什么时候受孕才是最好的选择呢？

实际上，女子自青春期开始就具备了一定的生育能力、也就是说在成年之前就有生育能力了。但是人的生育能力、生育的质量与生殖系统的发育、成熟和衰老密切相关，特别是与生殖腺的关系尤为密切。而在成年以前，女子的身体还未完全发育成熟，这个时候怀孕，会导致胎宝宝和母

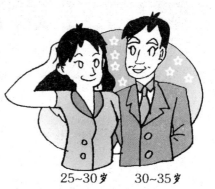

25~30岁　　30~35岁

亲抢夺营养，对母子的发育都不是好事。许多人，尤其是农村的女孩儿，结婚时间一般比较早，普遍在 20～25 岁，这个时候身体刚好发育成熟，生育宝宝的条件正好成熟。如果女孩儿 26 岁还没有结婚，家里面的人就要开始着急了，而 30 岁以后的未婚女子非常少见。

城市中的女孩儿结婚时间较晚，他们从学校里走出来的时候，大多已经过了 25 岁，在职场上打拼几年就快到 30 岁了，然而城市高昂的消费水平也让很多人不敢结婚，不敢要宝宝。但是人体的生育条件是不随意志而改变的，尽管你再想要宝宝，可过了一定的年龄就变得很困难了。女性在 13 岁左右开始进入青春发育期，卵巢发育成熟，开始周期性地排卵和月经来潮，此时就具备了生育能力。育龄时间一般可达 30 多年。女性 25～35 岁这段时间是生育能力最强的时期，进入更年期（45～55 岁）后，生育能力就逐渐减退，最后生殖器官萎缩，月经停止，这时生育能力也就完全丧失了。

把人体的成长规律，以及现代人的生活方式结合起来，我们可以确定女子的最佳受孕年龄一般在 25～30 岁，因为这个年龄段的女性精力比较充沛，身体各方面的健康状况也比较好，生殖器官已经发育完善，卵子的质量比较好，而且夫妻双方有了足够的能力养家糊口，有利于优生优育。但是女性过了 35 岁以后，身体机能开始下降，精力也跟不上了，在这个年龄段怀孕的产妇，流产、死胎、畸形儿（如唐氏综合征胎宝宝等）的概率比年轻女性更高。

2 男性的最佳婚育年龄

在上面一节，我们对女性的生育状况进行了介绍，得出 25～30 是女性最适合生育的年龄段，那么最适合男性生育的时间段又是什么呢？是否和女子完全一样呢？

我国传统医学对人体的生长规律曾有这样的记载："合男女必当其年，男虽十六而精通，必三十而娶；女虽十四而天癸至，必二十而嫁。皆欲阴阳完实，然后交而孕，孕而育，育而子坚壮强寿。"中医将人体的性能力归结于"天癸"的充实，天癸是维持人体生命发展的物质，人一生下来的时候是没有天癸的，在之后的成长过程中慢慢累积。女性的成长以七年为一个阶段，男子以八年为一个阶段，在第二个阶段（男子 16 岁，女子 14 岁）的时候天癸达到饱满，所以这个时候的男孩会有遗精的现象，而女孩已经开始月经（现代女子平均 12 岁出现初潮）。这时的男女已经可以生育子女，但是这个年龄的人，身体还处在生长发育阶段，又恰逢学习时期，而且也不具备教育和哺养子女及独立生活的能力，所以不宜恋爱、结婚、生育子女。因此中医说男女婚育的最佳年龄是男子 30 岁，女子 20 岁。

照现代人的观点来看，这种说法有一点不合理，让女孩 20 岁生育有点太早了，让男子 30 生育似乎又显得有点晚了。但是它在男子的晚婚晚育方面有积极的意义，特别是对优生优育的见解有独到之处。仅以男性的最佳婚育年龄而言，其观点和现代最新研究成果大致相同。据法国遗传学家莫理斯的研究，男子精子的能力在 30 岁时达到巅峰，35 岁以后逐渐下降，所以年龄介于30～35 岁的父亲所生的孩子是最优秀的，错过这个阶段生的孩子将会逊色，身体发育的情况没有那么好。

男性的发育年龄比女子稍晚，这是由双方的生理机理不同造成的，所以女孩子在小的时候比男孩子发育得更快，但是男孩子长大之后发育的时间更长。一般男子在 15 岁左右便开始有遗精现象，但生精功能尚未完全成熟；到 25 岁左右时，生精功能健全并已成熟；40～55 岁，睾丸功能逐步衰退，生精能力趋于下降，但有报道称，男性在 35 岁时睾丸便有萎缩，其功能已开始衰退。因此，男性生育能力最强的时期，即最佳生育时期，为 25 ~ 35 岁。如果是正在职场中打拼的男子，不妨将育儿年龄定在 30 岁左右。

有的人担心，现代生活对男子的身体造成多方面的伤害，导致精子质量下降，男子晚婚可能增大胎宝宝畸形的概率，其实这种担心是多余的。造成胎宝宝发育畸形的原因是多方面的，从女方来看，生畸形儿的原因多为妊娠期间发生病毒性感染、服用化学药品等；从男方来看，主要原因多为某些精子异常（如精子过多等）及饮酒；而从双方综合起来看，原因可能是有遗传病史、近亲结婚等。我国号召的晚婚年龄正好介于男女最佳生育期，因此，身体机能正常的男性晚婚不会造成胎宝宝畸形，反而可以让所生的孩子素质是最好的。不过，如果男方有不良嗜好，精子有潜质问题，患有疾病等，生育年龄最好不要太晚，至少不要超过 45 岁，否则所生的宝宝智商比一般的孩子低，也有可能出现畸形宝宝。

③ 春秋季节最适合怀孕

很多女性选择在夏秋季节受孕，这是经过深思熟虑后做出的决定。人们都说春末夏初出生的胎宝宝体质好，因为他们躲开了寒冬，不会被冻着，也避开了冬季流感高发期。孕妈妈不必在冬天坐月子，不用担心着凉，而且也方便洗漱，方便孕妈妈和新生儿的护理，对妈妈和宝宝都有好处。宝宝成长发育最关键的两个阶段无论从气候条件还是自然条件上来说都很优越，日光充足，空气清新，妈妈的心情会很好。这段时间怀孕能够赶上丰收的季节，新鲜、应季的蔬菜和水果十分丰富，而且天气凉爽不容易产生烦躁情绪。

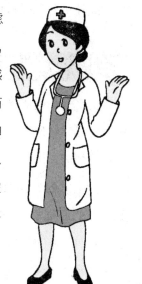

夏季的气温太高，虽然人的精神处于亢奋状态，但是同时食欲和睡眠的质量并不如人意，因此这个季节不适合怀孕。每年的夏秋之交，也就是 9～10 月份，才是比较适合怀孕的季节。此时怀孕，可使胚胎在头 3 个月避开流行病毒的感染。另外，夏秋时节正是各种蔬菜、水果、干果上市的旺期。在胎宝宝发育的早期，孕妈妈能摄入丰富而均衡的营养，是确保胎宝宝健康的必要条件。夏秋更替时节，风和日丽，气候宜人，满目美景给人以赏心悦目之感，有利于孕妈妈去室外散步，充分吸收氧气，这对胎宝宝的发育有极大的好处。

经过夏秋季节，正好赶上秋末冬初，这个时候天气非常凉快，同时孕妈妈已经过了妊娠反应期，不会因为炎热影响身体健康，食欲也会增加。加上这个季节是蔬菜，水果丰收的季节，各类蔬果供应充裕，能够保证妈妈的营养和宝宝的大脑发育。到了临产期的时候，又正好是春末夏初，气温适宜，避免了在夏天坐月子的痛苦不堪。而且此时副食品供应丰富，可以让孕妈妈顺利地度过产褥期，增加了营养，使身体尽快得到康复。

等到宝宝渐渐长大需要大量添加辅食时，已进入冬令时节，可避免夏天肠道传染病流行高峰。到了断奶时，已是春暖花开，丰富的新鲜蔬菜又不断上市，有利于宝宝的身体健康和智力发育。

④ 一天最佳受孕时间

生育一个健康又聪明的孩子，是所有夫妻共同的愿望。除日常男女对各自体质锻炼和健康的维护外，科学研究表明，选择一个好的受孕时间也是十分重要的因素。

一个好的受孕时间，至少要包含生理和心理等各方面的因素，例如夫妻二人的心理状态良好，感到身心轻松，精神舒畅，没有任何的忧愁和干扰。此外，在生理方面，双方的身体不能有任何明显的会给孕育带来负面影响的疾病，也不能吃任何对孕育不利的食物或药物。因此那些长期口服避孕药的女性应停用二个月后再受孕。受孕前三个月，男女双方最好忌烟酒，营养状态要保持良好。

可是，想要在一天之中的某个时刻使男女双方的状态一起达到最佳状态，无疑是非常困难的。相对来说，男子的身体状态在一天中比女子更平稳，所以，要想找出一天中最适合受孕的时间，最好以女方为主，想让男女都处于最佳状态是很难的。

在意大利，就曾有一位科学家卡尼亚奇专门对此进行过研究。他和同事们邀请了50名志愿者，他们为每位志愿者提供了两份样本，一份在上午7时30分提取，一份在下午5时30分提取。结果发现，后者的精子数量更高，而且快速运动的比例也比较大。卡尼亚奇同时指出，科学研究早已发现荷尔蒙在影响妇女受孕上起着关键作用，它可使大多数女性的排卵期集中在下午5~7时这段时间。

其实，这个研究结果并不十分令人意外，我们只要稍微分析一下就可以知道其中的道理了。人的活动时段包括白天和夜晚，下午5~7时对应着的是酉时，用中国古代医学的观点来解读的话，酉时对应的是肾经，肾主藏精，所以此时人是最有活力的时刻。早上，人刚刚从睡梦中醒来，虽然经过了充足的休息，但是身体机能还未完全苏醒，很难将活力迅速提升。至于晚上，人的受孕能力就更差了，因为经过了一天的劳累之后，无论男人还是女人，都处于昏昏欲睡的状态下，身体机能也不在最佳状态。所以，酉时也就是下午5~7时是人活力最充沛的时刻，这时就是一天之中最佳受孕时间。

5 知道自己的排卵期

精子和卵子的存活时间都不长，二者必须在有限的时间内汇合才能形成受精卵，并最终孕育成宝宝。男人每天都可以提供精子，但是女人就没有这么好的条件了，她们一个月只有一次的排卵机会，少数情况下会提供2~3

颗，但是无论如何也不能和精子的数量比，因此受孕必须把握好排卵的时机，把握得不好就有可能出现长时间不孕的情况。

卵子的个头不大，但是它并不会单独出现，它被裹挟在卵泡内，卵泡的体积大得多，成熟时一般有 20 毫米左右。排卵的时机这要根据具体情况来分析，每个人的情况是不同的，有的人卵泡长得很大才会排卵，有的人却小一点。如果想要知道排卵的确切时间，可以通过 B 超监测一个排卵周期就清楚了。卵泡成熟以后，一般在 1~2 天内就能排出卵子。只有成熟的卵泡排出的卵子才能孕育出聪明的小孩，这是优生优育的必要条件。

排卵期是指卵细胞和卵丘细胞一起被排出的过程，正常情况下，女子每个月都会经历一次。卵子排出之后，可以在输卵管中生存 1~2 天，而男子的精子在进入女性体内以后，可以维持 2~3 天的受精能力。

知道女子的排卵期以及精子、卵子的生存时间以后，夫妻双方便可以在这个时间段内同房，以提高受孕概率。

女性体内的内分泌水平每个月都会发生一次周期性的变化，在内分泌的影响下，卵巢和子宫内膜也会随之发生一次周期性变化。一般来说，卵巢的这种周期性变化由卵泡期、排卵期、黄体形成期、黄体萎缩期组成，在此过程中还会分泌性激素。在卵巢周期性变化的作用下，子宫内膜也会跟着出现周期性变化，由月经期（月经周期第 1~4 天），增殖期（月经周期第 5~14 天），分泌期（月经周期第 15~23 天），月经前期（月经周期第 24~28 天）组成，在此过程中，女子会排出月经。

月经周期指的就是两次月经的间隔时间，正常的月经周期是 28~30 天，有时会提前或推迟 3 天，这属于正常现象。排卵是在月经周期的过程中完成的，一般在月经周期的中间，也就是下次月经前 14~15 天左右。

排卵前 5 天、当日及后 4 天是女性每月的最佳受孕时间。在排卵时会出现小腹坠痛及乳房胀痛感。

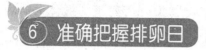

6 准确把握排卵日

排卵的时间受到内分泌水平的影响，因而呈现为周期性变化，只要方法得当，完全可以算出排卵日。因此，除了个人感受外，还可以通过其他的一些方法来测定排卵日。

1 测定基础体温

基础体温，又称静息体温，指的是人体在安静状态下的体温。当然了，绝对安静是不可能的，人们一般把经过 6～8 小时的睡眠后，体温尚未受到运动、饮食或情绪变化影响时所测出的体温称作基础体温。每天清晨醒后，测量自己的体温，根据其变化确定排卵日，可用以避孕或受孕。

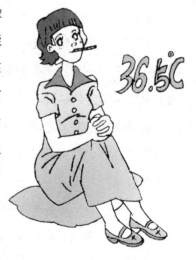

基础体温并非一成不变，相反，它也像内分泌一样呈现出周期性的变化。如果你能坚持测量一个月的话，就会发现基础体温在某一段时间较低而在某一段时间较高的分布规律。体温之所以变高，是因为排卵结束后卵巢中生成的黄体分泌黄体素所致。确切地说，月经结束后到下次排卵日开始的这段时间体温降低，排卵后到下次月经来临的这段时间体温升高。因此，在两次月经之间分为低温期和高温期两个时期，而且低温期的最后一天即为排卵日。

那么，如何测定基础体温呢？每天早晨一醒来不要做任何运动，立即测量体温，连续测量和记录 3 个月，画出曲线图，以便掌握体温上升、下降的规律，来确定自己的排卵日。如果持续 2 周以上有较高的基础体温，就有可能是怀孕了。

在测量工具的取舍上，也要做足准备才行，家庭常用的普通温度计误差较大，所以要购买专门的基础体温计。基础体温计不同于一般体温计，它的刻度较密，一般以 36.7℃（刻度为 24）为高低温的分界。测定基础体温还应注意以下几项：量体温的时间必须是在每天早晨刚睡醒还没有起床活动之前；使用口腔体温表置于舌下 5 分钟，记录数字；必须每日清晨不间断地测量，并排除感冒、值夜班或其他会使体温上升的因素；一般排卵后会较排卵前平均高出 0.5℃，排卵前称为低温期，排卵日后称为高温期，如某天体温比低温平均线超过 0.5℃ 以上，且持续 3 天以上，就表示有温度上的高温期出现；排卵一般发生在体温持续上升前的低温那天，但是有 24 ~ 48 小时的误差；配合 B 超诊断能更明确排卵日期。

2 观察宫颈黏液的变化

在女人的子宫颈管里，分布着一种特殊的细胞，每当排卵和月经发生变化的时候，这种细胞就分泌出一种黏液，称为宫颈黏液。宫颈黏液的分泌也有周期性变化，而且在一个月经周期中，会先后出现不易受孕型，易受孕型和强受孕型 3 种宫颈黏液。

不易受孕型黏液：这种黏液会在月经干净后出现，一般持续 3 天，属于早期黏液。这时的宫颈黏液少而黏稠，外阴部呈干燥状而无湿润感，内裤上不会沾到黏液。

易受孕型黏液：不易受孕型黏液结束以后，不会立即出现易受孕型黏液，而是要等到月经周期中的第 9 ~ 10 天以后才会出现。随着卵巢中卵泡的发育，雌激素水平升高，宫颈黏液逐渐增多，稀薄，呈乳白色。这时外阴部有湿润感，预示着排卵期即将到来。

强受孕型黏液：强受孕型黏液的出现和排卵期有关，在排卵前几天，雌激素进一步增加，宫颈黏液含水量更多，也更加清亮如蛋清状，黏稠度最小，滑润而富有弹性，可以用手指拉出丝状（最长可达 10 厘米以上），这时外阴部感觉有明显的湿润感。一般认为分泌物清澈透明呈蛋清状，拉丝度最长的一天很可能是排卵日，在这一天及其前后 3 天为排卵期。卵巢排卵后，黄体形成并产生孕激素，从而抑制子宫颈细胞分泌黏液，所以宫颈黏液又变少而呈黏稠状，成为不易受孕型宫颈黏液，直到下次月经来潮。在下个月经周期宫颈黏液又出现上述这种变化。

宫颈黏液法适用于月经周期正常的女性避孕，也适用于月经周期不正常的女性、更年期女性和哺乳期女性避孕。如果放节育环的女性结合宫颈黏液法避孕，可以减少带环和脱环怀孕，起到双保险的作用。

7 不适合怀孕的时机

优生科学家认为，受孕是一个十分复杂的过程，期间可能有各种因素对受精卵的质量产生影响。无论是在受孕前，还是受孕过程中，夫妻双方心理和生理都必须处于健康状态，有一个适宜的环境和良好的条件。但是人体不是机器，不可能持续保持在某种状态下，有时处于鼎盛状态，可能比较适合受孕，难免会有低迷的状态出现，这时就不宜受孕。如果强行在身体状态处于低迷状态时受孕，受精卵就很容易受到各种干扰，质量也会受到影响。

因此，准备受孕的夫妇应该尽量避免一些不适合受孕的时机，尤其是可能对胎宝宝健康造成巨大伤害的时机，例如以下几个方面：

1 避免在受孕前接触放射性物质和剧毒性物质

一般说，接受过 X 线透视的女性，过 4 周后怀孕较安全。如果曾反复接触农药和有毒化学品，需要等一个月受孕才较为妥当，以免生出畸形胎宝宝。

2 避免在情绪不佳时受孕

科学研究证明，人的情绪不仅仅是精神状态，还会对内分泌水平造成影响，进而影响身体健康。不良的情绪刺激可影响母体激素分泌，使受精卵的质量不高，从而影响胎宝宝日后的生长发育，或者造成流产。因此，精神不愉快时不要怀孕，待精神愉快时受孕为佳。

3 避免在低潮期受孕

如果能够将人的体力，情绪和智力水平画成一条线的话，我们就会发现这条线并不是一直平缓的，而是有巨大的起伏，几乎一刻不停地变化。但是这种变化不可能超过人的承受限度，所以它在整体上会呈现出一种周期性的变化。人体处于低潮期时，身体容易感到疲倦，情绪也会显得不稳定，注意力难以集中，无论做什么，效率都会低于平均水平。另外，人在低潮期的时候，身体的免疫能力也会下降，容易被病菌侵扰，感染疾病的概率增大。

4 避免在蜜月时受孕

在刚刚结婚的那段时间内，夫妻二人的心理处于亢奋状态，但是身体实际上十分疲惫，因为他们要为新婚时的种种应酬和开销做准备，因此不要在新婚时马上受孕。再加上新婚夫妇性生活频繁，会大大影响精子与卵子的质量和状态，故应该在婚后的一段时间后再受孕。

5 避免在旅行途中受孕

蜜月期的旅行是很多新婚夫妇的共同选择，他们往往会付出极大的体力，例如登山，远游等都会使人消耗大量能量，此时人体容易感到疲劳。另外，人在旅游途中不能和家里的生活相比，在外面的生活往往是没有规律的，饮食失调，睡眠不足，使大脑皮质经常处于兴奋状态。这些都可能影响受精卵生长或引起子宫收缩，易导致流产或先兆流产。

6 避免在发生异位妊娠不久后受孕

异位妊娠通常被称作"宫外孕"，是指受精卵胚胎没有按照正常的方式进入子宫，而是在子宫外（一般是输卵管内）着床发育。异位妊娠非常危险，对孕妈妈有致命危险，但是在及时进行有效的治疗后，很多女性仍可能再次怀孕。不过，有些夫妻求子心切，常常会在宫外孕治愈后没多久便又匆匆忙

忙地怀孕了，这样是很危险的，如果输卵管没有完全疏通，则有可能再次引发宫外孕。资料显示，重复异位妊娠的发生率可达到15%左右。

7 避免在不良的环境下受孕

现代社会带来了日益丰富的物质生活，却也带来了空气污染，水污染，辐射污染等不良环境，这些都可能给受孕带来负面影响。有的父母身体非常健康，经过检查也没有发现任何异常，但是宝宝的健康状态却令人担忧，其中很大的一个因素就是环境的影响。在这些时间都不宜受孕。否则，容易生育出不健康或者畸形的孩子。

8 避免在停用避孕药后立即受孕

避孕药的主要工作机理是阻止胚囊的形成和生存，或阻止受精卵的运送，所以可以用来避孕。长期口服避孕药的女性，由于药物对生殖细胞的影响，容易排出不合格的卵子，所以至少要等停药后两个月，一般主张半年后再要孩子。如果之前采取置避孕环的方式避孕，那么至少要等正常月经2~3次后再受孕。

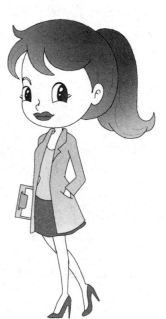

9 不要在患病期间受孕

女人怀孕之后，对药物的服用就多了很多讲究，有的药物虽然不会对胎宝宝产生大的影响，但是总归是不利于优生优育。况且，不吃药又会耽误疾病的痊愈，这对妈妈的健康也是不好的。疾病会影响体质、受精卵的质量、宫内着床环境。患病期间服用的药物也可能对精子和卵子产生不利影响。因此，夫妇双方有人患急性病，需等体质康复停药并征得医生同意后再考虑受孕为宜。

035

孕前补充充足的营养

① 备孕期提前补充叶酸

叶酸是一种水溶性 B 族维生素，从备孕期直到孕期，孕妈妈最不可缺少的营养素就是叶酸，它已经成了现代孕产业必不可少的一个流程。叶酸缺乏会影响胎宝宝大脑和神经系统的正常发育，严重时将造成胎宝宝神经管发育畸形，也可造成因胎盘发育不良而引起流产、早产等。

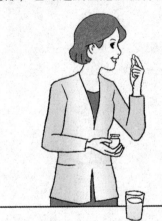

补充叶酸要从备孕期间就开始，通常从孕前 3 个月开始补充，并且还要一直服用到怀孕期间。因为叶酸很不稳定，至少要经过 1 个月的时间才能使体内的叶酸水平达到理想状态，不过女性在怀孕初期通常无法察觉，所以最好从夫妻二人准备要宝宝的时候就开始补充，以确保胎宝宝从一开始就处于叶酸充足的环境下。

对于某些特殊情况下的女性来说，补充叶酸显得更有必要。例如孕前长期服用避孕药、抗惊厥药的女性，曾经生下过神经管缺陷宝宝的女性，孕前应在医生指导下，适当调整每日的叶酸补充量；长期服用叶酸会干扰体内的锌代谢，锌一旦摄入不足，就会影响胎宝宝的发育。因此，在补充叶酸的同时，要注意补锌。

叶酸遇光、遇热不稳定，容易失去活性，所以，对于想要从食物中摄入叶酸的女性来说，就必须注意食物的储藏和烹调时间。

叶酸在食物中广泛存在，生活中比较常见的含有叶酸的食物主要有以下几种：

蔬菜食品	胡萝卜、油菜、小白菜、青菜、龙须菜、莴苣、菠菜、西红柿、豆荚、蘑菇、花椰菜、扁豆等
水果食品	梨、胡桃、柠檬、石榴、香蕉、杏、猕猴桃、桃子、李子、橘子、草莓、樱桃、杨梅、海棠、酸枣、葡萄等
动物食品	禽肉、牛肉、羊肉及蛋类、动物肝脏、肾脏等
谷物食品	大麦、小麦胚芽、糙米等
豆类食品	黄豆、豆制品等
坚果食品	腰果、栗子、杏仁、松子等

② 养成良好的饮食习惯

众所周知，孕妈妈在孕期要补充丰富的营养，因为一个人吃，两个人吸收。孕妈妈就好像变成了一个营养加工厂，负责把吃进来的食物全部转化为营养，然后分别提供给自己的身体，以及自己肚子里的那个小家伙。因此，从备孕期间开始，女性就应该做好迎接挑战的准备了，要提前养成适合孕期的饮食习惯，这样到了孕期就可以从容应对了。

有规律的饮食，才能为身体提供足够的营养

从古至今，人类一直遵循"日出而作，日落而息"的生活规律，这是由我们的生活习性决定的。在白天，人的身体机能处于苏醒状态，白天是我们活动的时间，也是营养摄取和消化食物效率最高的时间，所以一日三餐中至少有两餐是在白天完成的。而夜晚是我们睡觉的时候，身体就会积极地吸收和利用食物中的营养更新细胞、修复组织，但消化能力相对减弱，所以晚上不适合大吃大喝。

胎宝宝生活的母体应该是规律运转的机体，通过自身周而复始的运行可以减少母体内毒素的产生，并缩短毒素在母体内的存留时间。而这一切的基

础就是规律饮食。为了宝宝的健康，准备怀孕的女性的饮食从现在起就要保证规律性。

2 食物尽量保持天然、纯净，远离食品污染

从备孕期间开始，女人就应该选用新鲜天然食品，并且尽量远离已经遭到污染的食物。进入现代社会以后，食品污染成为一直困扰中国社会的重大问题，其中不仅包括过量使用的食品添加剂、色素、防腐剂物质，还有化肥、农药等物质的残留，甚至是地沟油、苏丹红等有毒物质。因此，备孕期间的女性应提高警惕，吃新鲜蔬菜的时候要清洗干净；水果应去皮后再食用，以避免农药污染；尽量饮用白开水，避免饮用各种咖啡、饮料等饮品；尽量使用铁锅或不锈钢炊具，避免使用铝制品及彩色搪瓷制品，以防止铝元素，铅元素等对身体细胞的伤害。

3 合理搭配防止营养不良或过剩

准备怀孕前，可多食用鱼、肉、蛋、豆制品、乳制品、绿色蔬菜、新鲜水果、谷类、海产品等食物，因为这些食物含有较高的优质蛋白、钙、铁、叶酸及微量元素等。但吃的时候要合理搭配，不要只偏重几种食物，否则容易导致营养不良；要想使身体保持最佳状态，并非吃得越多越好，如果进食过量反而易引起肥胖，从而诱发其他病症，如高血压、高血脂、糖尿病等。

3 备孕期间远离快餐

按照道理来讲，女性从备孕期间就应该保证食物的新鲜和营养，但是实际情况并不总是和人们想象的一样美好，事实上很多女性直到怀孕期间仍然无法在饮食上拥有良好的保障。例如很多孕妈妈在挺着大肚子的时候仍然在坚持上班，每天中午没有足够的时间准备食物，只好叫外卖或者吃快餐。这些在平时看起来很正常的行为，或许会对妈妈和胎宝宝的健康产生危害。

和亲自在家里精心准备的食物相比，快餐至少存在以下几种缺点：

首先是卫生不能保证。黑作坊的卫生环境暂且不谈，就说盛装食物所使用的餐盒和筷子是否符合卫生标准，使用的材料及其加工、运输的过程是否都能保证安全卫生等都难以保证。这些对于肚子里的胎宝宝会有什么样的影响自然也难以判断。

其次是营养匮乏，快餐的营养当然不能和正餐比。无论是西式的快餐还是中式快餐，能够提供的食材实在少得可怜，在加工的过程中，店主为了更好的口感，盐和酱油的量经常会超标。

还有，快餐做好之后，人们可能无法立即享用，有可能还要等送餐，在此期间，你只能饿着肚子。

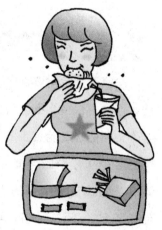

如果条件允许的话，饮食最好还是由家人亲自制定，有的人住家和公司的距离很近，中午就可以回去吃，或者家人能够来送餐的话也可以达到同样的效果。也可以自己头一天晚上准备好，第二天用餐盒带到公司，只是这样一来蔬菜中的维生素会流失很多，所以尽量少带绿叶蔬菜，可以带点肉食和土豆、萝卜、冬瓜等瓜菜和根菜类食品，同时准备一些水果，补充缺少的维生素。

每天中午餐后或者下午工作时间吃一个苹果或其他水果补充维生素，午餐可以喝杯牛奶。至于晚餐，就要适当增加蔬菜的比例了，以弥补午餐维生素的不足。

相比于快餐，准备怀孕的女性还不如选择零食，最好选择营养丰富、低糖、低热量、高膳食纤维的食物。既能解馋，又不会给身体带来不良影响。适合备孕女性的零食有以下几种：

葡萄干：葡萄干的含铁量非常高，可以预防孕期贫血和水肿。而且能补气血，利水消肿，但患有妊娠糖尿病的孕妈妈要少吃葡萄干。

红枣：红枣的营养价值很高。因为它不仅含有丰富的维生素 C，还能补充人体所需的铁。红枣可是很好的孕期零食，但多吃会引起胀气。

　　奶制品：常见的奶制品有酸奶、奶酪、奶片等。酸奶含丰富的益生菌，可以帮孕妈妈调理肠胃，同时又富含蛋白质，是补充蛋白质很好的来源。而且酸奶清凉、爽口，容易被消化吸收。奶酪的营养物质丰富，1 千克奶酪制品含有 10 千克鲜牛奶的营养物质，比如蛋白质、维生素 B 群、钙和多种微量元素。天然奶酪中的乳酸菌有助于孕妈妈的肠胃对营养的吸收，而且奶酪不会给孕妈妈的身体增加负担。

　　全麦面包：全麦面包是缓解饥饿的好帮手，也是帮助孕妈妈度过孕期的最佳零食。不仅能够增加体内的膳食纤维，补充更全面的营养，还能缓解便秘的困扰。

④ 夫妻都要注意营养

　　孕育胎宝宝需要母亲准备好充足的营养，但是这些营养并不是胡乱搭配的，而是要保持均衡。注意均衡饮食，不但能提高精子和卵子质量，增加受孕率，还能提高胎宝宝的各项能力。

　　至少从怀孕的半年以前，丈夫和妻子就应该开始进行全面的饮食调理，先要保证受精卵的质量，然后才谈得上保证怀孕的质量。如孕前营养储备不足，不论孕后吃得多么好，都会影响胎宝宝的整体发育。而孕前储备充足营养，即使母亲妊娠反应强烈，也能在很大程度上减轻对胎宝宝营养供应的影响。至于夫妻双方究竟需要多少营养，应该怎样搭配，具体的细则可以参考《中国居民膳食指南》和《中国孕期妇女和哺乳期妇女膳食指南》，那上面对这些问题有详细的说明。孕妈妈和准爸爸只需对照着这两幅指南，就能对孕期营养有大致的了解。

准爸爸要注意补充的营养素

　　男性是提供精子的一方，所以他们要做的就是保证精子的质量。在所有的微量元素中，锌和维生素 E 是对精子健康影响最大的营养元素，其中维生素 E 甚至被称为生育酚，能促使男性产出健康、有活力的精子，因此平时应该多补充保护生殖能力的纯天然食物。微量元素硒也参与男性睾酮的合成，对提升受精等生殖生理活动有帮助。这些营养元素可以从鱼类、小米、大白菜、鸡肉、牡蛎等食物从中获得补充。

其次是蛋白质，蛋白质的重要性是毋庸置疑的，它原本就是细胞的重要组成部分，尤其是优质蛋白质，可增加精子的营养，提高精子数量、质量和成活率。

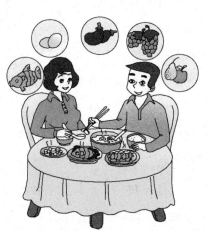

医生都会建议女性补充叶酸，好像叶酸是女人专用的，其实男人补充一些叶酸也有好处。男性体内叶酸水平过低，会导致精液浓度降低、精子活力减弱。所以，准爸爸可多吃一些绿叶蔬菜和粗粮，这些食物中叶酸含量都很高。

从备孕期间开始，准爸爸就要自觉加入孕妈妈的计划中，同孕妈妈一起调理身体。至少从怀孕前 6 个月开始，准爸爸就要制订新的饮食计划了。建议准爸爸每天至少摄取 60 毫克维生素 C；每天至少补充 12 ~ 15 毫克锌；提高钙和维生素 D 的摄取量，低脂牛奶、奶酪和鲑鱼中都含有维生素 D。另外，要多吃蔬菜水果，饮食尽量做到均衡，有营养。

2 孕妈妈要注意补血

无论对孕妈妈还是胎宝宝，补血都是十分重要的。有的母亲怀孕之后容易头晕，一方面是因为正常的生理机能的影响，有的可能和贫血有关。胎宝宝通过胎盘吸收母体养分，不管母亲愿意不愿意，也不管母亲的身体状况如何，首先要全部满足胎宝宝的营养需求。

孕妈妈应该多补一些含有补血物质的食物，例如红枣、阿胶、枸杞等。如果拿捏不准，也可以去看看中医，但是一定要去经验老到的中医馆，或者是有正规资质的中医院，千万不能随意相信听来的偏方或者街边的小广告。

5 备孕饮食"黑名单"

传统医学讲究"药食同源",不同的食物有不同的性味,对人体的作用也是五花八门。辣椒,胡椒等辛辣食物过量食用会引起消化功能紊乱,出现胃部不适、消化不良、便秘的症状。除了具有刺激性的食物,女性还要注意那些高糖、高脂肪的食物。

(1)高糖食物:准爸妈在备孕期若过量食用高糖食物,则可能引起糖代谢紊乱,甚至成为潜在的糖尿病患者。而且无论是备孕还是怀孕后,女性都要保持少食高糖食物的习惯,因为孕期糖尿病不仅危害孕妈妈本人的健康,更重要的是影响体内胎宝宝的健康发育,并极易出现早产、流产或死胎。产出的婴儿也可能是巨大儿或大脑发育障碍患者,孕妈妈则会成为典型的糖尿病患者。

(2)罐头食品:罐头食品为了保证存放时间,通常会添加人工合成色素、香精、防腐剂等化学物质。尽管偶尔食用这些食品对健康影响不大,但备孕期女性食入过多则会影响自身健康。另外,罐头食品的营养价值不如新鲜食物,高温处理会破坏食物中的大部分维生素和其他营养成分。

(3)辛辣食物:备孕期间吃辛辣食物,很容易造成备孕女性消化功能紊乱,引起便秘、消化不良、胃部不适、痔疮等问题。

如果孕期继续吃辛辣食物,很容易加重这些疾病的情况,不仅会让孕妇身体不舒服,而且还会影响孕妇营养的吸收,最终导致胎儿营养不良和分娩困难。所以在怀孕前3~6个月就要停止吃辛辣食物的饮食习惯。

(4)腌制食物:这类食品内含亚硝酸盐、苯丙芘等。亚硝酸盐容易导致中毒,同时容易与其他物质生成亚硝胺,而且亚硝胺类、苯并芘和黄曲霉素是公认的三大致癌物质。不仅在备孕和怀孕期间不宜吃腌制食品,在平时也要少吃这些食品。

孕前营养推荐食谱

鲫鱼菠菜豆腐汤

原料 鲫鱼1条，菠菜250克，豆腐200克，姜、盐各少许。

做法 ①鲫鱼清理，洗净，去鳞；菠菜洗净，切段，豆腐洗净切块。②将鲫鱼煎至微黄，锅内加适量水，放入豆腐同煮；煲半小时后，放入菠菜、生姜滚3分钟，最后下调料即成。

功效 健脾利湿，补气养血，消脂养颜。

当归金银花汤

原料 金银花15克，红枣10颗，当归50克，黑豆一小把，红糖100克，鸡蛋3~5个。

做法 ①将当归和金银花洗净后，用纱布包好；②把包好后的当归和金银花和其他几样食材一起放入锅内；③大火煮至汤汁浓稠够一碗后，加入鸡蛋煮一会后敲碎鸡蛋壳，再煮约10分钟，直到汤汁一碗即可。

功效 散寒暖宫，舒经活血。

什锦蛋丁汤

原料 鸡蛋、猪（瘦）肉、鸡肉、虾仁、蘑菇（鲜蘑）各50克，冬笋70克，豌豆、火腿各25克，豌豆苗250克，大葱、精盐、味精、胡椒粉、鸡油各适量。

做法 ①提前将鸡肉洗净蒸熟；冬笋去壳洗净；虾仁洗净滑熟，备用；火腿、猪肉、鸡肉、蘑菇、冬笋均切成1.5厘米大的片，装入碗内并加汤，上笼蒸10分钟取出；葱切成段；豌豆苗摘苞洗净。②鸡蛋打开，蛋清和蛋黄分别用碗装上，蛋清兑入三分之一的冷汤，蛋黄兑入二分之一的冷汤，将它们加入适量的盐搅匀，分别装上抹上油的深边平盘内，上笼蒸熟，取出晾凉后用刀划成1.5厘米见方的丁。③将鸡汤1升与虾仁、味精、精盐以及蒸好的配料共同放入锅内，放胡椒粉和鸡油烧开后即成。

功效 养心安神，补血，滋阴润燥。

桂圆红枣阿胶汤

原料 红枣、桂圆各10克，阿胶5克，蜂蜜适量。

做法 ①将阿胶打碎，备用。②在汤锅内放入红枣、阿胶、桂圆，倒入蜂蜜，加适量的水，要刚好没过红枣。③用大火煮2小时左右，即可食用。

功效 补气养血，养阴益气。

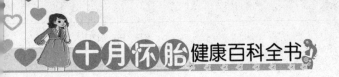

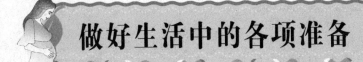

做好生活中的各项准备

1 孕前不可随意用药

　　女性在怀孕期间，虽然补充了大量的营养，但是身体实际上比以前更加脆弱，因为腹中有了一个新生命，这个小家伙对食物挑剔得很，对药物的承受能力就更敏感了。孕期的妈妈在服药时有着严格的限制，以免药物中的成分对母婴带来不利影响，其实这种习惯应该从孕前就开始养成，因为某些药物的沉积时间较长，而有些药物则会损害身体器官的功能，加重怀孕时的肌体负担。

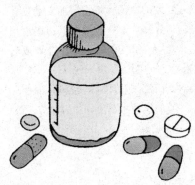

　　有些药物在体内停留的时间比较长，药效比较持久，会对身体造成一定的影响。有的女性在备孕期怀孕后不会立即得知，因为此时身体没有明显变化，也不出现妊娠反应，所以她们会认为没有怀孕，在此期间误服了对胎宝宝有影响的药物。为了避免上述情况的发生，备孕期的女性们应慎重用药，若是身体不适要向医生询问。

　　一般而言，人体内的细胞基本上可以在 3 个月内完成一次更新，也就是说最多三个月内就可以将体内的药物代谢出去，所以在怀孕前三个月最好不要服药，也不要服用药酒。也有些药物的毒副作用很强，医生会建议在停药后半年再怀孕。

　　为了安全考虑，在备孕期间女性除了营养品和补品以外，不宜服用任何药物，因为没有哪种药物对胎宝宝是绝对安全的。尤其在妊娠的前 3 个月内，

孕早期
——为新的生命做好准备

胎宝宝很容易受到药物的影响，产生畸形、智力低下等先天性疾病。即使是维生素、叶酸等营养类药物，也应当在医生的指导下使用，这类药物过量服用有可能导致中毒。例如，妊娠期大量服用维生素 D，可致胎宝宝的高钙血症和智力低下；而妊娠早期大剂量补充维生素 A 可造成胎宝宝畸形、流产；接种疫苗也不合适。

备孕期女性不可随意用药，但如果确实需用药的话，还需遵循以下原则：

（1）如果在备孕期间生病了，应该去正规医院接受治疗，向医生说明已经怀孕或正在备孕，让医生做到心里有数，确实需要服药的时候就服药；

（2）拿到药物之后，要先看看药物包装和说明书，看上面是否印有"孕妇慎用""忌用"或"禁用"等字样，避免医生开错药方或者拿错了药；

（3）有病就应当治好，不可以为了怀孕强行停药；

（4）如果因治疗需要长期服用副作用强的药物，比如治疗痤疮时服用的异维 A 酸，会导致胎宝宝畸形。治疗痤疮见效很慢，需要长期服用此药物，这时就应该向医生询问，是否可以等到生育之后再治疗；

（5）中药也有副作用，某些中药被明确禁止用于孕妈妈，例如麝香、牛黄等药物可能导致孕妈妈流产，所以不可以盲目服用。如果需要服用中药，一定要找正规的中医仔细问询。

2 保护自己的生育能力

从胎宝宝期开始，女性的原始生殖细胞就已经形成了，这奠定了她们今后的生育能力。不过，女性的生育能力并不是永远不变的，随着年龄的增长，卵巢功能也在逐渐退化，很容易导致卵子的染色体发生异常，这是女性正常的新陈代谢，没办法回避，而且卵子受到的环境和污染的影响也越来越多，这些都会影响优生优育。根据相关资料统计，由染色体异常导致胎宝宝出现畸形或智力低下的比率随着孕妈妈的年龄增长而成倍地增加。除了年龄之外，还有很多因素，同样影响着卵子的质量。

1 远离烟酒

香烟是有百害而无一利的东西，因为香烟中没有任何对人体有益的营养元素，人们吸入体内的，只有无数种毒素而已。就连身体强健的男性也无法承受这些毒素的伤害，更别提身体较弱的女性了。香烟中的毒素不仅会危害卵子，而且还会造成卵巢老化。研究结果显示，就卵巢功能而言，一位35岁女性烟民与不吸烟的42岁女性相差无几，是吸烟导致了女性生育能力的下降。长期酗酒也同样会导致卵巢的老化。为了保护好的种子，记得远离烟酒。

和香烟相比，酒的危害好像小得多，然而长期酗酒可能产生的危害远比抽烟更严重。酒精会抑制大脑的呼吸中枢，造成呼吸停止，另外由于抑制肝糖原的分解，使得血糖急剧下降，可能致人死亡。如果是孕期饮酒，酒精在胎宝宝体内代谢和排泄速率较慢，会对发育中的胎宝宝造成伤害。

2 长期坚持运动

人们常说"生命在于运动"，然而在很多人的生活中，运动已经越来越远，经常锻炼已经成为一种奢望了，人们有各种各样的理由来支持自己的懒惰。尤其是经常坐在办公室电脑前的女性。长时间地坐着不动对骨盆内的血液循环是最为不利的。如果不能经常锻炼，那就抓紧一切机会站起来走走吧！

3 避免多次流产

研究表明，正常的生育对女性的身体有一定的好处，但是终止妊娠肯定会损害女性的身体健康。无论是药物流产还是手术流产，都会影响女性的生育能力。如果反复进行，有可能会造成"土壤贫瘠"，无法受孕。而且，手术流产还有可能造成输卵管粘连，子宫内膜异位等导致不孕症的问题出现。所以，如果不想马上受孕，一定要做好避孕工作，保护好自己的生育能力。

4 养成有规律的作息习惯

保持一个规律的作息习惯是非常重要的，经常熬夜会导致生活规律被打乱，人体内的生物钟也会被打乱，这会直接影响内分泌的平衡。而激素的分泌失调会使卵巢的功能发生紊乱，影响卵子的发育及排卵。内分泌环境一旦被打破要想重新调整，是一个非常漫长的过程，与其在这方面浪费时间，不如养成早睡早起的规律生活。

3 孕前调养补气血

养血

中医说"女人以血为本"，认为女人只有气血旺盛的时候，才能始终保持年轻貌美。血液确实是人类生命的必须，它在全身周而复始地运行，将营养物质运输到身体各处，滋养着五脏六腑、筋骨皮肤，使人体各项功能保持正常，同时维持人体及其各部分组织的生命活动。可是当人体内的气血亏虚或运行不畅时，身体健康反而会受到影响。

血虚和贫血的成因也有很多相似之处，都含有内因和外因，其中内因便是患者的身体素质较差，以及情志失调等，而外因则与饮食、伤病、劳累等因素有关。最常见的原因包括脾胃虚弱、饮食不节、失血过多、肾气亏虚、过度疲劳等，这些因素均可导致血虚。

作为"百果之王"的红枣，它拥有着优秀的养生效果，人们对它有着很深的感情。红枣有一个特点是维生素含量非常高，被人们称作"天然维生素丸"，每天吃几颗红枣，对于身体健康的调节作用是不可估量的。此外，红枣中钙和铁的含量也十分丰富，它们对防治骨质疏松、产后贫血有重要作用，中老年人更年期经常会骨质疏松，正在生长发育高峰期的青少年和女性容易发生贫血，大枣对他们会有十分理想的食疗作用，对病后体虚的人也有良好的滋补作用，其效果通常是药物不能比拟的。

此外，桂圆、莲子、山楂、核桃、花生等也是营养丰富的食物，具有良好的活血补血的效果，但要注意少吃寒凉食物。

2 养气

说到养血，就不能不提养气，在中医学的理论中，气血经常作为一个整体出现在人们的眼前，这是因为气血之间的关系十分紧密，是一个不可分割的整体。如果气不足就很容易导致脏腑功能低下，身体也会处于衰弱的状态，出现气滞、气郁等异常状态。

气虚的人往往畏寒怕冷，这是因为元气不足导致脏腑功能低下，适应寒暑变化的能力相对也就较差，所以气虚的女性要格外注意保暖。值得一提的是，气虚的关键是在补气，但由于气虚往往伴随着五脏六腑的情况变化，一般人很难做出正确的判断，因此要请专业的中医帮助调理。

在日常生活中，我们也可以利用一些小技巧来帮助调养气血。

（1）经常泡澡：洗澡不仅能够清理污垢，还可以促进气血的运行。有条件的话，每天泡泡热水澡，能够让温暖迅速充满身体，同时促进全身血液运行。泡完澡之后再好好地睡一觉，你会发现自己的气色获得了很大的改善。

（2）注意排毒：我们每天都要摄入一定量的食物，这些食物大部分被转化为营养，并且被人体所吸收，还有一部分经过消化道之后则变成废物和毒素，需要及时排出体外。若是没有及时排出体外，就会阻碍气血的运行。

（3）经常运动：人在运动的时候心跳加速，血液循环加快，有助于气血的运行。对于女性来说，可供选择的运动方式有许多种，可以选择慢跑、散步、游泳，也可以选择瑜伽或跳舞。

4 释放心理的压力

有很多夫妻在怀孕后承受着很大的压力，尤其是高龄产妇。然而人的健康会受到情绪的影响，压力太大就容易产生忧虑、烦躁等不良情绪，对于怀孕没有任何好处，所以备孕期间要丢掉烦恼，释放压力。

当人在思想上面有负担的时候，就会产生精神压力，压力过大会引起一系列精神疾病，影响正常生活。

人体在精神状态较好的时候，精力、体力、智力都处于巅峰，这时候怀孕所生的胎宝宝身体素质最好。可是如果夫妻在备孕期间压力过大，就容易造成情绪不稳，甚至常常吵架，会导致内分泌失调，使身体机能受到不良影响，从而影响受孕的概率，也会影响胎宝宝的身体素质。

精神压力过大对女性的影响更为直观，它会导致女性的身体内分泌失调，可能会使卵巢不再分泌女性荷尔蒙，导致排卵不规律或者不排卵，月经也就开始紊乱甚至闭经。在这种情况下也可能出现不易怀孕的情况。所以，夫妻在备孕的时候一定要放松，释放精神压力，宝宝会不请自来。

当你感到压力太大，喘不过气来的时候，最有效的恢复方式就是深呼吸，让大脑保持空白。平静下来以后，再想想到底是什么让自己感觉焦虑。深呼吸能在体内注入更多的氧气，从而让精力更加旺盛。许多人喜欢静坐冥想，在此过程中保持平稳、均匀而深沉的呼吸，便可以解除压力，稳定心情。深呼吸能够降低心跳频率和血压，减缓呼吸，平复脑电波，还能提高身体对紧张事件的反应能力，更快恢复以及防止在压力下身体的免疫能力下降。

另外，还要保证充足的休息时间。工作是为了快乐的生活，可别让生活只充满了工作，腾出时间来休息一下。要知道，备孕期保证休息不仅对你自己很有好处，对你的宝宝来说也是非常重要的。因此不必事事操心，该休息的时候就休息。

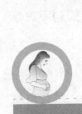

孕 **1** 月

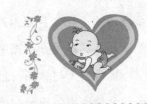

小·胚芽带来的新惊喜

孕妈妈和宝宝的变化

 1 宝宝的生长情况

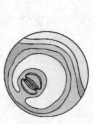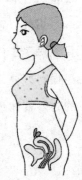

准确地说，这个月的胎宝宝还不能算"胎宝宝"，只能叫作"胚芽"或"胚胎"，因为它仍然只是一个受精卵，长度或许只有0.2毫米，重量几乎可以忽略不计，现在的它看起来还非常非常的小呢！等它稍稍长大一点，用B超看到它的外形，你会发现，它几乎就是一颗缩小版的松子。

刚刚怀孕的第1周内，精子首先要进入孕妈妈体内，和卵子汇合以后，在3周左右形成受精卵，并在孕4周完成着床，此时羊膜腔才形成，但体积很小，B超还看不清妊娠迹象。

在受精之后，受精卵会花3~4天到达宫腔。这时，进入宫腔的囊胚会继续发育，它原有的透明带会慢慢消失，受精卵经过卵裂形成胚泡，胚泡分泌出一种蛋白分解酶，用以侵蚀子宫内膜，以便受精卵植入子宫内膜，即孕卵植入或着床。这个过程大概需要 6 ~ 7 天。受精卵着床的部位是很有讲究的，大多在子宫腔上部的后壁，其次为前壁，有时也会在侧壁上。此时的子宫内膜，在女性激素（雌激素、孕激素）的作用下，非常适合胎宝宝发育。如果受精卵不能按时到达宫腔，就有可能在输卵管内着床，这就是"宫外孕"了。无论对妈妈还是对胎宝宝而言，宫外孕都是致命的，必须强制终止。可以看出，不仅要有优良的精子和卵子，还必须具备使其顺利受精、运送和良好发育的条件，无论哪一环节发生问题，都会造成胎宝宝发育异常。

孕卵着床后，由营养膜发达的绒毛组织产生了绒毛膜促性腺激素荷尔蒙。接着，由周围的子宫内膜不断地吸收营养，并进行细胞分裂而开始分化。外壁成为营养细胞，中壁的一部则成为即将成为胎宝宝的胚结节，从整体上看，它将要成为小型袋状的胚盘胞。

在最初的几周内，胚胎细胞的发育速度非常快，它会在短时间内分化为里层、中层、外层。这种结构被称为三胚层，是胎体发育的基础，在接下来的几个月内，胎宝宝的身体器官都会在三胚层内发育出来。里层将会发育为肺、肝、甲状腺、胰腺、泌尿系统和膀胱等；中层将会变成骨骼、肌肉、心脏、肾、脾等；外层将形成皮肤、汗腺、毛发、指甲等。

胎宝宝在不断地成长，孕 1 月，胎宝宝逐渐发育出了各个重要器官的原型，胎盘、脐带也开始发育。胎宝宝的身体大约可以长到 0.36 ~ 1 毫米。胎宝宝最先工作的器官就是心脏，它的小心脏或许还没有一粒绿豆大，但是已经开始跳动了。

② 孕妈妈的身心变化

孕第 1 周由于卵子和精子的体积太小，在孕妈妈体内的活动又显得比较自由，所以卵子的受精和着床通常是悄悄完成的，很难被孕妈妈察觉。等到孕妈妈意识到怀孕的时候，胎宝宝的身体可能早就发育起来了。子宫是女性内生殖器中的一部分，孕育生命的场所是子宫，因此子宫常被称为宝宝的摇篮，当受精卵经过输卵管着床于子宫后，小小的生命就将在女性子宫内开始漫长的成长。但是此时受精卵或许还未顺利进入子宫，因此女性也没有受胎。但如果观测基础体温，则会发现仍保持排卵期的较高温度而没有降低。

到了第2周的时候，女性大多仍然蒙在鼓里。粗心的女性们或许还在为下一次月经的即将到来而担忧呢，却不知道在接下来的很长一段时间内，月经都不会来困扰她了。由于排卵通常发生在月经周期的第14天，所以过了经期两周后，月经仍然没来，说明你可能已经怀孕了。

到了第3周，女性才能真正被称为孕妈妈，因为此时受精卵已经进入子宫了，在转移到子宫的过程中，可能会有轻微的流血现象，但是并不严重，这是正常现象。

也许你并没感觉到与平时有什么不同，但此时胚芽确已悄然在你的子宫里着床了。现在你的子宫内膜受到卵巢分泌的激素的影响，变得肥厚松软而且富有营养，血管轻微扩张，水分充足。受精卵不断分裂，移入子宫腔后形成一个实心细胞团，称为"桑胚体"，这时的受精卵就叫胚泡。当胚泡外周的透明带消失后，它就会长在子宫内膜里，这就是"着床"。

在孕1月，胚胎的体积并不大，所以给身体带来的影响可能并不明显，内分泌没有发生大的变化，妊娠反应也不会很明显。从身体的外形上，你根本看不出任何变化。不过，孕妈妈可能感到身体有些异样，因为卵巢开始分泌黄体激素，乳房稍变硬，乳头颜色变深并且变得很敏感，稍微地触碰就会引起痛感。也许你能感觉到并且开始有孕早期症状：如呕吐、不喜油腻、嗜睡等。当然，这种情况并不是每个人都会出现。

如果此时你已经使用早孕试纸或验孕棒等工具进行检测，你会感到无比惊讶，长久以来的期望终于实现了。这对于从未有过怀孕经验又对新生命充满期待的年轻女性来说，是一件令人既高兴又紧张的事。但同时，很多女性此时会茫然不知所措，不知道该对腹中的宝宝做些什么，因此增加了心理负担。这种担心是很正常的，但若不及时调整则对胎宝宝的健康成长不利。

从这一刻开始，也就是从你知道自己已经怀孕的那一刻开始，你的身份就已经转变为孕妈妈了，再也不能像以前那样过着任性的生活了。这段时间孕妈妈的内环境对胎宝宝来说特别重要，尤其是孕妈妈的心态直接影响了内环境的质量。因此，孕妈妈首先要积极调整心态，这是十分重要的。要正确对待怀孕，努力保持心情愉悦。选择一个恰当的时刻，把怀孕的好消息告诉丈夫，让他也和你一同分享喜悦吧。

3 怀孕使女人更成熟

生儿育女可不仅仅会对女性的身体产生影响，还会对她们的心理产生影响。因为女性在孕育生命的过程中，可以体会更深刻的人生哲理，从养育子女的辛苦中理解父母、师长的恩情，面对生活中的种种变化，会变得更加拥有感恩之心。

此外，怀孕还可以帮助女性建立起自信心。在没有怀孕之前，女人的内心永远都住着一位天真无邪的小姑娘，内心深处是娇羞的，然而怀孕之后，她从一个女孩变成了一个母亲，建立了属于自己的自信心。女性经过生育后，会对自己的能力有个全新的认识，可以把生育过程当作是一次人生的马拉松长跑。在孕期，女性身体状况有很大改观，完全有能力参与多项活动，承受一定的压力。怀孕和生育会使人产生更乐观的生活态度。当今城市生活中，"丁克"家庭屡见不鲜，在"二人世界"中生活得自得其乐。但是，对一位女性来说，经历了恋爱、婚姻、怀孕、分娩、做母亲的全部过程，才算拥有了完整的人生，称得上是一位完整而成熟的女性。

胎宝宝的到来，使女人的身份发生了转化，从而迫使女人变得更耐心。在怀孕之前，她或许身兼数职，但是在和人沟通的过程中仍然缺乏耐心。自己"升级"当了妈妈以后，在照料宝宝及家人的同时，她们在沟通和协调上的耐心会于无形中大幅度增加，使自己更加能体谅别人的心态，而且变得更加富有责任感，这些经过生活不断磨炼出来的技能，譬如在压力下同时处理多项事务、具有领导能力、照顾他人等，更能让自己在职场上得以大放异彩。

最后，新生命的到来还会使女人变得更勇敢，对必须哺育幼儿的女人来说，为了宝宝的安全，在遇到各种危险的时候，往往能够让女人激发出令人惊讶的勇气，毫不迟疑地进行反击。以往，人们往往把这种表现归结于伟大的母爱和人类的天性，但现代科学为人类提供了更多的依据。功能性磁共振造影研究显示，新妈妈在哺育宝宝时，掌管奖赏感觉的脑区活性增加，用脑活动增加的直接效果，就是全面脑活力增加，尤其是对于自己宝宝的呵护功能变得敏感，会毫不迟疑地变得更加勇敢，从而保护孩子。

④ 父母给孩子的遗传

但是这些遗传并不是完全相同的，在某些方面的遗传或许十分明显，而在某些方面的遗传则不那么明显。

绝对遗传

（1）眼型：双眼皮也是可以遗传的，而且大眼睛遗传下来的概率更高。不论是从实用还是美观上来说，这都是一件令人值得庆幸的事。但是人在刚刚出生的时候，眼睛和眼皮的形状可能不是固定的，随着年龄的成长，或许会发生一些改变，例如幼儿时是单眼皮，但是长大之后就变成了双眼皮。

（2）眼珠的颜色：深颜色比浅颜色更容易遗传下来，也就是说，假如你的眼珠是黑颜色的，却想要一个淡蓝眼珠的宝宝，恐怕是很难办到了。

（3）下巴：下巴的遗传是100%的，如果父母任何一方有突出的大下巴，子女们常毫无例外地长着极其相似的下巴，就好像"用一个模子刻出来的"。

（4）肤色：人的肤色在遗传时是毫无保留的，并且还会遵循"民主"原则，染色体会自动调和父亲与母亲的肤色，采取一个适中的颜色。比如，父母皮肤较黑，绝不会有白嫩肌肤的子女；若一方白，一方黑，那么，在胚胎时"平均"后大部分会给子女一个不白不黑的"中性"肤色（也有像一方的）。

2 相对遗传

（1）身高：人们在找伴侣的时候都想找个子高的人，找到个子矮的就担心以后孩子也长不高。这种担心是很有道理的，但并不是绝对的，孩子的身高，大约有60%由遗传因素决定，但是孩子出生之后的成长经历也有40%的主动权。

（2）秃顶：爸爸是秃头，遗传给儿子的概率有50%，就连母亲的爸爸，也会将自己秃头的25%的概率留给外孙们。这种传男不传女的性别遗传倾向，让男士们无可奈何。

（3）皮肤问题：痤疮、雀斑、青春痘等皮肤问题不仅与外界的感染、辐射等因素有关，还与人的内分泌水平有关。如果父母曾经患有此类皮肤疾病，那么子女的患病概率也会随之增加。

3 弱遗传

（1）胖瘦：有的人认为，父母的身材一定会遗传给子女，其实这倒是把遗传绝对化了。因为人的肥胖程度有很大一部分是由后天的饮食决定的，假如孩子延续了父母的饮食习惯，那么他确实很有可能变得同样肥胖，甚至更胖。相反，如果孩子采取了一种更为健康的生活方式，那么完全不必担忧他肥胖。

（2）声音：通常家庭成员之间的声音是可以相互影响的，男孩的声音可能更像爸爸，而女孩的声音更像妈妈。但是一个人的声音并不是始终不变的，通过后天的发音训练也可以发生改变。这使得某些声音条件并不优越的人也有翻身的机会，他们可以通过科学的练习改变嗓音。

5 遗传决定宝宝的性别

对于爸爸妈妈们来说，最让人感到好奇的，莫过于宝宝的性别了，小家伙到底是个棒小伙儿还是美少女呢？尽管很多民间偏方都宣称怀男孩和怀女孩的征兆不一样，比如"酸儿辣女""肚子尖的是男孩"等等。然而这些都是没有医学根据的，要弄清楚宝宝的性别，还要学习一些遗传学知识。

1 男人的遗传决定了宝宝的性别

男性和女性体内各有22对一样的染色体，而决定胎宝宝性别的染色体只有一对，女性的性染色体为XX，男性的为XY。若卵子与X型精子结合，则发育成女性；若卵子与Y型精子结合，则发育成男性。因此，生男生女主要取决于精子的类型。

看到这里，有人或许要问："这是说宝宝的性别完全取决于准爸爸吗？"其实不然，因为人体是非常复杂的，人类到现在为止仍然有许多问题没有解决。男性每次射出的精液含有数量巨大的精子，其中既含有X型精子，又含有Y型精子。究竟什么类型的精子在什么条件下更容易与卵子结合，至今仍然没有答案。最新的医学研究发现，决定胎宝宝性别的是睾丸决定因子（TDF）基因，即TDF基因决定你生的是男孩还是女孩。含有TDF的胚胎将发育成男性，无TDF基因将发育成女性。但是，怀孕是一项很复杂的工程，除了TDF基因，胎宝宝的性别还受父母身体因素的影响，性别决定因子的真相仍有待进一步研究。换句话说，宝宝的性别由男性决定，但并不完全取决于男性。

2 适合检测胎宝宝性别的时间

随着医学研究的进步，人们可以实现在怀孕早期通过科技手段来识别胎宝宝的性别。通常，为了防止女性因为胎宝宝性别不符合自己的愿望而去做流产，医生不会向准爸妈透露胎宝宝的性别。但如果出于优生的角度，想要弄清楚是男孩还是女孩，可以在怀孕40~60天时，采用吸取绒毛细胞的方法确定胎宝宝性别；在孕3~4个月时，采用羊膜腔穿刺抽取羊水的方法区分男女。这里要强调的是，采用这些方法的目的不是为了迎合准爸妈生男生女的意愿，而是为了减少携带遗传病宝宝的出生概率。

③ 目前人类无法改变胎宝宝的性别

网络上有各种各样的生男生女的传言，譬如改变阴道的酸碱度就能掌控胎宝宝性别；男性多吃酸性食物，女性吃碱性食物，可以帮助生男孩，反之则有利于生女孩。这些言论看起来好像很有一些道理，但是都经不起推敲，人体是一个复杂的生命体，真正的决定因素还不能确定。有些准父母为了得到理想性别的宝宝而试图改变阴道的酸碱度，最常见的方法就是阴道冲洗。但实际上，女性阴道的酸碱平衡一旦被打破，不但不能得到理想的宝宝，反而可能会出现各种意外，比如感染阴道炎和盆腔炎，甚至伤害精子的质量，造成胎宝宝畸形。

按时检查做做保健

1 孕检时间全知道

通常，医生会告诉孕妈妈，怀孕的前 3 个月不必做检查，除非出现异常疼痛，才需要去医院做 B 超检查，以排除宫外孕的可能。

12 周：第一次孕检

到医院建卡：满 3 个月的时候，要去医院建立"孕妈妈健康手册"，以后每次做完检查的结果都会记录在这份档案里，方便以后观察健康曲线。第一次检查的主要项目包括：量体重和血压、医生进行问诊、B 超检查（主要是听胎心，排除宫外孕和计算胎宝宝大小）、验尿、身体其他各部位的检查、抽血、检查子宫大小。

第一孕期唐氏筛查：妊娠 11 ~ 13 周时，超声检测胎儿颈后透明层厚度（NT），用于筛查唐氏综合征。

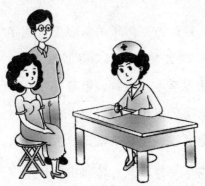

2 13 ~ 16 周：第二次孕检

从第二次产检开始，以后孕妈妈每次必须做的基本检查包括：称体重、量血压、验尿、量宫高和腹围、问诊、看宝宝的胎心音、对照上次检验报告等。

3 17 ~ 20 周：第三次孕检

基本检查：这个阶段没有什么特殊的检查，主要做一些例行检查，这个时候做 B 超可以比较准确的查出胎宝宝的性别。这个阶段孕妈妈要注意饮食均衡以避免体重增加太多或不足；大部分孕妈妈这个阶段开始容易腿抽筋，所以一定要及时补充钙铁；为了让妊娠过程顺利一些，可以开始每天做一些简单的体操。

第二孕期唐氏筛查：在第 15 ~ 20 周时，孕妈妈接受抽血，检测血清中的甲型胎儿蛋白、绒毛膜促性腺激素、游离雌三醇和抑制素等值，再结合年龄、怀孕周数和体重，计算出胎儿罹患唐氏综合征的风险。

4 21 ~ 24 周：第四次孕检

妊娠糖尿病筛查：大部分妊娠糖尿病是在孕期第 24 周做的，医院会让孕妈妈先喝下 50 克的葡萄糖水，1 小时后进行抽血检查。孕中期以后容易出现贫血，建议多吃含铁多的食物，如肝脏、菠菜、葡萄干、牡蛎、鸡蛋等。同时注意胎动情形，如果有时间可以详细记录次数以供医护人员参考。

5 25 ~ 28 周：第五次孕检

梅毒血清试验、乙型肝炎抗原、德国麻疹检查：这个阶段最重要的任务是给孕妈妈抽血检查乙型肝炎、梅毒等疾病。孕妈妈在饮食方面要多注意糖分和盐分的摄取。同时要多了解孕期和生产方面的知识，并且要随时注意出血和腹痛的症状，以及早的发现紧急性早产等情况。

6 29～32周：第六次孕检

预防子痫前症、下肢水肿、早产：孕期28周以后，医生会陆续为孕妈妈检查水肿的情况。由于大部分的子痫前症会在孕期28周以后发生，医师通常以孕妈妈测量血压所得到的数值作为依据，如果测量结果发现孕妈妈的血压偏高，又出现蛋白尿、全身水肿等情况时，孕妈妈须多加留意以免有子痫前症的危险。

另外，孕妈妈在37周前，都要注意预防早产，如果阵痛超过30分钟以上且持续增加，又合并有阴道出血或出水现象时，一定要立即送医院检查。在怀孕后期，出现低于10分钟的持续子宫收缩，孕妈妈就要判别是否是临产征兆，此时若伴有便意感就可能进入产程阶段，孕妈妈须立刻前往医院。

7 33～35周：第七次孕检

B超检查、评估胎宝宝体重：从30周以后，孕妈妈的产检频率就要变得更加频繁，时间从1月1次变成2周1次。到了孕期35周时，建议孕妈妈做一次详细的超声波检查，以评估胎宝宝当时的体重及发育状况（例如：罹患子痫前症的胎宝宝，看起来都会较为娇小），并预估胎宝宝至足月时的重量。一旦发现胎宝宝体重不足，孕妈妈就应多补充一些营养素；若发现胎宝宝过重，孕妈妈在饮食上就要稍加控制，以免日后需要剖宫生产，或在生产过程中出现胎宝宝难产情形。

到了35周左右，孕妈妈早已变成个大肚婆了，行动越来越不方便，此时要开始向医生咨询剖宫生产，无痛分娩和丈夫陪产等事项。了解医院产房，婴儿房等环境；办理产假手续，外出时随身携带保健卡或孕妈妈健康手册；要做适当的运动，比如走路等。

8 36周：第八次孕检

为生产做准备：从本周开始，胎动愈来愈频繁，检查变得更频繁，平均每周要检查1次，并且每次都要做胎宝宝监视，随时注意胎宝宝及自身的情况，以免胎宝宝提前出生。现在开始，你必须准备一些生产用的东西了，免得到时匆匆忙忙地遗漏了什么。

9 37周：第九次孕检

注意胎动：了解待产医院可能提供的东西和自己需要带的物品，比如保健卡、夫妻身份证、准生证、结婚证、钱等。了解生产的进行情况，并且适当的练习。保持适当的运动，注意饮食，一般少吃多餐较为合适。

10 38~42周：第十次孕检

胎位固定，胎头下来，准备生产，考虑催生：从38周开始，胎位开始固定，胎头已经下来，并卡在骨盆腔内，此时孕妈妈应有随时准备生产的心理。有的孕妈妈到了42周以后，仍没有生产迹象，就应考虑让医师使用催产素。

2 怀孕后的常规检查

在怀孕之前，女人要做各项检查，合格之后才能怀孕，但是这并不能取代怀孕期间的检查。在怀孕以后，孕妈妈还得经常前往医院进行检查，确保母子平安。

1 妇科检查

妇科检查主要包括全身检查、腹部检查和盆腔检查，医生会仔细检查外阴、宫颈等私密部位。首次进行妇科检查，孕妈妈可能感到不好意思，不过，一定要相信医生哦！因为这项检查十分重要。通过妇科检查，医生可以对一些妇科疾病做出早期判断，从而可以及时治疗。而对于备孕期的妈妈来说，拥有健康的身体是孕育宝宝必不可少的。

一般来说，妇科检查可以检查出孕育情况，但是检查不出来是否曾经怀孕或流产。检查前不要有性生活，不要使用药物。

2 B超检查

很多人以为B超检查就是超声波检查，实际上它只是超声波检查的其中一种。在超声波检查的大家族中，还包括 A 型法（诊断脑瘤、脑血肿、囊肿、早孕、葡萄胎，及胸、腹水肿等）、M 型法（诊断多种心脏病）、扇型法（诊断脑、肝、胰、脾、胆、妇产科等）。超声波检查十分方便，可以清楚地观察到身体的内部情况。怀孕 5 周后，用一个超声探头检查腹部，就可以从屏幕上看见子宫里有幼小的胚胎囊，表示妈妈已经怀孕了。不过 B 超检查只有在妊娠 5 周后才能看见孕囊，孕囊太小的话不容易看见，到了妊娠 6 周的时候检验成功率就可以达到 100% 了。B 超不是每个医生都可以做好的，一般是由专人操作，越有经验的医生看得越准。

做 B 超的理想时间是在怀孕 8 ~ 10 周，在这之前医生不会建议你做 B 超，因为胚胎或许还未发育成熟，容易受伤。需要注意的是，在做 B 超之前不要吃容易产气的食物，如牛奶、红薯等，气体会阻碍超声波的穿透，造成影像模糊不清。同时应该穿着宽松的衣服，方便检查，也可以让紧张的心情得以放松。

3 血液检查

血液是人体的生命源泉，可以用于检测多种疾病，在怀孕早期，人们可以用血液检查来判断是否怀孕，只是费用显然更高，但是它的作用不仅仅是检测怀孕，还可以检测出其他疾病，所以它在产前护理中是十分重要的，健康护理人员通常会要求怀孕期间的妈妈做血液检测。

妊娠初期的血液检测：血红蛋白检测，夫妻双方的血型定性检测，澳大利亚抗原检测，促甲状腺激素检测，常规尿液检测，艾滋病病毒检测。

妊娠中期的血液检测：血红蛋白检测，妊娠相关蛋白检测，甲型胎宝宝蛋白测试。

妊娠后期的血液检测：青光眼检测，促甲状腺激素检测。

这些检测可以对准妈妈和胎宝宝的健康状况做出全面评估，因此是十分必要的，在怀孕之后，准妈妈应配合医生完成。这不仅仅是为自己着想，也是为宝宝负责。

③ 腹式呼吸舒缓情绪

呼吸是一种正常的生理现象，我们知道人正是通过呼吸，才获得了维持生命的氧气，因此呼吸也是一种重要的养生之道。古人早已认识到了这一点，于是发明了各种各样的吐纳法，吐就是吐气，呐就是吸气，吐纳就是呼吸的方法。虽然他们当时认识到的"气"和现代人所说的"氧气"不同，但是在调养身体的方面上同样有用。

孕妈妈由于身体负担加重，呼吸也成了一项重要的胎教方法。正确的呼吸方法可以减少孕期紧张不安的情绪，也会让宝宝感受到新鲜空气中的有益部分，对宝宝的成长发育起到良好的作用。

人的呼吸方法主要有两种，一是胸式呼吸，这是我们平时最常用的呼吸方法，还有一个就是腹式呼吸。在舒缓情绪时，腹式呼吸法无疑是最有效的呼吸方法了。腹式呼吸可分为顺呼吸和逆呼吸两种。

顺呼吸：当我们用胸式呼吸吸气的时候，胸口是扩张的，腹式呼吸同样如此。缓缓扩张腹部肌肉，在感觉舒服的前提下，尽量吸得越深越好，呼气时再将肌肉放松。

逆呼吸：与顺呼吸刚好相反，吸气的时候要收缩腹肌，呼气时放松。逆呼吸与顺呼吸之间最大的差别就在于腹部肌肉的活动，逆呼吸只涉及下腹部肌肉，即紧靠肚脐下方的耻骨区，吸气时轻轻收缩这一部位的肌肉，呼气时放松，呼吸在这种方式下会变得轻缓，只占用肺容量的一半左右。腹式呼吸能够扩大肺活量，改善心肺功能，能使胸廓得到最大限度的扩张，使肺下部的肺泡得以伸缩，让更多的氧气进入肺部，改善心肺功能。此外，腹式呼吸还能帮助减少肺部感染，降低腹部疾病尤其是肺炎发作的可能性。

我们平时都习惯用胸式呼吸法，呼吸的时候胸口起伏较大，这种呼吸方式耗损的能量较小，不容易被察觉，所以比较轻松。但是胸式呼吸的呼吸量比较小，为了尽量吐出体内的二氧化碳，吸进更多的氧气，可以尝试练习腹式呼吸法。练习腹式呼吸法的时候，胸部几乎不动，而腹部肌肉随着呼吸而起伏。

采取一种舒适的姿势，或站立，或坐姿，总之身体要挺直，不能弯曲，轻轻闭上双眼或半睁着双眼；

先把气从口和鼻子慢慢吐出，边吐边使腹部凹进去，待气完全吐出后，闭上嘴，从鼻子慢慢吸入空气，把腹部渐渐鼓起来；

吸足空气之后暂停呼吸，然后一边从鼻孔轻轻地吐气，一边让腹部凹进；

初练时可用嘴配合吐气，熟练以后完全用鼻子呼吸；

在做练习时，还可以在吐气时默数"1，2，3……10"，再回过头来从1数起，注意力就会自然地集中起来。所以，这也是培养注意力的一种练习。

腹式呼吸并不是人人都能做的，孕妈妈到了孕中期之后，天天挺着一个大肚子，再想练习腹式呼吸就会显得很困难，此时就不宜再做了。

④ 孕期妈妈用药常识

孕妈妈都知道，孕期不能随便服用药物，否则会对胎宝宝产生影响，但是当身体不舒服的时候，医生也只能开药，孕妈妈们面对医生开的药，内心很不是滋味，究竟吃不吃呢？其实，只要掌握正确的用药原则，谨慎用药，不仅对孕妈妈有益，对宝宝也是有好处的。服用任何药物均应经过医生的许可。能少用的药物绝不多用，能不用的药物，则不用。必须用药时，则尽可能选择不会对胎宝宝产生影响或影响比较轻微的。

头痛或身体其他疼痛，是生活中经常遇到的问题，孕妈妈可以通过药物缓解疼痛，但选择的余地有限。最好不要吃阿司匹林，因为它有抗凝血的作用；也不推荐布洛芬，因为它可能会影响你的宝宝。一般认为扑热息痛是可以安全使用的，前提是你要按照建议的剂量服用，并且不能长期服用。备孕期间感冒时可以服用感冒药，但避免选择含麻黄素成分的药物，这种物质能使血压升高，应避免在怀孕期间使用。孕妈妈最好不要用泻药改善便秘的状况。多吃富含纤维素的食品，多喝水才是更健康的选择。

在怀孕期间，由于体内激素的变化，孕妈妈的皮肤会变得很差，甚至出现斑纹和痤疮。祛斑的非处方药中的主要成分是过氧化苯甲酰和水杨酸，备孕和怀孕期间使用是安全的。但是，如果需要采用口服药物治疗，那就应该向医生咨询，看这些药物是否会影响孕妈妈的安全。

治疗哮喘的喷雾剂是安全的，而且孕妈妈一定要在备孕和怀孕期间控制好哮喘，否则影响宝宝的供氧，容易产出体重偏低儿。止咳药中会含有多种成分，有些成分不适宜在备孕及怀孕期间服用，最好在咨询医生之后再服用。怀孕期间应避免使用含洛哌丁胺的药物，但是可以服用一些补液盐，以补充体内流失的矿物质。遇到过敏的情况，孕妈妈不可擅自用药，因为治疗过敏类的药物都含有抗组胺剂，而有些抗组胺剂会使血压升高。

如果需要长期服用某种可致畸的药物，就应终止怀孕。切忌滥用药物或听信"偏方""秘方"，绝大多数偏方是未经科学验证的，实际效果很难保证。根据治疗效果，尽量缩短用药疗程，及时减量或停药。当药品包装上有"孕妇慎用、忌用、禁用"的字样时，要避免服用。孕妈妈误服致畸或可能致畸的药物后，应及时就医，并结合自己的年龄及怀孕时间等问题综合考虑是否应该继续妊娠。

5 晒晒太阳心情好

怀孕期间的孕妈妈不能整天闷在屋里，应该多出来走走，在合适的天气下多晒晒太阳。晒太阳可以杀菌，也可以祛除体内的寒湿，还能促进人体对钙的吸收。钙是孕妈妈最需要的营养元素之一，因此孕期经常晒太阳对孕妈妈和宝宝都十分有益。那么准妈妈该如何晒太阳呢？

尽量保证日晒时间

孕妈妈容易缺钙，而阳光中的紫外线有利于合成维生素 D，进而促进钙的吸收，所以孕妈妈不能将紫外线拒之门外。但是紫外线无法穿透普通的玻

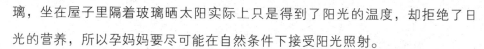

璃，坐在屋子里隔着玻璃晒太阳实际上只是得到了阳光的温度，却拒绝了日光的营养，所以孕妈妈要尽可能在自然条件下接受阳光照射。

孕妈妈要把晒太阳作为每日必修课，晒太阳要足量，冬季每天不少于 1 小时，夏季不宜长时间暴露在阳光下，但是在天气较为舒适的春季和秋季，每天的平均日晒时间不应该少于半小时，特别是对于那些久坐办公室或在地下室等场所工作的孕妈妈来说更为重要。另外，紫外线还有杀菌功效，半小时左右的日晒就能起到对皮肤和房间空气的消毒作用。

一般来说，每天的上午 9～10 点以及下午 16～17 点是气温最平稳的时刻，是人们的最佳日晒时间。而上午 11 点至下午 3 点这段时间，阳光中的紫外线最强，不适合长时间日晒，以免会对皮肤造成伤害。

2 随着季节变化适当调整

晒太阳也要注意适量，紫外线接受过量也会对皮肤造成伤害。冬季和夏季的紫外线辐射量是不同的，因此要考虑季节因素。在夏季要尽量避免暴晒，适当减少晒太阳的时间，以减少皮肤病的发作概率，同时也能防止中暑。在夏季孕妈妈应尽量避免直晒，可以在树荫下享受散射，外出衣着尽量透气、轻便。如果皮肤对阳光敏感，可以选择物理性防晒为主的防晒用品。

而在天气寒冷的冬天，紫外线的辐射量较小，就应该多晒晒太阳，既能驱寒，又能杀菌。冬季人体皮肤暴露在阳光下的机会少，血液里的维生素 D 含量会减少，影响钙的代谢。因此，孕妈妈在冬季晒太阳更要有质有量。

6 不要忽视口腔检查

孕妈妈对营养有极大的需求，所以每天的主要任务就是吃，但是不少妈妈发现，自从怀孕之后，牙齿就变得越来越不好了，经常出现发炎、肿痛等状况，看来怀孕也会导致牙齿健康下降呢！如果计划怀孕，女性一定要重视对口腔的检查，以保证口腔尤其是牙齿的健康，因为口腔的健康是保证安全度过孕期的前提之一。

一般说来，对口腔疾病的检查主要包括下列项目：

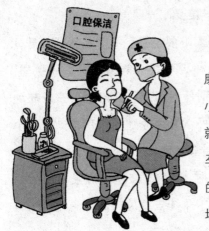

口腔保洁

1 检查牙龈炎和牙周炎

可以肯定的是，怀孕确实会导致牙齿健康的下降，虽然这不是绝对的。有的妈妈从小就注意保护牙齿，并且经常看牙医，孕期就不容易牙疼，但是对于大多数女性来说，孕期牙疼是很正常的。女人在怀孕后，体内的雌性激素会明显上升，这会导致牙龈血管增生，并使血管的通透性增强，从而容易诱发牙龈发炎和出血，这时候的牙龈炎被称作"孕期牙龈炎"。研究证实，怀孕前患牙龈炎的女性，其怀孕后患"孕期牙龈炎"的概率和严重程度均高于孕前没有患牙龈炎的妇女。而且在孕前就患有牙龈炎或牙周炎的女性，其怀孕后炎症会更加严重，牙龈出现增生、肿胀、出血的概率显著提高，个别人的牙龈还会增生至肿瘤状，称为"孕期龈瘤"，极容易出血，严重时还会妨碍进食。另外，有些患者由于牙周袋中细菌毒性增加，对牙周骨组织的破坏也加重，往往会引起多颗牙齿的松动脱落。如果患者有重度牙周炎，生出早产儿和低体重儿的机会也会大大增加。所以，孕妈妈应该尽早进行牙龈炎和牙周炎的检查和系统治疗。

2 看看是否有龋齿

有句话叫"牙疼不是病，疼起来要人命"，形象地道出了牙病患者的痛苦。牙之所以会疼，就是长期龋齿导致的。孕妈妈的生理机能和饮食习惯都发生了改变，对口腔的护理也可能疏忽，常常会加重蛀牙病情的发展。如果蛀牙病情持续严重，甚至可能会引发牙髓炎或根尖炎等更为严重的口腔疾病。一旦暴发急性牙髓炎或根尖炎，不但会给孕妈妈带来难以忍受的痛苦，而且治疗时服药不慎也会给胎宝宝造成不利影响。

更重要的是，妈妈的龋齿也有"遗传"的倾向。有研究证明，怀孕时母亲患有蛀牙，出生后的婴儿患蛀牙的概率也会提高，原因之一就是母亲口腔中导致蛀牙的细菌是婴儿蛀牙的最早传播者。所以，孕妈妈尽早治愈蛀牙无论对自己还是对宝宝都是有好处的。

3 检查是否有阻生智齿

阻生智齿是指口腔中的最后一颗磨牙（俗称"槽"牙），由于受颌骨和其他牙齿的阻碍不能完全萌出，造成部分牙体被牙龈所覆盖，以下颌第三磨牙最为常见。

阻生智齿是一种不完全发育的牙齿，它跟正常的牙齿不一样，通常在牙体与牙龈之间会有一道很深的间隙，医学上称为"盲袋"。盲袋内容易积留食物残渣，牙刷刷不到，舌头舔不到，容易导致细菌滋生，繁殖而直接引起各种急、慢性炎症，就是通常说的"智齿冠周炎"。由于智齿多在 18 岁以后萌出，且智齿冠周炎又最容易发生在 20～35 岁，而这个年龄段恰好是育龄女性选择怀孕的时间，所以要想防止这种病的发生，就应该在孕前将口腔中的阻生智齿拔除。

为了您的口腔健康，在孕期一定要注意保护牙齿，要学习正确地使用牙刷和牙线，以及进行安全治疗等。

7 孕早期感冒巧防治

怀孕以后，孕妈妈的身体内多了一个小家伙，这个小家伙吸收了妈妈的营养，也带走了妈妈的一部分免疫功能，所以导致妈妈更容易生病。最突出的表现就是孕妈妈的体液免疫功能增加，但在体内的防御中起着重要作用的细胞免疫功能减弱，因而更加容易感染病毒。另外，妊娠时由于上呼吸道黏膜增厚、水肿、充血，局部抵抗力降低，所以比孕前更易感染病毒而引起感冒。也正是因为这样，孕期预防感冒才显得更重要。

1 加强身体素质

要想预防疾病，最根本的还是要提升自己的身体素质，加强抵御疾病的能力，也可以帮助我们尽快治愈疾病。孕妈妈平时不适合做高强度的运动和锻炼，但是并不妨碍做一些舒缓的动作，例如散步、瑜伽等。

在加强锻炼的同时，孕妈妈也要注意锻炼的环境。事实证明，孕妈妈在良好的环境下锻炼会有更好的效果。例如，锻炼可以和空气浴、日光浴或水浴结合起来，坚持"三浴"锻炼的人较少患感冒和其他疾病。"空气浴"和"阳光浴"就是选择绿化好、空气新鲜、阳光充足的场所进行锻炼。新鲜的空气和充足的阳光对呼吸系统以及皮肤感受器均有良好的刺激作用，通过机体的体温调节促进新陈代谢，增强心血管及神经系统的活力，保持机体的健康。"水浴"则是利用身体与水的接触，促进新陈代谢达到锻炼的目的。孕妈妈最好选择在 32 度至 40 度的干净的水池里进行温水浴或者游泳。

2 避免与病毒的密切接触

预防疾病的第二个方法是切断病源，避免与患有传染病的患者近距离接触，例如在周围有感冒患者或感冒大流行时，孕妈妈要主动回避，避免与患者密切接触，同时保持室内空气清新，进行室内空气消毒。一般来说，感冒病毒在空气中只能存活 30 分钟，30 分钟以后便失去了传染性，冬季更是如此，因此一定程度上的室内通风可防止感冒的发生。同时，孕妈妈最好不要去空气污浊的公共场所，如果一定要去的话，也要戴好口罩。

3 感冒之前做好食疗

孕妈妈生病是一件很麻烦的事，因为很多药物对孕妈妈是禁忌，早期的预防就显得十分重要。如果已经感到自己不太舒服了，可以及时进食一些食物，利用食物的力量防止病情进一步蔓延。例如，当自己感到受凉时，不妨吃一点葱、姜之类的食物，当自己觉得受"热邪"侵袭时，不妨饮用一点金银花茶。适当补充维生素 C 也有助于增加机体的抵抗力，研究表明，成年人每天服用 50 ~ 300 毫克维生素 C，感冒的发病率平均可以降低 30%。

精心打造优质胎教

1 胎教真的有用吗

父母总是十分关心宝宝的教育，甚至在他们出世之前，就已经开始进行胎教了。而且这并非现代人的独创，可以确信的是，人类从远古时期就已经有胎教活动了。早在2000多年前的《黄帝内经》中，就有关于"胎病"的论述，认为母亲的各种情绪会影响胎宝宝的健康。到了汉代，各种书籍中出现了大量胎教内容的记载和论述，初步形成了胎教学说的理论基础。

在汉代司马迁所编著的《史记》中，就明确记载了古人进行胎教的方法。传说周文王的母亲太任在怀孕的时候，眼不看邪曲的场景，耳不听淫逸无礼的声音，口不讲傲慢自大的言语。从不歪着身子睡觉，也不偏斜着坐、跛着脚站。切割不正、气味不良的食物不吃，摆放不正的席子不坐，夜里就让乐师朗诵诗歌。文王生下来非常聪明，太任教他一，他就能举一反三。文王的孙子周成王也是受胎教后生，长大后也很聪明，人们赞叹说，这都是周朝用胎教的方法培养出了理想的接班人。

但是父母们肯定也有过疑虑，这个时候的宝宝看不见也听不见，即便能够听见声音，他们也无法了解其中的含义，那么对他们进行胎教是否有必要呢？

要回答这个问题，首先有必要了解一下什么是胎教。其实，胎教是为了促进胎宝宝在生理和心理上的健康发育，确保孕妈妈能够顺利解决在精神、饮食、环境等方面即将遇到的各种问题而采取的一些保健措施。根据胎宝宝各感觉器官发育的实际情况，要有针对性地给予其适当、合理的信息刺激教育，使胎宝宝的大脑机能、躯体运动机能、感觉机能及神经系统机能能够更好地发育。

胎教的目的不是要让宝宝学到多少知识，因为宝宝在出生后几年内自我意识才会逐渐成熟，才能逐步拥有学习能力，所以"胎教的目的是培养小天才"这种想法是错误的，会导致胎教误入歧途。因为儿童成为小天才的因素很多，除了胎教，还有遗传的因素，出生后继续教育和环境影响的因素，以及个人的兴趣、意志等非智力因素。因此，准爸妈不要过多地抱着这种期望来进行胎教，否则会导致相反的效果。

真正的胎教在于激发宝宝的潜能，有效地改善胎宝宝对声音、光线、活动等方面的感知能力，这一点是可以完全肯定的。经过胎教的宝宝出生后更容易接受声音、光线等外部因素，所以能够更快地学习相关方面的知识。

2 直接胎教和间接胎教

胎教，顾名思义，就是从母亲仍然怀孕的时候，就开始对胎宝宝时期的宝宝进行教育。如果将6岁以前的教育称为早期教育或幼儿教育，那么胎教就可称为超早期教育了。这种教育可以有多种形式，主要是控制母体内外环境，免除不良刺激对胚胎和胎宝宝的影响，提供优良刺激，促进胎宝宝身心健康发育，以利于其出生后的健康成长。

从目前来看，胎教主要可以分为两种，即直接胎教和间接胎教。直接胎教是指用适当的外部信息，直接作用于胎宝宝，使孩子的神经感到兴奋和快乐，从而促进精神发育。当然，直接胎教过程也作用于母亲，使之快乐，从而又间接影响胎宝宝。孕妈妈通过对腹部的刺激来触摸宝宝、给宝宝听音乐、用光来刺激胎宝宝、与宝宝对话等都是直接胎教。长期的实践证明，直接胎教可以为宝宝出生后的教育打下坚实的基础。胎宝宝接收外界信息的通道主要是听觉和触觉，因而直接胎教主要指音响胎教和运动胎教。人脑的神经细胞是在接受外界的信息刺激中发达起来的；神经元之间连通信息的突触，也是在信息刺激下生长的。

间接胎教和直接胎教的不同点，在于间接胎教不是直接作用于宝宝的，而是通过对孕妈妈的作用，来影响胎宝宝发育的方法。孕妈妈的衣、食、住、行的每一个方面都会对胎宝宝产生一定的影响，因此这些都可以成为胎教的一部分。间接胎教也是非常重要的，孕期父母要给胎宝宝创造生长发育的良好环境，避开不良环境，使母子有丰富优良的物质、精神生活，促进胎宝宝身心的健康发育。它主要包括情绪胎教、营养胎教、避免不良刺激等。

间接胎教以情绪胎教为主，可促进胎宝宝的生长发育，情绪稳定时所散发出来的有益物质让孕妈妈的身体处于最佳状态，十分有益于胎盘的血液循环作战，促使胎宝宝更加健康平稳地生长发育，对胎宝宝器官组织的形成和发育尤其有益。

③ 提前制定胎教计划

胎教对于宝宝的生长确实很有帮助，对胎宝宝各项能力的发育有一定的促进作用。事实证明，受过良好胎教的宝宝对声音比较敏感，开口说话的时间也比较早，而且他们的情绪比较稳定，很少大哭大闹。对于父母来说，孩子的出生是巨大的幸福，也是沉甸甸的责任。因此我们不应毫无准备地等待孩子的到来，而是应该先将该学会的尽量学会，减轻一切可能减轻的负担。因此，在怀孕之前，夫妻俩就应当仔细思考胎教的方式和内容了。

如果能为将要到来的孩子提前进行学习，准父母就能体会到胎教的重要性，胎教可以以什么方式进行，以及怎样做好生产准备。夫妇一起学习还能加深两人之间的感情，这种感情将自然地延续到即将出生的孩子身上。

胎教计划的制定应当包含在怀孕计划中，因为怀孕和胎教本来就是同时进行的，二者不可分割。只有做到有计划地怀孕，才能减轻各种心理负担，让怀孕成为一件十分幸福的事情。这一点是十分必要的，有许多孕妈妈很晚才知道自己怀孕，但是在此期间内因为各种原因不得不吃药、打针、做B超等，行动完全处于慌乱之中，此时心里难免产生烦躁不安的情绪。这种情绪对孕妈妈和胎宝宝没有任何好处。

与之相反的是，有计划地怀孕可以取得良好的效果，在怀孕之前就调整好自己的身心，做好各项检查，准备好所有需要准备的东西，能够最大限度地减少对胎宝宝有危害的可能性。孕育出一个健康的胎宝宝，才能让孕妈妈在接下来的几个月内保持愉快的心情，夫妻之间的感情也会变得更加和睦。

在备孕期间，夫妻二人不一定要学会多少种胎教方法，也不必勉强自己背诵多少首古诗，或者学会多少儿歌。这时要做的是读一读关于怀孕智商、生育知识和胎教方法的书籍，常去社区中心，听一听医生和幼教中心开展的讲座，或者通过互联网参读别人的育儿日记、生产日记和胎教经验等，争取对胎教有个总体的认识，这些对你会非常有帮助。

4 准爸爸要做好准备

做胎教不是哪一个人的事，准爸爸和孕妈妈都应该参与其中，共同为胎教活动制订计划。中国人的传统观念认为怀孕是妻子一个人的责任，但是事实上胎宝宝的健康仍然会受到准爸爸的影响。胎教的根本目的是让夫妻双方在孕育子女的整个过程中获得快乐。

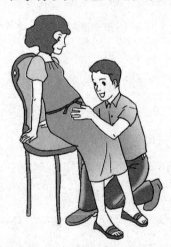

准爸爸的胎教法可以分为两类，即"受孕胎教"和"协助胎教"。受孕胎教指的是身体条件，在备孕的过程中努力提高自身的身体素质，为孕育宝宝提供质量最高的精子，让宝宝有更大的机会长得身体壮、智商高。等到妻子怀孕之后，准爸爸要做的协助胎教同样重要。在胎教的过程中，准爸爸可以给胎宝宝唱歌、读书，或者是和妻子聊天，这些都能够让胎宝宝安定下来。妻子也能从中获得幸福的感觉，夫妻之间的感情会变得更好，这是任何东西都无法替代的。爱情表达出来才会增进感情，所以丈夫和妻子之间应该将自己的感情表达出来，化解家庭中的矛盾，增强双方的信任感。有的准爸爸可能觉得无聊，他们觉得很难从中获得乐趣，其实这是因为夫妻间没有找到共同关心的话题。夫妻双方可以养几盆花草，读读同一本书，并就其中的内容进行谈论，或者共同欣赏音乐等，这些都是值得采用的方法。

除此之外，准爸爸还要在生活中做好以下几个方面，将问题考虑周全：

（1）你能确保在妻子怀孕期间处理好家务并照顾妻子吗？

丈夫千万不能做"甩手掌柜"，找出一堆借口说自己没有时间或者不会做，实际上男人除了怀孕和喂奶之外，其他任何工作都能学会。身为丈夫，你应该承担起更多的工作。

（2）你们在教育宝宝的问题上意见一致吗？

提前了解一下对方的想法，在这个问题上找到两个人都认可的方案，免得日后宝宝夹在中间无所适从。

（3）你可以协调好家庭和工作的关系吗？

怀孕后孕妈妈需要休息，准爸爸需要更多时间在家陪妻子以维持准妈妈的孕期心理，如果大家工作都非常忙，就要考虑要孩子是否现实。

（4）你的收入是否能负担宝宝的开销？

一个小不点儿的开销比两个大人的要多得多。在决定要宝宝之前，最好向周围有孩子的人打听一下，起码有个心理准备。

5 准爸爸变身心理医生

甘当"受气包"

怀孕之后，女人的生理发生了极大的变化，受此影响，她们的心理也会变得极其脆弱，动不动就发火、落泪，这是不可避免的。所以从现在开始，丈夫要主动进行爸爸角色的转变，可以经常和爱人聊些轻松愉快的话题，回忆儿时往事，计划有了小宝贝以后的生活，找到两人都能接受的教育孩子的方式方法。可以多留心周围新生了小宝宝的父母，从他们身上总结以后可以用到的方法和经验。夫妻两人日后会感到这即将逝去的宝贵的二人世界是多么值得珍惜。

准爸爸要充分发扬"受气包"精神，对妻子多加体贴和爱护，很多时候，孕妈妈就算知道自己错了，却很难控制住自己，这并不是她的错。如果准爸爸在一些鸡毛蒜皮的小事上和她斤斤计较，不仅对处理事情没有任何帮助，还不利于夫妻间的感情。日常生活中要以诚相待，当双方产生矛盾或发生争执时，丈夫要主动相让，多一些随和，多一些克制，多一分宽容。一般来说，孕妈妈容易出现急躁情绪，常常不容易克制自己的情绪。遇到这种情况，丈夫更要体谅妻子，心甘情愿地做到"忍气吞声"，时时笑脸相迎，说话低声低气。如果有不同意见时，也不要高声喊叫，不能让妻子怒气冲冲，以免影响腹中胎宝宝的生长发育。为了让孕妈妈能够拥有一个良好的情绪，就需要丈夫努力营造一个温馨的家庭氛围。比如多带妻子散散步，聊聊天等。

2 性生活要协调

孕早期的孕妈妈因性欲下降，或是害怕性生活对胎宝宝产生不利影响，可能产生心理压力，会拒绝准爸爸的性要求，即使有时偶尔亲热，也会觉得很紧张、很压抑，有时甚至发生口角。同时，妊娠 12 周以前，胚胎和胎盘正处在形成时期，胚胎着床尚不稳定，如果有性生活的刺激，容易发生子宫收缩，从而导致流产；或者在性生活中易将阴道内的细菌带入子宫而发生感染，造成妊娠中晚期发生早产及胎膜早剥的隐患。

所以，准爸爸应该了解女性妊娠期的生理特点，多爱护妻子，处理好这一矛盾。准爸爸想和孕妈妈亲热也要看"大局"，一定要以孕妈妈和胎宝宝的安全为第一守则，多考虑孕妈妈的感受。妊娠头 3 个月和后 3 个月，应禁止性生活。中间 3 个月可以过性生活，但要注意温柔和节制，多做些爱抚性的夫妻生活，这不但可减轻孕妈妈的负担，也有利于保胎。

饮食营养合理搭配

1 吃对食物助你好"孕"

说到底，怀孕是孕妈妈在营养上的一场考试，准妈妈考取的分数越高，胎宝宝的身体素质越高。因此，孕妈妈要把饮食当作头等大事来对待，什么东西该吃，什么东西不该吃，都要有清晰的认识。

孕妈妈在怀孕期间要注意防止贫血，平时可以多吃一些含铁丰富的食物，如动物肝脏、动物血、瘦肉、豆类等。还要多吃一些富含水溶性维生素的绿叶蔬菜和水果，如番茄、柑橘、萝卜、芹菜、桃子等，叶酸与维生素 B_{12} 配合能增强治疗贫血的效果，可预防恶性贫血，维生素 C 则能促进铁吸收。

生活中一定要注意补水，这是因为身体有了充足的水分，可以帮助清除体内各种代谢物质，如重金属，增强免疫功能和抗病力。

注意在体内储存钙，在孕前应多食用鱼类、牛奶、奶酪、牛肉等食物，在体内储存丰富的钙，以免怀孕后发生缺钙。

女人也要注意补肾，肾包含了肾精、肾气、肾阴、肾阳，它们是人体生长发育及活动的基础，对人体的各种功能都有影响，也就是说，无论是你外在的容貌，还是内在的脏腑，都依赖于肾脏的虚实。同男性相比，女性的阳气较弱，很容易发生肾阳虚，表现为畏寒怕冷、食欲缺乏、消化不良、精神萎靡等。因此女人也要注意补肾。

动物肾脏含有丰富的蛋白质、脂肪、多种维生素及某些微量元素，有滋补强壮之功。海参可补肾益精、滋阴壮阳，富含碘、锌等微量元素，能参与调节代谢，降低血脂，所含的黏蛋白及多糖成分有降脂抗凝、促进造血功能、延缓衰老、滋养肌肤、修补组织等作用，可与其他食物煮粥同食。

无论是在备孕期间还是怀孕以后，都应注意选用新鲜、无污染的蔬菜、瓜果及野菜，避免食用含食品添加剂、色素、防腐剂的食物。

偏食和挑食很容易导致营养结构失去平衡，所以从备孕期间开始，孕妈妈就要注意改正原来的饮食习惯，看看每天的餐桌上是否做到了营养全面，至少应包括提供能量的谷物，提供维生素的蔬菜，提供蛋白的豆类、乳类及肉类等。

② 爱美人士不能再减肥了

不要过度追求骨感

在我国的女性圈子里，人们的审美眼光仍然是"以瘦为美"，从反手摸肚脐、i6腿、A4腰等都可以看出来。追求骨感美本无可非议，因为拥有苗条身材的女性会更加自信，在职场上或家庭中也会有较高的"回头率"。但是对于孕妈妈来说，一味地追求"骨感美"就显得很傻了，因为这种行为背后隐藏着一系列的健康隐患，如内分泌紊乱、月经不调等，这会导致生殖功能异常，生育能力下降，甚至造成不孕不育。所以，准备怀孕的女性一定要抛弃这种不健康的思想观念，至少要从孕前三个月起就开始调整饮食结构，保证优质蛋白质和脂肪食物的摄取，让体重维持在正常范围内。

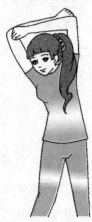

但是不顾一切地增肥也是不可取的，体重过重不利于受孕，即使怀孕了也容易产生孕期高血压、糖尿病等症状，还会增加宝宝出生后患呼吸道疾病或腹泻的概率。

营养学家建议，孕前孕妈妈首先要实现标准体重，因为太胖或太瘦都会对女性的生育能力产生影响，而且还会影响怀孕的结果。那么，多少体重才算是标准的呢？让我们先计算一下自己的体重指数，然后再根据算出的数值来科学调整体重。

② 体重指数的计算方法

体重指数就是身体质量指数（简称 BMI），是用体重千克数除以身高米数平方得出的数字，是目前国际上常用的衡量人体胖瘦程度以及是否健康的一个标准。用公式来表示就是：

体重指数（BMI）＝体重（kg）／身高（m）^{2}

其算出的数值如果小于 18.5，即体重不足；如果介于 18.5～24 之间，属于正常体重；如果介于 24～28 之间，就是超重；如果大于 28，就表明肥胖。

例如你的体重为 50 千克，身高 1.60 米，那么你的体重指数是：50／(1.60)^2＝19.53，属于正常体重，不会显得偏瘦或偏胖，只需注意营养均衡即可。当然，你要是觉得自己仍然太瘦了，也可以适当再增加一些体重，只要不是太肥胖就行了。

③ 孕妈妈要调整饮食

① 重视营养素的量

怀孕后，孕妈妈要比平时补充更多的营养，这样才能满足自己及胎宝宝对营养的需要。第一个月的孕妈妈一般感觉比较轻松，没有什么特别的不适，但是这个时期对胎宝宝的发育来说非常重要，所以孕妈妈的营养摄入也不能放松。从需要量上推算，怀孕初期应该比平时增加 10%～20% 的营养。

例如孕妈妈每天需摄入 400 微克叶酸，叶酸的食物来源主要有牛肉、柑橘、卷心菜、香蕉、动物肝等，但是从食物中补充的叶酸往往不够，所以孕妈妈才需要额外补充叶酸制剂。

维生素 C 需摄入 130 毫克/天，其食物来源主要有柑橘、草莓、猕猴桃、番茄、彩椒、豆芽等。维生素 C 容易被破坏，所以蔬菜和水果存放时间不宜过长，以减少营养的流失。

铁元素需摄入 25 毫克/天，食物主要来源于动物肝脏和血、瘦肉、红糖等。孕妈妈们应注意植物中的植酸、草酸、膳食纤维、茶与咖啡、牛奶中的蛋白质会抑制铁质的吸收，尽量分开食用。

2 怀孕后的饮食细则

（1）少食多餐，变一日三餐为一日四至五餐。实践证明，少食多餐可以减轻早孕呕吐，并能防止肥胖。加餐的时间宜放在上午 10 点和下午 3 点。睡前不宜吃东西。若妊娠反应严重，频繁呕吐，可将早餐提前些，在起床前进行，因为在活动之前吃食物可预防或减轻呕吐。

（2）可以食用少量醋。食物略带酸味可减轻孕早期的恶心、呕吐，同时，醋有利于维生素 C 在体内的吸收。因此，孕妈妈可以少吃些食醋。

（3）讲究烹调方法。孕妈妈的家属特别是丈夫应该学些烹饪知识，掌握一些做饭做菜的技巧，尽量把饭菜做得可口一些，味道鲜美一些。菜宜清淡爽口，少吃油腻的食物。

（4）控制辣味食物。辣味过强会刺激胃粘膜，对健康不利。

（5）晚餐宜少。应把午餐作为重点餐，晚餐不宜吃得过多、过好，否则会加重胃肠负担，不利于睡眠。同时，晚餐丰盛也易引起肥胖。

4 控制食盐的摄入量

不少孕妈妈在妊娠期间由于妊娠反应导致口淡无味，喜进咸食。由于孕妈妈在生理上的特殊变化容易引起体内水钠潴留，因此有专家警告，过咸食物对孕妈妈和胎宝宝有害。这是因为，如果进食盐分太多，会加重体内水钠潴留而出现水肿，增加心脏和肾脏的负担，对孕妈妈的心、肾功能不利，会诱发妊娠高血压综合征，不利于胎宝宝生长发育。因此，孕妈妈必须限制食盐摄入量。

值得注意的是，提倡孕妈妈吃淡些，并不是说越淡越好。近些年，有人在食盐对身体有害的警告下开始以蒜代盐。这是一种错误的做法。研究表明，食盐对人体维持正常的生理机能有着非常重要的作用。食盐进入人体即分离成钠离子和氯化物离子。氯化物保持细胞及周围水的平衡，这对生命至关重要。钠离子帮助控制血的含量及血压，对于心脏和肌肉的收缩是非常重要的。同时，肾脏能够防止我们所摄入的过多食盐留在体内。当食盐过量时，肾脏就会将其过滤，排泄掉；当缺少食盐时，肾脏只排泄水而保留钠。

如果体内缺盐，甚至几乎没有盐，孕妈妈就会发生肌肉痉挛、恶心、抵抗力降低，腹中的胎宝宝也将深受其害。专家们指出，中等食盐摄取量是每日 4 ~ 10 克，这其中 1 ~ 2 克的食盐应来自含钠的食品，另一部分则靠我们做饭做菜时添加进去。对孕妈妈来说，只要饮食稍淡些，每日食盐不超过 5 克即可。其实，为了防止水肿而进食低盐食物，导致由于味淡而影响食欲，减少了进食量，有得不偿失之感。倒不如用中等量的食盐，使得食之有味，保证营养更丰富更合理。

5 请远离油炸食品

油炸食品是我国的传统饮食方法之一，它能增强食物的风味和口感，在中国的大江南北，几乎所有地区都与油炸食品有缘，如油条、油饼、炸花生米等等，如今又出现了西式的炸鸡等油炸食品，受到某些年轻女性的追捧。也有些女性认为油炸肉食、面食味道好，有营养，于是常常买一些油炸食品吃。但是，孕妈妈其实是不宜食用油炸食品的，偶尔无伤大雅，长期食用则于健康不利。

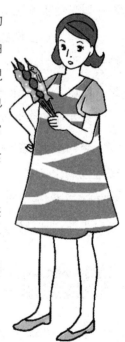

首先，油炸食品中含有大量的油脂，能够为身体提供更多的能量，也更容易产生饱胀感，影响食欲，会导致下一顿饮食量减少。孕妈妈一旦减少进食，就会影响身体的营养补充，这对母子健康不利。

其次，目前食品安全是我国各个地区普遍存在的问题，有些油炸食品的面团中含有明矾，明矾的化学成分是钾铝矾。人体内过多摄入铝，会引起脱发，记忆力减退等症状。孕妈妈摄入铝过多，不仅影响自己的脑健康，而且还会影响胎宝宝大脑发育。炸油条时，每500克面粉就要用15克明矾，也就是说，如果孕妈妈每天吃2根油条，就等于吃了3克明矾。这样，天天吃油条积蓄起来，其摄入铝的量就相当惊人了。这些明矾中含的铝会通过胎盘侵入胎宝宝的大脑，造成胎宝宝大脑发育障碍，增加痴呆儿发生的概率。

即便商家不用明矾，还面临着食用油重复使用的问题。一锅油倒掉实在太可惜，所以商家大多重复使用。但是科学家认为，食用油经反复加热、煮沸、炸制食品后会发生变质，产生大量致癌的有毒物质。更有甚者，有的不法摊贩，用地沟油炸油条，这对人体健康的伤害是不可估量的。

另外，从油炸这种方法本身来说，也是不利于健康的，因为食物在高温下烹炸，会使食物中维生素和其他营养素受到较大的破坏，营养价值降低，而且其含脂肪太多。在妊娠晚期，孕妈妈更要控制对脂肪和糖类食物的摄入量，以防胎宝宝过胖，增加分娩时的困难。

孕妈妈过多地摄入脂肪，会使胎宝宝大脑沟回减少，导致大脑皮质的面积缩小，可直接影响胎宝宝的"信息储存量"，造成胎宝宝智力发育迟缓的后果。所以，孕妈妈一定要注意少食用油炸的食品。

其实孕妈妈并非在整个孕期都要忍受不能吃油炸食品的苦恼，到了孕中期，孕妈妈出现妊娠反应，一般不喜欢吃腥、油类的食物，加之油制食品比较难以消化吸收，常常导致孕妈妈食欲不佳，所以孕妈妈更倾向于清淡饮食。到了怀孕4~7个月时，子宫增大，肠道受压，肠蠕动差，食用油炸食物很容易发生便秘，孕妈妈就更不愿意吃了。

6 有益胎宝宝大脑发育的营养素

1 孕初期注重胎宝宝大脑发育

在怀孕初期，胎宝宝的几项重要器官已经开始发育。一般认为，胎宝宝的大脑发育有三个关键期，第一个关键期就是孕 8 周之前的这段时间。当孕妈妈刚刚确认自己已经怀孕时，胎宝宝的大脑组织就已经形成了。脑是中枢神经系统的主要器官，又是高度分化的智能器官，是智力的基础。脑的生长发育主要依赖细胞数量的增殖和体积的增大，脑细胞的增殖具有"一次完成"的特点。如果脑发育期营养不良，脑组织结构可产生不可逆的永久损伤，导致智力低下，甚至终身残疾。

因此，孕初期是胎宝宝大脑发育的关键时期。在这段时间内，要注意补充对大脑发育有益的营养素，保证胎宝宝大脑的正常发育。如果出生后营养不良继续存在，则脑细胞数较正常更少，影响更严重。即使以后供给正常营养，脑组织结构和功能也不可能恢复到正常水平。因此，我们建议，孕妈妈在孕早期要注意营养搭配，多补充营养素。

2 对大脑发育有益的几种营养素

（1）注意补碘：自然界中含碘的食物有很多，但大多是海里的食物，例如紫菜、海带、裙带菜、海参、蚶、蛤、蛏子、干贝、海蜇等。怀孕期间补充碘对胎宝宝脑发育有促进作用。孕妈妈在日常饮食中要食用碘盐，经常吃一些富含碘的食物，以便改善体内碘缺乏状况。

（2）注意补锌：锌是人体必需的微量元素之一，被誉为"智力之花"，形象地说明了它对人类智力的作用。实际上锌是多种酶的组成成分或激活剂，主要参与脱氧核糖核酸（DNA）和蛋白质的生物合成，对胎宝宝尤其是胎宝宝大脑的发育起着不可忽视的作用，严重缺锌可引起无脑畸形等。所以，孕妈妈应多摄入富含锌的食物，如牡蛎、蚝、海带、黄豆、扁豆、麦芽、黑芝麻、紫菜、南瓜子、瘦肉等。中医认为"鱼能补脑"，鱼类除富含锌外，还含有大脑细胞发育所必需的脂肪酸，以及丰富的氨基酸、蛋白质等。

（3）补充各种维生素：高蛋白饮食可明显提高人的智力水平，包括注意力的集中和视觉运动的综合能力，而某些维生素缺乏或过多可致胚胎神经系统畸形，也会严重影响智力。

本月推荐食谱

香菇枣鸡

原料 鸡1只，水发香菇30克，红枣10个，料酒、精盐、味精、酱油、白糖、葱花、姜末、湿淀粉、香油和清汤各适量。

做法 ①把鸡肉洗净，切块；香菇洗净，切成丝；红枣洗净，去核，切成4瓣。②把鸡肉、香菇和红枣放入碗内，加入酱油、精盐、白糖、味精、葱花、姜末、料酒、清汤和湿淀粉，用手拌匀。③上笼蒸至鸡肉熟时取出，用筷子拨开，摊入盘内，淋入香油即可。

功效 益智健脑，养心安神，补气强身，健脾益胃。

什锦沙拉

原料 胡萝卜1根，鸡蛋、土豆各1个，黄瓜2根，火腿3片，糖、精盐、沙拉酱各适量。

做法 ①将胡萝卜洗净切成丁，用开水焯一下；将土豆洗净，去皮，切片，煮10分钟后捞出压成泥；黄瓜洗净切成丁，用少许精盐腌10分钟；火腿切成小丁；鸡蛋煮熟，蛋白切丁，蛋黄压碎。②土豆泥拌入胡萝卜丁、黄瓜丁、火腿丁及蛋白丁，加入糖、沙拉酱拌匀，撒上碎蛋黄即成。

功效 清热祛火，补肝明目，健脾和胃。

糖醋排骨

原料 猪排骨500克，白糖50克，醋25克，料酒20克，香油10克，红糟2克，精盐、花生油、葱末、姜末各适量。

做法 ①将排骨洗净，剁成8厘米长的块放入盆内，加入适量的精盐腌渍4小时左右，捞出，沥干水分。②将炒锅置于火上，放入花生油，烧至六成热时，放入排骨，浸炸片刻捞出，控干油。③炒锅置于火上，倒入花生油，下葱末、姜末炝锅，速下排骨、开水、白糖、醋、料酒，用文火煨20分钟左右，待肉骨能分离时，加入红糟，收汁，淋入香油即成。

功效 促进钙质吸收，加速骨骼成长。

香麻煎鹅脯

原料 鹅肉500克，鸡蛋2个，干淀粉60克，白芝麻150克，米酒10克，精盐、姜末、葱各适量。

做法 ①将鹅肉切成大片（约3毫米厚），用刀背捶松，再切成长4厘米，宽3厘米的长方形片，用精盐、米酒、姜末，葱（拍烂）腌10分钟；白芝麻洗净控干备用。②把腌过的鹅肉用鸡蛋、干淀粉拌匀，然后逐片粘上芝麻。③武火起锅下油，先将鹅肉一片片地排列在锅中，煎至两面金黄色，然后加油炸至鹅肉熟透，取出排在碟中，吃的时候蘸着酱汁食用。

功效 补阴益气，暖胃开津，祛风湿，防衰老。

生活中的各项准备

1 不宜孕育的工作环境

1 备孕期间远离这些场所

医院的传染病房：医院是治病救人的地方，也是病毒聚集的地方，尤其是传染病流行期间，就连医务人员也很容易因密切接触患者而被感染。在常见的病毒当中，又以风疹病毒、流感病毒、麻疹病毒及水痘病毒对胎宝宝影响最严重。因此，在孕早期的3个月内要尽量避免进入传染病房，更不能经常与患者接触。

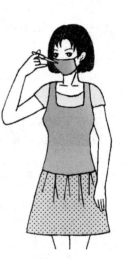

工厂生产的有毒化学物质：许多化学物质对人体是有害的，例如常见的铅、镉、汞等，这些金属都是工厂常用的，会增加孕期流产和死胎的概率。汽油虽然不是金属，但是却含有二硫化碳、二甲苯等有害物质，孕妈妈长期接触也可能导致流产率明显增高。

电磁辐射环境：孕期接触电离辐射，可以造成宝宝小头畸形、四肢不全、先天愚型，甚至成为无脑儿。接触电离辐射的工作主要有：医疗或工业生产放射室，电离辐射研究及电视机生产等。计划怀孕的女性应该孕前申请调离或者暂停以上的工作岗位。

2 噪声污染也会损害胎宝宝健康

以上三种环境对胎宝宝的影响都很容易理解，除此之外还有一种环境也会对胎宝宝的健康产生威胁，那就是噪声污染严重的工作环境，只是大家常常把它给忽略了。

越来越多的研究表明，噪音会对人体健康产生危害，对于正在发育过程中的宝宝来说，长期生活在噪声污染下，甚至可能出现畸形。严重者甚至能使孕妈妈内分泌腺体的功能紊乱，从而使脑垂体分泌的催产激素过剩，引起子宫强烈收缩，导致流产、早产等。

某些噪声或许对大人的影响不大，但是对胎宝宝来说可能就未必和大人一样了。有关专家对万余名婴儿做了研究，结果证实，在机场附近地区，婴儿畸形率从 0.8% 增至 1.2%，主要属于脊椎畸形、腹部畸形和脑畸形。有关资料表明，在噪音污染区的新生儿体重平均在 2000 克以下（正常新生儿体重为 2300 克以上），相当于早产儿体重。这是因为，当胎宝宝的内耳受到噪音的刺激时，会使大脑的部分区域受损，从而严重影响大脑的发育。

2 改掉不良生活习惯

1 吸毒是胎宝宝健康的头等大敌

吸毒是现代文明社会严厉禁止的行为，女性吸毒不仅会影响自身的健康，也会严重损害生育能力，孕妈妈吸毒则会通过胎盘对胎宝宝造成不良影响，给下一代造成伤害。有研究报道，孕妈妈吸毒时，可在其羊水、脐带血浆及乳汁中检出毒品的代谢产物。吸毒成瘾的孕妈妈在怀孕 4~6 个月时即可发现胎宝宝发育迟缓，并且在孕期容易早产。另外，大多还会出现畸胎或胎宝宝死亡的现象，若胎宝宝幸存也会成为毒品间接依赖者。吸毒成瘾的女性在完全康复前不宜怀孕，如果发现怀孕则应人工流产或引产以终止妊娠。

2 孕妇不宜饮酒

女人怀孕以后，就应该跟酒说再见了。经常或大量饮酒，会影响身体的健康。孕妈妈饮酒，可能造成胎宝宝生理上的种种缺陷，其主要表现是流产、早产、死胎，幸存下来的胎宝宝也容易患这样或那样的疾病，所生婴儿智力低下，发育不良。在怀孕期间大量饮酒，无异于自我伤害，生出来的宝宝可能有以下特征：眼睑下垂，内眦皲裂，严重者可伴有白内障、视网膜色素异常；常可见小关节畸形，心脏畸形；女孩有大阴唇发育不良等。因此，夫妻双方在计划怀孕6个月甚至一年前就应该停止大量饮酒。

3 夫妻双方都不应吸烟

烟草是现代人健康的一大杀手，它对人体的伤害是慢慢累积的，不像酒精表现得那么激烈。尽管如此，人们对烟草的依赖性可能更强，对身体的伤害丝毫不亚于饮酒。烟草中含有多种有毒物质，其中以尼古丁、氰化物和一氧化碳等对胎宝宝影响较大。尼古丁能导致血管收缩，心率增快，孕早期会使孕妈妈体内黄体酮分泌减少，子宫内膜发育受影响，造成流产或胚胎夭折。同时孕妈妈血中一氧化碳增加，血液中氧含量减少，一氧化碳很容易通过胎盘，使胎宝宝得不到充足的氧气，致胎宝宝生长发育受阻，易发生流产、早产及胎宝宝宫内窒息和胎宝宝死亡。

不仅孕妈妈不能吸烟，就是准爸爸也不能吸烟，因为二手烟同样会对妻子造成伤害，甚至有研究说二手烟的危害性更大。如果准爸爸经常吸烟，会影响精子质量，甚至导致精子异常。怀孕后，体内的胎宝宝极易出现宫内发育畸形，生长缓慢。宝宝出生后，出现记忆力差或记忆障碍，影响宝宝的正常发育和将来的智力。

3 孕期选择护肤品

怀孕后，孕妈妈的皮肤会变得比较敏感，更容易出现干燥、长痘或出油的情况，因此对护肤品有健康上的需求。而且经过科技的不断发展，市场上早已出现对肌肤刺激较小的孕期护肤品，可供孕妈妈选择。

相对安全的护肤品

孕妈妈专用护肤品：孕妈妈护肤品是专门针对孕妈妈制作的，不含对人体有害的各种重金属元素，属于植物护肤品，用料比较天然，很少有过敏的情况发生。专业性强，安全无刺激，不会对孕妈妈或胎宝宝造成伤害，孕妈妈在整个孕期都可以使用。

婴儿用品：在怀孕期间，也可以使用婴儿护肤品，婴儿护肤品一般含化学添加剂少，性质温和，刺激性低，主要作用就是保湿和润肤。

目前市面上出售的护肤品鱼龙混杂，所以在购买时一定要注意，要在正规的销售场所选择正规的品牌。

❷ 禁用的护肤品、化妆品

指甲油：目前市面上出售的指甲油并不适合孕妈妈，因为里面含有大量高浓度的甲醛、苯二甲酸酯等有害物质，很容易穿透甲层，进入皮肤及血液，对身体产生不利影响。

口红、唇彩：口红和唇彩中有一种物质叫羊毛脂，这种物质具有很强的黏着力，能将空气中的尘埃，重金属离子及大肠杆菌之类的病毒吸附在嘴唇黏膜上。你在喝水，吃东西时容易将这些有害物质带入体内，危害胎宝宝的健康。

美白祛斑霜：这类化妆品中一般都含有铅和汞，长期使用会严重危害人体的神经、消化道及泌尿系统。

染发、烫发剂：染发剂大多含有硝基苯、苯胺、铅等有毒的化学物质；冷烫精容易对胎宝宝的大脑神经系统造成不良影响。

❹ 别让电器伤害宝宝

自从人们学会了电的使用方法以后，各种各样的电器便在人类社会中扮演着越来越多的角色，从一开始的电灯、电视，到如今的手机、电脑。电器给我们提供了各种便利，能丰富我们的生活，使我们感到快乐，却同时是健康的杀手，无时无刻不在伤害着我们的身体。

家用电器的污染主要有电离辐射、电磁辐射、静电，以及噪声等。其中电离辐射的危害最大，电离辐射主要指各种射线辐射，它可引起基因突变和染色体畸变，非常不利于优生优育，不过大多数家用电器的电离辐射量很小，只要平时多注意，把电离辐射的危害降到最低就行了。

生活中污染排名较为靠前的电器主要有以下几种：

1 手机

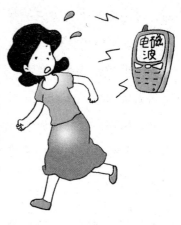

关于孕妈妈是否可以使用手机，人们一直秉承不同的看法，但是可以肯定，手机原本就是一个无线电的发射、接收装置，有一定的电磁辐射量。有些人为了减少它对大脑的辐射而使用耳机，虽然减弱了电磁辐射对大脑的影响，但是把它挂在腹部附近，可能会增强对宝宝的影响。因此，孕期尽量少用手机。

2 电视

电视机在工作时显像管会不断产生一些 X 射线，虽然 X 射线很微弱，对人体不会产生多大危害，但若长时间看电视，特别是离荧光屏太近，就会影响孕妈妈和胎宝宝的健康。

3 微波炉

微波炉的工作原理是利用微波来加热食品，其微波量相当大。将微波照射在阴囊、睾丸上，可以使精子数目减少、精子活力降低，甚至还可以作为男性避孕的方法。对男性都是如此，何况是免疫力和抵抗力低下的孕妈妈和胎宝宝了，微波对她们的危害就自然不言而喻了。幸亏微波炉外层有严格的保护设施，微波泄漏得不多。但如果孕妈妈经常使用并站在微波炉前，危害还是很大的。为了孕妈妈和胎宝宝的安全，最好能减少使用微波炉，尽量不要靠近。

4 电脑

从辐射量和耗电量的角度来看，电脑辐射确实不高。但是有很多人是整天离不开电脑的，她们或许爱玩游戏，或许喜欢追剧，还有的要用电脑办公，每天要近距离接触几个甚至十几个小时，这样算下来，辐射量当然不小了。据研究，电脑主机的背面是电磁辐射最强之处，在工作场所或家中放置电脑时，应注意避免正对它的后面，无法避免时，最好以屏蔽罩罩住电脑背后。据说，瑞典机场就用特制的屏蔽罩罩住与旅客接触的电脑背部，以保护站在电脑主机背后等待的旅客。还有，长时间使用电脑容易出现"颈肩综合征"，常常表现为指关节和腕、肩、颈、背部的疼痛，还不利于全身的血液循环。另外，精神高度紧张还可导致神经衰弱，这些也会间接影响到生殖健康。所以，对于孕妈妈来说，在整个孕期还是少接触电脑为好，防止它给自己或胎宝宝带来危害。

5 孕期谨慎对待猫狗

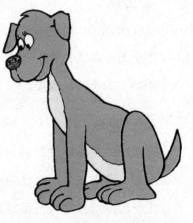

猫和狗是人类的朋友和伙伴，从几千年前就陪伴在人的周围，现在城市里的狗淡化了看门护院的职责，猫的首要职责也不再是捉老鼠了，它们变成了宠物，但是和人的感情更深厚了。很多喜欢小动物的女性常常亲昵地把小猫、小狗抱在怀中抚摸、亲吻，从未意识到这些小动物身上可能存在对人体健康有害的寄生虫或病毒感染，例如弓形虫、蓝氏贾弟鞭毛虫、肝吸虫、肺吸虫、旋毛虫、包虫等，尤其是对孕妈妈和胎宝宝而言，危害更大。

在现在已知的寄生虫中，弓形虫对胎宝宝的影响可能是最大的，它的终宿主就是猫科动物，进入人体后可以导致弓形虫病。弓形虫以滋养体、包囊或卵囊存在，可通过动物的身体和排泄物，或吃了被其感染的食品或未熟的生肉、乳、蛋传染给人类。孕妈妈被感染后，不管本身是否有临床症状，都可以通过胎盘传给胎宝宝，约 1/3 的胎宝宝会受传染。在妊娠早期，孕妈妈可能无法及时察觉自己已经怀孕，因此在备孕期间就应该远离猫、狗，以免导致流产、胎宝宝宫内生长迟缓、胎宝宝发育异常、胎宝宝死亡等后果。若感染发生在妊娠晚期，这对胎宝宝大脑损害最为严重，能阻碍胎宝宝大脑的发育，造成脑积水或小头、小眼、无肛门等畸形。有些婴儿出生后无明显症状，如未及时治疗，数月或数年后可出现智力低下，癫痫以及斜视、失明等症状。

尽管小猫和小狗十分可爱，你或许也已经和他们建立了深厚的感情，但是为了自己和胎宝宝的身体健康着想，在怀孕期间最好不要与它们接触，最好也不要到饲养动物的人家里去串门，动物园也尽量少去。

另外，进食前要将手洗净，吃肉食应充分煮熟，烤肉则尽量不要进食。烤肉是一些地区人民的生活习惯，例如新疆的烤羊肉串，是普通百姓都爱吃的食物，但是在备孕期间最好不要吃烤肉。许多没有接触过猫狗的人也会感染弓形虫，原因就是他们在怀孕前后爱吃烤肉的习惯，尤其是在露天的大排档里吃烧烤，更容易感染弓形虫。

据统计，美国每年大约有 700 多人因为感染弓形虫而死亡，其中至少有一半以上的患者是通过进食肉类而感染的。人类在感染弓形虫之后一半没有症状，或者症状很轻，自己都不知道是什么时候感染的，只有少数人感染之后表现得很明显，如淋巴肿大、头痛发热等。但是弓形虫对胎宝宝的影响是致命的，怀孕早期感染弓形虫，会有 10%～25% 的概率早产或流产，怀孕中期或晚期感染弓形虫会有 30%～65% 的概率导致胎宝宝感染。

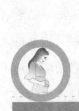

孕 2 月

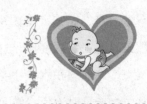

开始出现孕期不适感

孕妈妈和宝宝的变化

1 宝宝的生长情况

经过最初的 1 个月，胎宝宝已经从两颗毫无关系的精子和卵子，变成了一个完整的、独立的胚胎。在第 5 周，胚胎看上去仍然是一个圆形的细胞团，但是它已经开始伸长，头尾可辨，样子就像一根小豆芽，大约只有 1.25 毫米长。胎宝宝的中枢神经系统开始发育，脑与脊髓开始形成，肝脏和肾脏开始发育，肌肉和骨骼也开始形成。

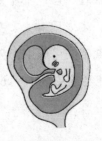 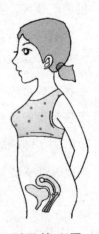

此时的胎宝宝样子很小，但是它的成长速度却是惊人的。到了第 6 周，它已经有了大脑，头部也开始形成。包括肾脏和肝脏在内的器官继续发育，神经管开始连接大脑和脊髓。原始的消化道及腹腔、胸腔、脊椎开始形成，胳膊和腿也有了小小的芽儿。现在的胎宝宝已经拥有了自己的血液并在心脏的"怦怦"跳动声中开始循环了。

再过一周（第7周），胚胎的大小将会翻倍，长到一颗蚕豆那么大，它有一个特别大的头，在眼睛的位置会有两个黑黑的小点。鼻孔大开着，耳朵有些凹陷。胚胎上伸出的幼芽将长成胳膊和腿，现在看上去已经很明显，手和脚看起来像小短桨一样。其他部分的成长包括垂体和肌肉纤维。现在您还无法听到胎心音，但是胚胎的心脏已经划分成左心房和右心室，并开始有规律的跳动，每分钟大约跳150下，比孕妈妈心跳要快两倍。有经验的中医已经可以通过脉象发现胎宝宝的存在了，这种脉象叫作"喜脉"。

第二个月快要结束时（第8周），胚胎长到了葡萄大小，大约有20毫米长，体重增加到了4克。胚胎的器官已经开始有明显的特征，手指和脚趾间看上去有少量的蹼状物。从头部开始，心脏、肝脏、肠胃等内脏器官的原形也逐渐形成。绒毛膜更发达，胎盘形成，脐带出现，母体与胎宝宝关系非常密切。心脏和大脑已经发育得非常复杂，眼睑开始出现褶痕，胳膊在肘部变得弯曲，手脚还会轻柔地动呢，在羊水中进行类似游泳般的活动。小家伙蜷缩成一团，皮肤像纸一样薄，血管清晰，是一个透明的小家伙。

② 孕妈妈的身心变化

到了第2个月，胎宝宝的胚芽已经长成，进入快速生长的阶段，孕妈妈体内的激素随之增长，于是出现了早孕反应。早孕反应通常表现为食欲不佳，伴有恶心、呕吐、唾液分泌多，并且精神不济，常常昏昏欲睡，情绪低迷，不愿运动，只想静静地待在家里。这是因为胚胎的发育消耗了妈妈太多的能量。在这个时期，孕妈妈要尽量保证休息，感觉劳累就休息，不要强迫自己运动。

尽管孕妈妈从外面仍然看不出什么变化，可是她的体内发生了巨大的变化，子宫已经开始慢慢膨胀，以便为胚胎发育拓展出合适的空间。另外，月经周期规律的孕妈妈此时就会感觉异常了，超期如此之久是少见的事，她们可以敏感地意识到怀孕了。孕妈妈的乳房很敏感，白带增多的现象依然存在。仔细观察，乳晕和乳头的颜色变深，乳房更加柔软，这都是激素的改变导致的。有些心思细腻、敏感的孕妈妈还会在此时感觉到一种异于往常的充实感，这是孕激素在起作用，也是提醒孕妈妈怀孕的一种方式。

孕妈妈此时需要补充充足的营养，因为胎宝宝的生长消耗了大量的能量，导致孕妈妈很容易饥饿，可是早孕反应又降低了食欲。一边觉得恶心，一边看见什么都想吃，常常有饥不择食的感觉。在这种情况下，孕妈妈一定要控制自己，不能真的饥不择食，还是要选择健康的食物。孕 8 ~ 10 周是妊娠反应最严重的时候，所以从这周开始，孕妈妈可能会变得格外不舒服，最好将之前总结出来的有效缓解不适的方法统统都用上，尽量放松自己。

在出现这些状态之后，相信大多数女性已经知道自己将要做母亲了，这个消息会让人产生喜悦、幸福和自豪感，这种正面的心理反应对胎教是十分有利的。但是早孕反应也会使孕妈妈变得十分紧张和担忧，担心妊娠失败甚至厌恶妊娠，担心胎宝宝流产或畸形，担心分娩的恐怖等，进而产生烦躁心理。对于这些不稳定的情绪，孕妈妈应正确认识和调整。多看一些轻松、幽默的图画和故事，多想一些愉快的事情，多听一些动听的音乐，进一步了解妊娠的状况，查看有关的书籍，改善精神过度紧张的状况，尽量让自己从紧张中放松下来，保持心情舒畅，保持心理平衡，和信任的朋友聊聊天，从而减轻妊娠的不良反应和烦躁心理。

③ 怀孕的各种征兆

对夫妻二人来说，最值得关注的消息就是怀孕，这代表了一个新的家庭成员的出现，任何事都不能与之相比，然而在刚开始怀孕的时候，人们是无法通过女性的体形来判断她是否怀孕的，她甚至感觉不到新生命的开始，到了 2 个月的时候，身体出现的很多征兆才会提醒她：宝宝已经来到啦！

女性怀孕后，身体会出现很多症状，包括月经没有准时到来、恶心、呕吐、乳房刺痛等，学会解读这些征兆背后隐藏的信息，便可以及时获知怀孕的消息。总的来说，怀孕的征兆主要有以下几种：

1 月经没有按时来潮

这是最广为人知的怀孕征兆，它比早孕反应更有说服力，呕吐不止还可以解释为消化不良，但是月经没来可就是大问题了，很多人就是透过这一点怀疑自己可能怀孕了。如果女性的身体比较健康，但是在性生活后超过正常经期两周仍然没有月经，就有可能是怀孕了。也有一些疾病可能导致月经迟来，例如卵巢机能不佳，或者是荷尔蒙分泌失调等，所以在月经停止以后，最好结合其他方法，确认是否怀孕。

2 早孕反应

在停经六周左右，很多孕妈妈会经常感觉到恶心、呕吐，清晨的时候感觉最强烈。这是因为体内绒毛膜促性腺激素（HCG）增多，而胃酸分泌减少，胃排空时间增长所导致的。每个人的症状都不一样，有些人的症状轻微，有的却很严重。孕吐是很正常的，除非是恶心、呕吐到难以进食，一般不需要吃药。

3 乳房敏感

在怀孕以后，乳房会有刺痛、膨胀和发痒的感觉，从外观上看，还可以发现乳晕颜色变深、乳房皮下的静脉明显、乳头明显突出等，这些都是怀孕早期正常的生理现象。

4 容易疲倦

在怀孕初期，孕妈妈容易感到疲倦，浑身无力，比平时更喜欢睡觉。

5 阴道黏膜变色

怀孕初期，阴道黏膜可能会因充血而呈现出较深的颜色，不过这一点普通人很难判断，一般是由医生检测的。

6 皮肤变化

怀孕之后，皮肤上可能会产生色素沉淀，肚子上可能会产生妊娠纹，这一点在怀孕后期更加明显。

7 基础体温升高

基础体温是指人体在清醒、自然的状态下的体温，通常在早上醒来之后、起床之前测量。基础体温可以反映身体能量的代谢情况，育龄妇女的基础体温和卵巢激素周期变化有关，排卵以后体温会升高 $0.3 \sim 0.5℃$，月经前 $1 \sim 2$ 天基础体温上升。如果 2 天后月经没来，而基础体温仍然不下降，这种现象持续 16 天的话，那么受孕可能性就非常大了，但是这种方法比较麻烦，还要排除其他一些能够使体温升高的因素，例如全身感染疾病、感冒等等。

4 如何判断是否怀孕

女人的身体出现了许多变化，这会让她心生疑惑，不过，为了证实自己的猜想，她仍然需要通过其他方法进行验证。

1 使用工具自我检测怀孕

（1）早孕试纸：早孕试纸是最简单的测孕工具了，它就是一种长条状的试纸，在一般的药店和诊所都可以买到，具有价廉、实用、准确率高的优点。女人在怀孕的时候体内会分泌出一种特殊的激素——绒毛膜促性腺激素，英文简称 HCG。HCG 可以从血液和尿液中检测出来，而早孕试纸正是通过检测 HCG 来判断是否怀孕的。早孕试纸可在停经后自己检测。使用前，先将双手洗净，然后用干净的杯子盛一点尿液，把试纸一端按箭头方向插入尿液中，三秒钟后抽出，一般 5 分钟内就会显现出结果了。检测结果一般有两种：如果试纸的对照区出现一条有色带，表示未受孕，出现双色带，说明已经怀孕。

（2）验孕棒：验孕棒和早孕试纸的工作原理及显示方法基本一致，都是利用 HCG 来检测怀孕，有一条线表示没怀孕，有两条线表示已怀孕。没有线说明操作失败，可能是验孕棒过期了，也可能是操作不当。尽量采用早晨的第一次尿液进行检测，此时的激素水平最高，在前一天晚上少喝水，以免稀释激素。异位怀孕的 HCG 水平很低，所以验孕棒可能无法检测出来。另外，HCG 一般在卵子受精后 11 天大量分泌，所以要把握好检测时间，以提高检验的准确率。

② 前往医院诊断怀孕

上面所说的几种方法十分简单、方便，但是都存在误差的可能，而且使用这些方法无法对孕妈妈和胎宝宝的健康做出准确的评估，所以最终仍然需要去医院检查。

（1）尿妊娠试验：怀孕后 6～7 天，孕妈妈的体内就开始分泌 HCG，孕后11 天大量分泌，此时取孕妈妈的尿液进行检测，便可以确认是否怀孕。

（2）血 HCG 检查：血 HCG 检查比尿妊娠试验更加准确，而且可以将检查时间提前。

（3）B 超检查：B 超检查的价格比较便宜，又没有不良反应，所以可以用来观察怀孕。停经 45 天以后，就可以通过 B 超看见子宫内的胚胎或早期胎心搏动了。B 超的操作也十分简单，用一个超声探头在腹部检查，可以从屏幕上见到子宫里幼小的胚胎囊，这就是胎宝宝最初的样子。

⑤ 计算孕周及预产期

人们都说母亲要经过"十月怀胎"才能诞下宝宝，不过这里说的"月"并不是阳历中的十个月，而是"妊娠月"（28 天），十个月便是 280 天，也就是 40 周，是从最后一次月经来潮的第一天算起的。

推算预产期的方法如下：

（1）按末次月经来潮第一天算起，月份减 3 或加 9，天数加 7。

例如：末次月经是 2016 年 9 月 10 日

分娩月份 = 9 − 3 = 6

分娩日 = 10 + 7 = 17

即预产期是 2017 年 6 月 17 日。

再如：末次月经是 2016 年 3 月 20 日

分娩月份 = 3 + 9 = 12

分娩日 = 20 + 7 = 27

即预产期是 2016 年 12 月 27 日。

（2）如果孕妈妈不记得最后一次月经来潮的时间，或者之前的月经不规律，那么就很难用上述方法进行推算了，可以按胎动开始时间推算预产期。初产妇从自觉胎动日加 20 周，经产妇从自觉胎动日加 22 周。

（3）用早孕反应时间推算：除了按胎动时间推算外，还可以根据早孕反应出现的时间推算。因为早孕反应多在怀孕后 6 周左右出现，再加 34 周，即为预产期。

（4）根据 B 超推算：B 超可以清楚地看见胎宝宝的发育情况，医生根据 B 超观测到的胎头双顶间径、头臀长度及股骨长度即可估算出胎龄，并推算出预产期。

预产期只是一个估值，并不是完全精确的，大约只有 5% 左右的孕妈妈刚好在 280 天分娩，因为影响分娩的因素很多。在预产期前后一两周内生产都算是正常的，一般临床上所说的足月儿是指孕周在 37 ~ 42 周之间，有 80% ~ 90% 的孕妈妈在这段时间内分娩。平时月经周期不规律的孕妈妈的预产期只能推测，这些孕妈妈应记住早孕反应出现的日期、开始出现胎动的日期，以帮助医生推测预产期。

6 双胞胎妊娠的反应

双胞胎妊娠的特征

一次怀上两个宝宝，对全家人来说都是一个大大的好消息，可是对孕妈妈的身体却是一个更大的挑战。双胞胎的妊娠有什么表现呢？经过总结，大致有以下几点：

（1）由于出现了两个胎宝宝，因此孕妈妈体内的反应就更加剧烈，妊娠反应更严重，恶心、呕吐的都很常见。从孕 10 周起子宫体积大于单胎妊娠子宫体积，且增长迅速，常并发羊水过多。在整个妊娠期间对蛋白质、维生素及铁质等需要量大增，所以双胎孕妈妈常有缺铁性及巨细胞性贫血。孕妈妈体重过度增加，同时有明显的腹胀。

（2）到了妊娠晚期，两个小家伙一起长大，把妈妈的子宫撑得很大，对内脏器官造成的压迫更大，因而常出现呼吸困难、心慌、胃部饱胀、食欲不振、下肢水肿、外阴静脉曲张及体位性腰背痛等症状。

2 双胎妊娠应注意的事项

（1）孕妈妈要预防贫血：双胞胎需要的血容量肯定比一个胎宝宝多，因此孕妈妈极易发生贫血。孕妈妈在孕期应尽可能多吃些营养食品，特别是含铁量高的食物，并根据血红蛋白的情况及时补充铁剂，以预防和纠正贫血。

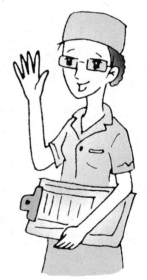

（2）孕妈妈更容易患妊娠高血压综合征及先兆子痫，在平时要加以注意，出现症状后要立即去医院妇产科做进一步检查，以便及时进行孕期监护。双胎子宫比一般孕妈妈明显增大，这不仅增加了孕妈妈身体负担，还由于其对心、肺及下腔静脉的压迫而产生心慌、呼吸困难及下肢水肿等不适。双胎妊娠还易并发妊高征，还可因子宫过度膨胀或子宫内压力不均而发生早产。因此，双胎孕妈妈常需提前住院待产，以保证孕妈妈的休息，尽量减轻压迫症状，治疗妊高征并避免早产。双胎一般均可经阴道顺利分娩，在少数情况下，由于子宫过度膨胀使收缩力差或胎位异常，需要剖宫分娩。

按时检查做做保健

1 孕期要做的常规检查

在怀孕期间，孕妈妈要做大大小小各种各样的检查，最好做到心中有数，将这些例行检查和定期检测写在小本子上，并分月份记载，便于孕妈妈在相应的月份做相应的检查，如果医生由于工作忙碌有所忘记，孕妈妈可以及时给予提醒，以免出现纰漏，给将来的分娩带来不必要的麻烦。

孕期必须做的例行检查：

（1）尿检：如果尿样中蛋白质含量高，有可能是肾功能异常，但也有可能孕妈妈取的不是中段尿、混有白带所致。若发现有异常，医生应进一步明确诊断。

（2）量宫高：医生会竖直测量宫高，并根据宫高妊娠图曲线，了解胎宝宝宫内发育情况，判断是否发育迟缓或者巨大儿。

（3）量腹围：腹围每个月的增长是有一定的标准的，每一个孕周长多少，医生都需要了解，孕晚期通过测量腹围和宫高，可以估计胎宝宝的体重。

（4）体重：准妈妈每天都要补充大量的营养，都是为了给小家伙的成长提供条件，所以孕妈妈的体重会慢慢增长。自己在家里就可以定时称体重，比如每天早晨空着肚子称一次，然后记录下来，看看从上次检查以来的饮食成果，估算一下肚中宝宝的斤两。如果体重增长过快，医生就会给孕妈妈们开出合适的增强运动、控制饮食的方案，当然如果体重增长的少，医生也会建议孕妈妈多补充些营养，让腹中胎宝宝顺利成长。

（5）B超检查：B超是产科重要的必查项目，没有次数的限制。一般在7周左右，B超可以看到胎芽和胎心，11～13周左右可以做孕早期唐氏筛查，

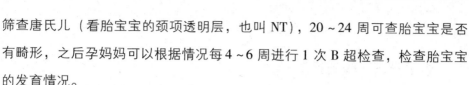

筛查唐氏儿（看胎宝宝的颈项透明层，也叫 NT），20~24 周可查胎宝宝是否有畸形，之后孕妈妈可以根据情况每 4~6 周进行 1 次 B 超检查，检查胎宝宝的发育情况。

（6）血液检查：血液检查包括血常规，肝肾功能生化项目和乙肝、丙肝、梅毒、艾滋病的检查，还有甲状腺功能的情况。可以了解到孕妈妈的健康情况。

（7）胎心监护：34 周开始，孕妈妈到医院产检时就要开始做胎心监护了，每次最少 20 分钟，医生会根据实际情况来判断胎宝宝是否宫内缺氧。

2 运动之前做好准备

运动和怀孕并不冲突，事实上运动有利于怀孕。对于任何一位怀孕中的女人来说，进行有规律的运动是很有必要的，准妈妈若能进行适宜而有规律的体育锻炼与运动，不仅可以促进体内激素的合理调配，还可以促进胎宝宝的发育。更重要的是，在孕期做做运动，可以减轻分娩时的痛苦。

刚刚怀孕两个月的时候，孕妈妈的体型还没有什么变化，虽然有了令人难受的早孕反应，但是这并不妨碍孕妈妈的活动能力，所以此时孕妈妈仍然可以运动，只是有些方面要多加注意，免得受伤。

1 了解自己的体能

孕期的运动不宜太剧烈，在开始孕期运动之前，首先要对自己的体能有所了解。一种方法是看一看你是否能轻快步行 15 分钟而不气喘吁吁；另一种方法就是早晨醒时测试一下休息时的脉搏。用食指或中指轻轻按压，感受脉搏跳动，如果每秒在 60~100 次说明你的体质状况良好，在 60 次以内或 100 次以上则说明体能可能存在问题。

2 运动前要热身

在运动之前，最好做做热身运动，可以避免很多意外伤害。热身通常是肢体伸展运动，如做体操、活动腰身等，为有氧代谢运动做准备。

3 不要在饱腹时运动

运动之前要给食物的消化留足时间，一般饭后1~2小时运动较为合适，食物吃进胃里需要停留相当时间才能被消化吸收，如果运动前吃得过饱，胃肠膨胀，膈肌运动受阻，腹式呼吸不畅，会影响健康。

4 运动时不宜突然停止

运动中突然停止，全身血液不能及时回流心脏，心脏给全身器官组织的供血也会突然减少，进而产生头晕、恶心、呕吐，甚至出现休克症状，因此运动后应继续做放松运动。

5 运动后喝水速度不宜太快

很多人在运动过程中不懂怎样喝水，活动之前口干舌燥，活动之后立即大量喝水，这会给消化和血液循环系统以及心脏增加沉重负担，还会引起体内盐分大量流失，从而导致抽筋、痉挛等现象。正确的做法是，活动之前1~2个小时内就注意补充水分，待运动后稍事休息，再适量喝点淡盐水。

6 运动后不要立即洗澡

运动过后，人往往会流汗，此时不宜立即洗澡，无论是冷水还是热水，都容易导致心脏供血不足，产生不适。正确的做法是，运动后回到家中，在椅子上稍微休息一会儿，天气不是很热的话要披上浴巾防止着凉，等大约30分钟后再洗澡。

3 孕妈妈巧防便秘

除了恶心、呕吐等早孕反应以外，孕妈妈在这段时间内还可能面临便秘的困扰。孕激素的出现，导致胃肠道平滑肌的蠕动减弱，同时子宫对肠道的压迫增强，致使通便不畅。再加上孕早期进食、饮水、户外活动减少，更促使肠蠕动减慢，粪便干燥而质硬，引起孕妈妈便秘。

1 缓解便秘的措施

（1）适当参加体育活动，让胃肠道器官功能保持正常。可以多散步、做体操，或者做增加腹肌力量的下蹲动作，改善体质，调理气息，有助于排便顺畅。

（2）注意补充水分，更有利于肠胃的蠕动。每天早上起床以后喝一杯淡盐水，以补充夜晚代谢所流失的液体，然后再吃早饭，这样可以加强起床后直立反射和胃结肠反射，有利于形成良好的排便生物钟。

（3）养成按时排便的习惯，形成条件反射，就容易激起肠蠕动。每天在大致相同的时间内去排便，不管当时有没有便意，都要蹲一会儿。过了一段时间之后，人体就可以慢慢形成生物钟了。

（4）注意水果、蔬菜的定量补充，食用粗粮及粗纤维的果菜，不仅能够提供微量元素，还有助于肠道反射性蠕动的加快。

（5）在未怀孕前，便秘可以食用药物，但是怀孕后就不能私自用药了。如果便秘症状非常严重，要到医院请教医生。要慎用导泻剂，绝对不能用剧烈的泻药，以免引起流产或早产。在医生的指导下口服缓泻药，例如果导片、麻仁滋脾丸等。严重时，也可用开塞露或甘油栓来通便，但必须在医生指导下进行。

2 几种常见的通便食物

（1）土豆：土豆是营养非常全而且易消化的食物，有助于胎宝宝的发育。同时，土豆所含的粗纤维可促进胃肠蠕动和加速胆固醇在肠道内的代谢，具有降低胆固醇和通便的作用，对改善孕期便秘很有裨益。

（2）玉米：玉米中含有大量的膳食纤维，是粗粮中极具代表性的食品，它能刺激胃肠蠕动，加速粪便排泄，还具有利尿、降压、增强新陈代谢、细致皮肤等功效，对妊娠便秘大有好处。

（3）黄豆：黄豆含有非常优质的蛋白质和丰富的膳食纤维，有利于胎宝宝的发育，并促进孕妈妈的新陈代谢。同时，丰富优质的膳食纤维能通肠利便，有利于改善便秘。

（4）红薯：红薯是一种很好的碱性食物，它的主要成分是淀粉，能够提供大量的能量，所以在有些地区，它的地位仅次于主食。它有保护消化系统，增强免疫功能的作用。孕妈妈每天吃一点红薯，可以促进肠胃蠕动，帮助母体吸收和消化蛋白质等营养物质，还能清除血管壁上的脂肪沉淀物，对孕期便秘、肥胖等都有很好的食疗作用。

4 孕期抑郁心理的危害

女性怀孕后，内分泌的变化带来了心理和情绪上的改变，这时候孕妈妈爱发脾气，90% 左右的孕妈妈都有类似的焦虑心理。

孕期抑郁会影响胎宝宝的健康

调查发现，在妊娠 5 ~ 10 周内，多数孕妈妈会出现抑郁、情绪不稳定等状态，这是正常现象。不过，孕妈妈应当尽快调整过来，以免对胎宝宝造成意外伤害。因为胎宝宝腭部发育恰好在这个时期，孕妈妈精神状态的突然变化，如惊吓、恐惧、忧伤、严重的刺激或其他原因引起的精神过度紧张，能使大脑皮层与内脏之间的平衡关系失调，易引起循环系统功能紊乱，可能导致胎宝宝口唇畸变，出现腭裂或兔唇，严重者可能导致胎盘早期剥离甚至胎宝宝死亡等。

此外，孕妈妈的不良情绪也会"传染"给胎宝宝。当孕妈妈情绪不安时，胎动次数会较平常多 3 倍，最多达正常的 10 倍，如胎宝宝长期不安，体力消耗过多，出生时往往比一般婴儿体重轻 1 千克左右。如孕妈妈在孕期的情绪长期受到压抑，胎宝宝出生后往往会出现身体功能失调，特别是消化系统功能容易出现紊乱。

② 准妈妈的情绪影响着胎宝宝的性格

情绪是一种十分复杂的心理状态，而孕妈妈的情绪是否稳定，对胎宝宝的身心健康影响很大。据统计，目前女性孕期抑郁的发生率在15%左右。孕妈妈抑郁的心理会使出生的婴儿容易烦躁，爱哭闹，不好好吃东西，睡眠也不好。而且长大后还可能发生学习困难以及出现各种心理问题。

研究表明，孕妈妈的性格可以对胎宝宝产生影响，胎宝宝在孕育过程中，他们的性格及气质就已经开始萌芽，包括爱、恨、忧、喜等简单的情感。虽然性格在一定程度上受到遗传因素的影响，但并非完全取决于遗传因素，也不完全是后天形成的。孕妈妈经常处于恐惧中，容易使孩子产生行为偏激、固执、自卑的性格。孕妈妈发怒时体内分泌大量去甲肾上腺素，可导致胎宝宝缺氧。胎宝宝还会因妈妈不高兴，与别人争执、哭泣而不满，会表示自己的愤怒。由此看来，孕妈妈在孕期保持良好情绪非常重要。为了孕育健康宝宝，孕妈妈应学会摆脱不良情绪的困扰。

因此，在关心孕妈妈和胎宝宝生理健康的同时，也应该关注一下他们的心理健康，使他们身心都能健康的成长。

作为家庭顶梁柱的准爸爸，更应该主动承担起疏导孕妈妈的责任，要帮助孕妈妈调整好心态，学习科学的孕产知识，确认妊娠中的种种不适，积极面对怀孕、分娩过程中可能遇到的问题。

⑤ 排解内心的抑郁

虽然宝宝还在妈妈的肚子里，但是他也不希望妈妈整天愁眉苦脸，相反，他也喜欢一个心情轻松、开开心心的妈妈。那么，孕妈妈应该怎样排解内心的抑郁呢？

① 想象一下宝宝未来的样子

闲暇的时候，不妨想象一下宝宝未来的模样。肚子里的胎宝宝是男是女，像爸爸还是像妈妈？常常看一些自己所喜欢的儿童画和照片，仔细观察你们夫妻双方，以及双方父母的相貌特点，取其长处进行综合，在头脑中形成一个清晰的印象。这样可以有效排解内心的抑郁，从而保持轻松、愉快的心情。

2 感受胎宝宝的存在

胎宝宝生活的第一个地方就是孕妈妈的子宫，它就像是一个小城堡一样保护着胎宝宝。此刻孕妈妈再也不会感觉到孤独，因为胎宝宝时时刻刻与自己在一起。从来没有一个人能够如此忠诚地"跟着自己"，自己到哪里他就到哪里，他不断地成长，一起分享自己的感受，通过自己来感受外面的世界，太充实了。

3 准爸爸应和孕妈妈共同学习孕期知识

作为孕妈妈的伴侣，准爸爸能够发挥的作用是没人可以替代的。一起学习孕期知识，可以让孕妈妈感受到准爸爸在全身心地参与孕育宝宝的重任，会感觉到非常幸福，心情也会变好。孕妈妈的情绪稳定，就不会担心这、担心那，毕竟还有一个懂得孕期知识的准爸爸在旁边，这会让孕妈妈感觉到很踏实。而准爸爸通过对孕期知识的学习，能更加深切地体会到孕妈妈的不易，从而对孕妈妈会更加体贴，理解。准爸爸多学习一些孕期知识，对胎宝宝的健康成长也有利，毕竟很多事情需要准爸爸参与。有些问题可能连孕妈妈都懵然无知，当她问起来的时候，准爸爸最好不要一无所知，就算不知道，也应该一起找寻答案。

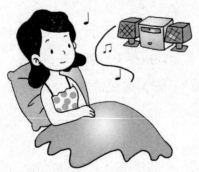

4 用音乐调整不良情绪

音乐是对抗不良情绪的好帮手，它就像生活中的调味品，能够调和各种各样的情绪。它不但能够使人的肌肉松弛，也可以使人的精神放松，心情变得愉悦，令压力得以释放。研究表明，孕妈妈每天听30分钟轻松愉快的

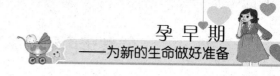

音乐，能够使孕期紧张、焦虑的情绪得到有效的缓解，使心境变得美好，并将这种心境传递给胎宝宝，让胎宝宝健康生长。

6 用计划打发抑郁症

1 做事要有计划

没有计划的忙碌就叫没头苍蝇，本来能够做好的事情可能也会做得很糟糕，甚至会直接忘掉，这样又怎么会有好心情呢？因此在怀孕的时候，不要想着把所有的事情一次性解决掉，要循序渐进，制定出一个有条不紊的计划。你也许会觉得你应该抓紧时间找好产后护理人员，给房间来个大扫除，或在休产假以前把手头做的工作都结束了，其实在你列出的一大堆该做的事情前面应该郑重地加上一样，那就是善待自己。一旦孩子出生，你就将再也没有那么多时间来照顾你自己了。你也可以制定一些专门用于散心的计划，例如定时看小说、在床上吃可口早餐、去树林里散散步等，尽量多做一些会使你感觉愉快的事情。照顾好你自己，是孕育一个健康可爱宝宝的首要前提。

2 重视和爱人的交流

和你的爱人多交流，保证每天有足够的时间和他在一起，并保持亲昵的关系，不要像陌生人一样毫不关心。如果身体允许，可以考虑一起外出度假，尽你所能来使你们的关系更加牢不可破，这样当孩子降生时，你会有坚强的后盾，可以放心依靠。把你的情绪表达出来向你的爱人和朋友们说出你对于未来的恐惧和担忧，放心而明确地告诉他们你的感觉，当你处在怀孕的非常时期，你需要爱人和朋友的精神支持，而只有当他们明了你的一切感受时，他们才能给予你想要的安慰。

3 试着一点一点地解除压力

不要让你的生活充满挫败感，时时注意调整你的情绪，深呼吸，充分睡眠，多做运动，注意营养。如果你仍然时时感觉焦虑不安，可以考虑参加孕期瑜伽练习班，这种古老而温和的运动，可以帮助孕妈妈保持心神安定。

4 别忘了心理医生

不要对看心理医生这件事有抗拒感，因为这也只是治病的一个方面而已。如果你做了种种努力，情况仍不见好转，或者你发现自己已经不能胜任日常工作和生活，甚至精神快要崩溃了，就不应该再硬撑下去，而是应该立即寻求医生的帮助，在医生的指导下做做治疗，以免病情延误，给自己和胎宝宝带来不良后果。有的孕妈妈害怕去见精神病专家，认为这会使自己与精神病挂上钩，其实完全不必担心，你可以理智而客观地把它看作是保证你和胎宝宝健康安全而采取的一项必要措施。

精心打造优质胎教

1 胎教让孩子不一般

胎教对宝宝的健康成长很有好处，这是毋庸置疑的。虽然仍然有很多人并未认识到这一点，但是随着教育水平的提高，我们有理由相信，胎教终将成为普遍存在的现象。胎教不同于出生后的教育，主要是对胎宝宝感观敏感度的训练，即皮肤的触觉、鼻子的嗅觉、耳朵的听觉、眼睛的视觉、舌头的味觉。胎教的目的，不是教胎宝宝唱歌、识字、算算术，而是通过各种适当的、合理的信息刺激大脑，促进胎宝宝各种感觉功能的发育成熟，为出生后的早期教育，即感觉学习，打下一个良好的基础。

在怀孕期间始终坚持胎教，宝宝出生以后将具有以下特点：

（1）对人的声音比较敏感，因此学习说话的时间很早，有的孩子2~3个月就能发α、u、ba、ma的音，有的半岁会发"爸、妈、爷、奶、姨"的音，

1 岁会说 2~4 个字的词句。有音乐天赋，一听见胎教音乐，就表现得非常高兴，并随韵律和节奏扭动身体。

（2）受过胎教的孩子更容易对事物产生兴趣，比如他们喜欢听儿歌、听故事、看图片等。对外界事物很感兴趣，就是一种学习的兴趣，日后只要加以正确的引导，他们能够表现出惊人的学习能力。

（3）受过胎教的婴儿，在控制自我情绪和社交能力上的表现都比较稳定，心理行为健康，情绪稳定，总是笑呵护的，非常活泼可爱。啼哭时给予安慰，他们的哭声马上就会减小，并且追寻声源，因为他们早就已经对声音不陌生了；吃奶后入睡快，夜里能睡大觉，很少哭闹。

（4）受过胎教的婴儿，在运动方面的能力也更优秀，他很早就学会了抬头、翻身、坐、爬等动作，站立和行走的时间也早于普通宝宝。手的精细运动能力发展良好，手的抓握、拿、取、拍、打、摇、对击、捏、扣、穿、套、绘画等能力强。小手的伸张抓握能力强，四肢活动有力，肌力强；抚摩一下肢体，婴儿立即高兴地挥动四肢；扶坐时颈部肌张力强，俯卧时会尝试抬头。

总之，宝宝们都是聪明的，至少他们的学习能力都是很强的，父母们要做的，就是引导着他们不断前行。

② 合理安排胎教内容

按照胎宝宝的成长阶段，以及孕妈妈的身体变化，我们一般将孕期可分为三个阶段——妊娠早期、妊娠中期和妊娠晚期。准爸爸和孕妈妈要了解这三期胎宝宝的变化特点，根据这些特点来合理地安排各期的胎教。

在妊娠早期，胎宝宝的发育仍然不是十分稳定，况且胎宝宝的各个器官尚未发育成熟，所以此时只需要做一些简单、轻微的刺激。妊娠中期，胎宝宝的各器官开始迅速发育，是胎教的最佳时期，也是关键时期，可对胎宝宝的触觉、听觉、视觉等进行训练。妊娠晚期，胎宝宝的各器官已发育成熟，是胎教的巩固时期。在怀孕期间进行的各种胎教训练，都应该记录下来，经过一段训练后，总结一下胎宝宝对某种刺激是否建立起特定的反应，这将有助于了解胎宝宝的发育情况，也有助于更加合理地进行胎教。

在对胎宝宝进行胎教的过程中，要积极调动胎宝宝的综合素质，从多方面对胎宝宝进行训练和培养，如对胎宝宝进行习惯培养、性格培养和行为培养，对胎宝宝进行记忆训练和美感熏陶等，使其得到全面的发展。

本月是受孕初期，孕妈妈的身体尽管没有明显的变化，但情绪上往往会出现精神疲惫、烦躁不安等，甚至对人和事产生莫名其妙的厌烦感。这些不正常的情绪，可通过身体的机能和各种内分泌激素的变化影响胎宝宝。自然，本月的胎教重点也就是要给胎宝宝提供一个优良的环境，即孕妈妈的良好情绪和舒适的生活环境。

很多时候，孕妈妈可能陷入情绪的低谷，没有心情和精力去做胎教，这时候就到了准爸爸发挥才能的时候了。准爸爸可以制造浪漫的情调，与准妈妈一起设想宝宝来临的各种美好情景，把心中对宝宝的憧憬和渴望与准妈妈一同分享，当作最初的胎教；晚上睡觉前听一些舒缓的音乐，让夫妻二人共同从压力中走出来，期待宝宝的到来。

③ 掌握情绪调节法

孕2月，胎宝宝进入快速成长的阶段，这个阶段十分重要，它是巩固胎宝宝健康的重要时段，有时孕妈妈可能没有意识到宝宝的到来，长期情绪过度不安或焦虑，有可能导致胚胎的发育异常。你和宝宝的神经系统虽然没有直接联系，但有血液物质及内分泌的交流，你的情绪变化会引起某些化学物质的变化。当孕妈妈生气、焦虑、紧张不安或忧郁悲伤时，会使血中的内分泌激素浓度改变，胎宝宝会立即感受到，表现不安和胎动增加。因此，孕妈妈保持豁达和轻松的心情，是保证宝宝健康的基础。

能量宣泄法

对付不良情绪最好的办法，就是及时地用各种办法加以宣泄。到空旷的地方大喊几声，也可以大哭一场，这些都能帮你迅速走出情绪的牢笼。现代科学证明，大哭可以释放能量，调整机体平衡。研究还发现，情绪性的眼泪和别的眼泪不同，它含有一种有毒的生物化学物质，会引发血压升高，所以流泪和哭泣可以把这些物质排出体外。

2 心理暗示法

心理暗示其实是一种类似于催眠的方法，不断地用语言来暗示自己："你又要发火了，这是多么的不值得啊！"意识到了这一点，你就会一下子释然。愤怒是人所必有的情绪，我们需要随时提醒。

3 环境调节法

大自然的景色能开阔胸怀，愉悦身心，所以多出去走走对心情很有好处。到环境优美，空气宜人的花园、郊外，甚至是农村的田园小路上去走一走，舒缓一下心情，去除烦恼。

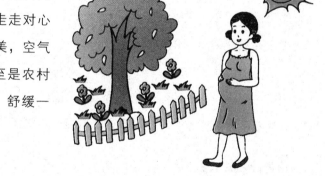

4 寻求帮助法

一个人的力量总是有限的，把心中的苦恼倾诉出来，求得别人的帮助和指点也不失为一种好方法。有些事情其实并不像你想的那么严重，请旁观者站在另一个角度开导一下，可能就会豁然开朗，茅塞顿开。和丈夫虚心沟通，请他理解你的生理情绪周期，提醒你、开导你，并请求他忍让你、包涵你。

5 制造快乐法

悲伤和抑郁的反面是快乐，所以尽量做些有趣的事情，让自己高兴起来。笑不仅能去除烦恼，而且可以调解精神，促进身体健康。专家认为笑可以增加肺活量，清洁呼吸道使肌肉放松，驱散愁闷，对人体有十大作用，可使人对往日的不幸变得淡漠，而产生对美好未来的向往。

4 提前练习语言胎教

1 说话时，内心充满喜悦

这个阶段的胎宝宝还不能听见你的声音，更不能理解你在做什么，所以此时的语言胎教对胎宝宝不起作用，那么此时练习语言胎教是否毫无用处呢？当然不是，至少我们可以找出两条好处。

（1）这能帮助准妈妈平复心情，妈妈是明确知道肚子里住着一个小家伙的，妈妈在对他说话的时候，内心充满了母爱。在说话的时候，多使用带有正面感情色彩的语言，但是不要试图掩饰你的情绪和状态，因为声音会把一切都显露出来。当胎宝宝长成以后，如果孕妈妈心情不好，却佯装愉快地说话，胎宝宝是可以从中感到某种不自然的。因此，在与胎宝宝说话之前，孕妈妈要真正调整好自己的情绪。

（2）孕妈妈可以提前练习和宝宝说话的技巧，为以后的正式胎教做好准备。语言是妈妈内心活动的产物，因此乐观积极的感情有助于帮助宝宝长大后成功地适应社会。在整个孕期，孕妈妈都可以尝试给予胎宝宝更多的语言刺激。

2 呼唤胎宝宝

从发现自己怀孕的那一刻开始，孕妈妈就可以为胎宝宝取一个可爱的小名了，以后对着肚子说话的时候，就轻轻地呼唤胎宝宝的小名。在早晨起床时，孕妈妈可以轻抚腹部，对胎宝宝说：宝宝，该起床了。白天散步时，可以对胎宝宝说：宝宝，快听小鸟的叫声多响亮；快来呼吸吧，空气真新鲜。晚上睡觉时，可以对胎宝宝说：宝宝，到晚上了，好好睡觉，明天见。

那些赞许的，亲昵的语言很受胎宝宝们喜欢，如"多香的牛奶啊""我们的小宝宝真棒""多可爱的小家伙"等。通过这样的呼唤，可以刺激胎宝宝的大脑发育，因为怀孕第 2 个月是胎宝宝大脑发育最快也是最重要的阶段。呼唤能够让胎宝宝建立一种固定的反应，尤其是呼唤他的名字，更会为以后加深父母与宝宝之间的感情打下很好的基础。

饮食营养合理搭配

1 经常补充健脑食品

豆类及豆制品是常见的健脑佳品

豆类自古以来都在中国人的饮食中占据了重要地位，早期的五谷"稻、黍、稷、麦、菽"中的"菽"指的就是豆类。孕妈妈尤其适合食用大豆制品，大豆中的蛋白质含量占40%，不仅含量高，而且多为适合人体智力活动需要的植物蛋白。因此，从蛋白质角度看，大豆也是高级健脑品。大豆所含脂肪量也很高，约占20%。在这些脂肪中，油酸、亚油酸、亚麻酸等优质聚不饱和脂肪酸又占80%以上，这就更说明大豆确实是高级健脑食品。

不过，并不是所有的孕妈妈都喜欢吃豆类食品，有的人就很不习惯吃豆类和豆制品，这对供给胎宝宝足够的健脑营养素很不利。大豆中含有相当多的氨基酸和钙，正好弥补米、面中这些营养的不足。比如，大脑中极为重要的营养物质谷氨酸、天冬氨酸、赖氨酸、精氨酸在大豆中的含量分别是米中的几倍乃至十几倍，可见其健脑作用之大。此外，100 克大豆中含 240 毫克钙，9.4 毫克铁，570 毫克磷，0.85 毫克维生素 B_1，0.30 毫克维生素 B_2，2.2 毫克维生素 B_3，这些营养素都是智力活动所必需的。

大豆对健脑有如此重要的作用，孕妈妈如果怀孕前不习惯吃豆制品，怀孕后从胎宝宝健脑角度出发也应一改原有习惯，适量吃些豆类和豆制品。

与大豆相近的还有黑豆，其健脑作用比大豆更明显。在夏天，尚未成熟的大豆味道就鲜美得多，而且含有较多的维生素 C，煮熟后食用也是健脑的好食品。

2 核桃是中医传统的健脑食品

除了豆类以外，核桃也是不可多得的营养美食。核桃性甘温，中医认为它有健脑、益肾、温肺、补肝、强筋、壮骨、润肠通便等功能，常用来治疗肾虚喘咳、腰痛脚弱、阳痿遗精、耳鸣、小便频数、石淋、带下、大便干燥等。

100 克核桃仁可产生 2000 多焦耳热量，是同等重量的粮食所产热量的两倍；每千克核桃仁相当于 5 千克鸡蛋和 9 千克鲜牛奶的营养价值。核桃仁中的不饱和脂肪酸含量高，有降低血中胆固醇的作用，其中的亚硝酸还是理想的肌肤美容剂。核桃仁中的磷脂具有增长细胞活力的作用，可提高脑神经功能，增强机体抵抗力，并可促进造血功能和伤口愈合。

核桃可以生食，也可以熟食，营养价值和味道都很不错，但是对于怀孕中的孕妈妈来说，最好还是食用熟核桃，而且每次不宜食用过多，以免核桃中的油脂刺激早孕反应。

2 缓解早孕反应的饮食法

早孕反应让孕妈妈苦不堪言，孕妈妈经常感觉肚子里翻江倒海，有时甚至把吃进去的东西吐得干干净净。长此以往，必将影响孕妈妈对于营养的吸收，还有可能损伤消化系统。因此，学会正确的饮食方法，缓解早孕反应，就显得非常重要了。

1 少量多餐，避免空腹

孕妈妈不需要严格遵守吃饭时间了，只要想吃就可以吃，不用为了营养而强迫自己吃饭，也不必强求每餐的分量。随意进食，这样反倒能增进食量。当然，也不能暴饮暴食。

2 饮食多样，比例适当

每天要保证各类营养的摄入量和比例，所以最好每天三餐的食物品种不同，每周的食物品种也不重复，这样才能达到营养均衡。

3 备好小零食

无论是在家，还是在公司，孕妈妈都应该准备一些吃的，饼干、面包及苏打饼干等食物可降低孕吐的不适；酸奶较热牛奶的气味小，有止吐作用，又能增加蛋白质的供给量，孕妈妈可适当食用。孕妈妈还可以将一些小饼干放在床头，早晨起床之前吃一两块，而如果半夜醒来，吃一小块松软香甜的面包，可以防止早上呕吐。

4 食物要以清淡为主

孕妈妈此时最讨厌荤腥、油腻的食物，所以饮食要尽量清淡，即便是肉类食品，也应该用清蒸或炖清汤的方式做出来。此外，每个孕妈妈的口味都不太一样，有的孕妈妈喜欢吃酸的，有的喜欢吃辣的，因此要根据孕妈妈的口味选择烹调方法。

5 饮食要易于消化

饮食要易于消化，这样既有助于营养的吸收，又避免给消化系统太大的负担。动物性食物中的鸡、鱼、蛋、奶，豆类食物中的豆腐、豆浆等，都是易于人体消化和吸收的食物，味道鲜美并且含有丰富的优质蛋白质，孕妈妈可以经常选用。

6 学会喝水

如果一个人很会喝水的话，那么她就可以大大减少孕吐的概率。正确的方法是每天经常性地喝水，争取每天喝水量达到1700毫升左右。每次吃完点心后，应该过一个小时再喝水；尽量把喝水时间安排在正餐之间，不要一次喝得太多，否则胃撑满了会没食欲。如果孕妈妈吐得厉害，可以喝一点含有葡萄糖、盐和钾的运动饮料，来补充流失的电解质。

③ 改善孕期呕吐的食物

1 能安胎的酸味柠檬

性平味极酸，孕期怀孕恶阻和胎动不安者宜食之，柠檬有止呕和安胎之功。《食物考》即有记载："柠檬，孕妈妈宜食，能安胎。"《岭南随笔》说它能"治哕"，《纲目拾遗》认为它"腌食下气和胃"。由于"柠檬，宜母子，味极酸，故曰宜母"，孕妈妈肝虚可食之，所以在广西民间，柠檬又称"宜母果"。

2 甘甜爽口的苹果

性平味甘，具有生津润肺、健脾益胃、养心之功效。现代营养学研究表明，苹果的营养成分丰富，含有果糖、葡萄糖、维生素 C、维生素 B_1、维生素 B_2、胡萝卜素以及钙、磷、铁、柠檬酸、酒石酸等。从代谢性质来看，苹果是一种碱性食物，可以调节水盐和电解质的平衡，中和体内由于怀孕呕吐产生的酸性代谢产物，预防因呕吐而出现的酸中毒。

3 理气化痰的陈皮

性温味辛、苦，具有理气健脾、腻留香、降逆止呕的作用。《本草纲目》中说它"疗呕逆反胃嘈杂，时吐清水。"对痰浊中阻的怀孕恶阻，呕吐黏液清痰、舌苔浊腻者，最宜用橘子皮泡茶饮。柚子也适宜怀孕恶阻者食用，《日华子本草》中就说："治妊孕人食少并口淡，去胃中恶气。"

4 味道清淡的冬瓜

性凉味甘淡，怀孕恶阻属胃热者，宜用冬瓜煨食，有清热、化痰、和胃的作用。清代医家王孟英说冬瓜"清热，养胃，生津，涤垢治烦。"

5 随身携带苏打饼干

苏打饼干是碱性的，可以中和部分胃酸，对于胃酸较多，反胃欲呕的人是不错的食物。

6 调和荤腥的紫苏叶

性温，味辛。《本草汇言》中说它能"散寒气，安胎气，化痰气，乃治气之神药也"，胃寒及痰浊型怀孕恶阻者食用最宜。可用鲜紫苏叶 2 ~ 3 片泡茶饮，也可在烹调鱼、肉、虾、蟹时加入鲜紫苏叶 4 ~ 5 片，古人称它为"杀一切鱼肉毒之要药"。此外，怀孕胎动不安者也宜服之。

7 清热止呕的芦根

性寒味甘，有清热、止呕、除烦的作用，适宜胃热怀孕恶阻的孕妈妈煎水代茶饮。《唐本草》载："芦根疗呕逆不下食，胃中热"。明代医家缪希雍指出："芦根味甘性寒，火升胃热，则反胃呕逆不下食。甘寒除热安胃，亦能下气，故悉主之也。"凡怀孕恶阻、口干呕逆、苔黄舌红者，均宜服之。孕妈妈血不足则心热，服之尤宜。

8 理顺气机的萝卜

性凉味甘辛，有清热、化痰、下气的作用。明代名医李时珍认为萝卜"主吞酸"。也有古方介绍："治食物作酸，萝卜生嚼数片。"《普济方》亦载："治反胃吐食：萝卜捶碎。蜜煎，细细嚼咽。"对于怀孕初期，胃热呕吐，恶心吞酸的恶阻反应者，宜生嚼数片萝卜；或捶碎绞汁饮服，不必用"蜜煎"。

9 温中止呕的生姜

其性温味辛，有温中、止呕、化痰的作用。《药性论》记载："止呕吐不下食"。可以将其切成薄片，加糖，盐腌渍，感觉恶心欲吐时口含或嚼食一片。

4 孕妈妈饮食"七不宜"

孕妈妈的饮食应该精挑细选，可是有时人们仍然犯错，这是难免的，一方面是人们对现代医学的不完全信任，另一方面是对传统医学的似懂非懂，往往导致人们做出错误的选择。总的来说，常见的错误有以下几种，可以集中归纳为"七不宜"：

1 不宜偏食挑食

有的孕妈妈偏食鸡鸭鱼肉和高档的营养保健品，有的只吃荤菜，不吃素菜，有的不吃内脏如猪肝等，有的不吃牛奶和鸡蛋，造成营养单一。

2 不宜随意进补

目前各种营养品充满市场，在一般人看来，吃得越高级，越贵越有营养。其实不然。内热的人不宜吃人参、桂圆、羊肉等热性食品，食用后会引起出血，内热过重。体虚怕冷者不宜服珍珠粉、柿子等，食用后可能会感到胃部不适；体虚者不能短期大量进补芝麻、核桃，否则会引起腹泻，厌食。

3 不宜吃刺激性食物

咖啡、浓茶、辛辣食品、饮酒、吸烟等均会对胎宝宝产生不良刺激，影响正常发育，甚至导致胎宝宝畸形。

4 不宜片面强调植物油

如豆油、菜油等都是富含植物脂肪的食物，片面摄入过多，会造成单一性的植物脂肪过高，对胎宝宝脑发育不利。也影响母体健康。应提倡同时摄入一定量的动物脂肪，如猪油、蚝油等。

5 不宜盲目听从缺乏科学性的建议

在民间经验中，我们常常可以看到、发现一些令人感到莫名其妙的说法，比如有的说孕妈妈忌吃兔肉，否则产下的孩子会有兔唇，有的人说孕妈妈不能吃蟹，否则容易导致腹泻。这些说法看起来很愚昧，其实也有一定的道理，我们要了解背后的原因，才能做出准确的判断，比如有的野生动物身上有潜藏的病毒或细菌，有的食物不宜消化，在卫生水平落后的时代，远离这些食物反而是最正确的选择。今天的人们当然可以食用这些食物，但是要仔细做好卫生工作，同时不能食用过量。

6 食物不宜太精细

孕妈妈是家庭的重点保护对象，一般都吃精白粉和精白米，不吃粗粮，容易造成维生素 B$_1$ 严重缺乏和不足。

7 不宜无节制的进食

孕妈妈固然需要营养，但也不能无节制地补充营养，因为孕妈妈和胎宝宝的承受能力都是有限的。有的孕妈妈不控制食量，喜欢吃的东西就拼命吃，逮到橘子能吃一箩筐，这对健康肯定是没有帮助的，甚至可能埋下隐患。

⑤ 孕期不宜多吃的食物

1 桂圆

桂圆有安心宁神的作用，偶尔食用可以有效缓解孕妈妈的抑郁症，但是不能吃得太多。为什么呢？中医的解释是妇女怀孕以后，阴血衰虚，容易滋生内热，而桂圆就是一种性温的食物，经常食用对孕妈妈的身体健康反而不利，不仅不能保胎，反而易出现漏红、腹痛等先兆流产症状。

2 杏仁

杏仁美味，也有微量的毒性，为了避免毒性透过胎盘屏障影响胎宝宝，孕妈妈应少食杏仁。

3 山楂

山楂有活血化瘀的作用，食用后也有收缩子宫的功效，孕妈妈最好不要接触山楂。

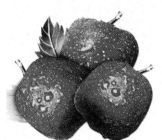

4 黑木耳

黑木耳虽有滋养益胃的作用，但同时又具有活血化瘀之功，不利于胚胎的稳固和生长，故应忌食。

5 薏苡仁

薏苡仁是一味药食兼用的植物种仁，其性滑利。药理实验证明，薏苡仁对子宫肌肉有兴奋作用，促使子宫收缩，因此有诱发流产的可能。

6 马齿苋

马齿苋既是药物又可做菜食用，但其性寒冷而滑利。经实验证明，马齿苋汁对子宫有明显的兴奋作用，易造成流产。

7 甘蔗

甘蔗中含有大量蔗糖，进入胃肠道经消化分解后，会使人体内血糖浓度增高，吃得越多血糖就越高。当血糖超过正常限度时，会促进皮肤上的葡萄球菌生长繁殖，容易引发皮肤起小疖子或疖肿。若病菌侵入皮肤深部，则可能引起菌血症而威胁胎宝宝生存的内环境。过多地摄入糖分还可使身体内的酸性代谢产物产生过多，使孕妈妈血液变成酸性，也容易导致胎宝宝发生畸形。

8 黄芪炖鸡

孕妈妈，尤其是要临产的孕妈妈，吃黄芪炖鸡后，有可能发生过期妊娠，胎宝宝过大造成难产，因此，生产时不得不进行会阴侧切、产钳助产，甚至剖宫来帮助生产。这不仅会给孕妈妈带来痛苦，同时也有可能损伤胎宝宝。这是因为，黄芪有"助气壮筋骨，长肉补血"的功用，加上母鸡本身是高蛋白食品，两者加在一起，起滋补协同作用，使胎宝宝骨肉发育生长过猛，以致造成难产。而且，黄芪有利尿作用，会使羊水相对减少，以致延长产程。

9 方便食品

专家指出，孕妈妈不宜多吃方便食品，这类食品的脂肪含量很低。常以这些食品为主食，会使孕妈妈体内缺乏必需脂肪酸，而必需脂肪酸是胎宝宝大脑发育需要的重要营养成分。而且，孕早期要形成良好的胎盘及丰富的血管也特别需要脂肪酸，这样才能保证胎宝宝的营养需求。

本月推荐食谱

茭白炒鸡蛋

原料 鸡蛋2个，茭白3根，熟猪油、精盐、高汤各适量。

做法 ①将茭白洗净，去皮，切成丝；鸡蛋磕入碗内，加入精盐、调匀。②将猪油50克放入锅内，待油烧至六成热，放入茭白丝翻炒几下，加入精盐，高汤，炒干汤汁，待熟后盛入盆中。③将猪油放入锅内，待油烧至五成热，把鸡蛋倒入锅内，同时将炒过的茭白放入一同炒拌，待熟后淋上熟猪油，继续炒几下，使茭白丝和蛋松碎即成。

功效 利尿止渴，补虚健体。

五彩鸡丝

原料 鸡丝100克，蛋皮丝、冬菇丝、青红椒丝各50克，鸡蛋清10克，花生油40克，料酒30克，水、淀粉、味精、精盐各适量。

做法 ①用蛋清、水、淀粉将鸡丝在碗内拌匀上浆。②炒锅放油烧热，放入鸡丝，划至断生，出锅，沥油；将锅置火上，把辣椒丝、冬菇丝放入煸炒，再下鸡丝炒匀，加入料酒、蛋皮丝。③再放精盐、味精、水、淀粉勾芡，颠勺装盘。

功效 益肾养胃，滋养阴血。

奶汤瓜片

原料 黄瓜200克，鲜牛奶80克，火腿、豌豆各15克，高汤500克，精盐、花椒水、味精、猪油各适量。

做法 ①把黄瓜去子切成片，火腿切成小片。②锅内放高汤，加精盐、花椒水、味精、瓜片、牛奶、火腿、豌豆烧开，撇净浮沫出锅盛在碗内。

功效 开胃益气，补虚，易消化。

小黄鱼汤

原料 小黄鱼、肉汤各250克，素油100克，香芹25克，黄酒、精盐、糖、淀粉、味精、葱、姜末、香油各适量。

做法 ①小黄鱼洗净去头和内脏，加精盐、黄酒、淀粉腌一会儿，开油锅，油浸七成，把小黄鱼放到油里两面煎黄即捞出。②锅底留油，将葱、姜末，香芹煸炒一会儿，下进肉汤、糖，烧开后放进小黄鱼，加香油、味精烧开即可。

功效 开胃益气，填精补脾。

生活中的各项准备

① 要怀孕，也要保持美丽

　　每位女性都希望自己永远保持美丽，而恰当地使用化妆品修饰自己，往往会令女性看起来更加完美和自信，孕妈妈也不例外。怀孕后孕妈妈的皮肤容易出现痤疮、粉刺等小疙瘩，这是因为怀孕后孕妈妈体内激素分泌失调所引起的，这个时候不要经常更换过去经常使用的化妆品，以防止皮肤不适应。只要经常洗脸，时刻保持面部清洁，充分休息和适当营养就足够了。

　　女性怀孕以后，以前美丽的面容，白皙的皮肤就会发生一定的变化，面部会出现黄褐色或暗棕色的斑块（黄褐斑），因此需要通过化妆加以掩盖。不过，对于孕妈妈来说，最好少用化妆品，化淡妆比较合适。孕妈妈在怀孕早期由于脸色不好，化妆时可以稍微加重一些色彩，所用的化妆品除粉底外，脸上还可涂上淡淡的胭脂，使脸色看起来更加红润些。同时这些化妆品也能够阻挡部分紫外线，以免加快黄褐斑的形成和发展。另外，孕妈妈外出的时候还可以适当涂一些防晒霜。怀孕中期的孕妈妈可以针对脸部斑块，每星期做一次面膜，能够起到一定的防治作用，也可以适当使用一些外敷的药物进行治疗等。总之，怀孕期间的孕妈妈，用化妆品以无香料、低酒精、无刺激性霜剂或奶液为最佳。

　　另外，由于大多数女性会因怀孕而变得敏感，身体的抵抗力下降，所以孕妈妈在孕期特别忌讳接触有害的化学物品，尤其是化妆品。由于化妆品中的很多成分具有刺激作用，如使用不当，会引起毛囊炎、过敏等皮肤反应。劣质化妆品都含有大量致癌的化学物质，因此，孕妈妈一定要根据自己皮肤的类型和孕后的皮肤变化选择化妆品。

需要注意的是，孕妈妈到医院作定期产前检查时，最好不要化妆，因为化妆品会掩盖孕妈妈的脸色，影响医生的正确判断。

2 如何挺过早孕反应

1 呕吐对胎宝宝有利

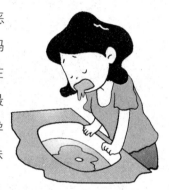

早孕反应一般表现为食欲不振、厌食、轻度恶心、呕吐、头晕、倦怠，甚至低热等，这是孕妈妈在怀孕早期特有的正常生理反应。早孕反应一般在妊娠第 6 周出现，以后逐渐明显，在第 9～11 周最重，一般在停经 12 周前自行缓解，消失。大多数孕妈妈能耐受，对生活和工作影响不大，无需特殊治疗。

从某些方面讲，呕吐对于母亲和孩子也有好处。孕妈妈每天摄入的食品当中，有一些对胎宝宝发育不利的成分，但因为成人的抵挡能力强，这些不好的成分对孕妈妈没产生什么影响，都被孕妈妈"全盘接收"。但是胎宝宝却不能接收这些"毒素"，于是便通过妈妈孕吐这种方式，来排出对自己不利的"毒素"。所以孕妈妈不要担心呕吐对胎宝宝有影响。有一些孕妈妈在不明就里的情况下，强行克制呕吐，或在饮食方面找原因，擅自调整日常饮食，这样对胎宝宝反而不好。

2 孕妈妈怎样克服早孕反应

（1）平复紧张的心情：相信大家都有这样的体验，那就是紧张的时候往往更容易呕吐。孕妈妈应正确对待妊娠和分娩，保持心情舒畅、精神愉快，消除不必要的顾虑，不要将生儿育女看成沉重的负担和痛苦，要树立坚定的信心。

（2）提前准备，应对早孕反应：对付早孕反应，一定要提前有所准备，因为这些恶心、呕吐的反应往往来得十分迅猛，根本不会给你准备的时间。

如果孕妈妈知道什么东西会让自己恶心，就要尽量避免碰到这些东西。当孕妈妈出门时，可以随身携带一些酸味或甜味的水和食物，当饥饿感来临时，迅速补充一点，以此压抑住呕吐感。还要准备一些纸巾和小袋子，以处理呕吐物。

（3）注意休息，加强营养：对一般的恶心，呕吐等早孕反应，应该注意休息，饮食上多吃些清淡可口，易消化的饭菜，不要吃油腻的食物。

（4）出门走走：新鲜空气，不同的景色，拜访朋友，或看场电影，都可以让孕妈妈分散注意力而感觉好些。

（5）按摩内关穴：内关穴位于手腕，在手关节内侧，手腕横纹上2寸处（手腕上三横指正中线），如果刺激这个压力点，可以减轻因怀孕引起的恶心与呕吐。

空腹时不要吞咽唾液：人在空腹的时候，胃部对唾液的感受加强，空胃对唾液非常敏感，一碰到就容易引发恶心。大部分孕妈妈在怀孕期间都会产生过多的唾液，空腹吃食物之前，应该先喝些牛奶、酸乳酪，将胃黏膜保护起来，才不会因唾液引发恶心。

③ 休息和运动缺一不可

选对用具才能保证睡眠

（1）硬床：孕妈妈不宜睡软床，因为睡在软床上的时候，床垫会塌陷下去，翻身起床的时候反而不方便。最好睡硬床，铺上较厚的棉絮，避免由于床板过硬，缺乏对身体的缓冲力，从而转侧太频，多梦易醒。孕妈妈的枕头以9厘米（平肩）高为宜。枕头过高会迫使颈部前屈而压迫颈动脉。颈动脉是大脑供血的通路，受阻时会使大脑血流量降低从而引起脑缺氧。

（2）被褥：最理想的被褥是棉制的，孕期最好不要用毛料、化纤混纺等材质的被套及床单，因为化纤布容易刺激皮肤，引起瘙痒。蚊帐的作用不只是避蚊防风，还能够吸附空中飘落的尘埃，以过滤空气。使用蚊帐有利于孕妈妈安然入眠，同时还能够使睡眠加深。

（3）枕头：除了普通的枕头，当孕妈妈开始因为体重的增加而感到不舒服的时候，就应该开始使用专门的孕垫了。因为怀孕后，孕妈妈睡觉时不可以把大部分的支撑点作用于背上，这时孕妈妈们就只好把大部分支撑点作用于两边了。左侧卧位能够减轻增大的子宫对孕妈妈主动脉及髂动脉的压迫，维持正常子宫动脉的血流量，保证胎盘的血液供给，可以为胎宝宝提供生长发育所需要的营养物质。

（4）孕垫：孕妈妈可能出现下肢浮肿或腿部静脉曲张，这时准备一个孕垫就非常有必要了，可以将腿部适当垫高，以利于血液回流，减轻下肢浮肿。同时，怀孕后，背部的压力也会变大，这样就需要用孕垫来缓和背部的压力。

虽然这一时期的孕妈妈开始觉得乏力，昏昏欲睡，只想安静地坐在沙发上或躺在床上。但是从母婴健康角度看，孕妈妈还是要进行适当运动。

2 休息和运动合理搭配

（1）散步：散步这是一项非常适合孕妈妈的运动。散步可以帮助消化，促进血液循环，而且运动强度小，不易造成伤害，还可以锻炼盆骨肌肉，为分娩做好准备。

（2）游泳：在游泳时，由于体重被水的浮力支撑起来，不易扭伤肌肉和关节，可以很好地锻炼，协调全身大部分肌肉，增进耐力。不过，孕妈妈要选择那些水温适合、水质干净的泳池，如果水太冷就容易使肌肉发生痉挛，而水质太脏可能会引起细菌感染。

（3）孕妇体操：现在，不少健身场所有专门为孕妈妈量身定做的运动，其中孕妇体操就是比较常见的一种，孕妇体操专门为孕妈妈设计，可进行有目的、有计划的锻炼，有利于分娩和产后的恢复。

虽然怀孕期间坚持运动对母婴健康都有益处，但是有先兆性流产、阴道出血等症状的孕妈妈就不适宜运动，或需要在医生指导下做些适宜的运动。即使是身体健康的孕妈妈，也需要遵守下列运动原则：运动量要由小到大，慢慢增加；如果在运动时感到疼痛、抽搐或气短，应停止锻炼；运动时间保持在每天 1 次，每次半小时左右为宜。

④ 工作和宝宝可以兼得

在如今这个时代，一边工作、一边怀孕早已不是什么新鲜事了，一部分孕妈妈是迫于经济压力，而另一部分孕妈妈则是不希望整天一个人待在家里，舍不得离开同事和朋友之间的和谐气氛，毕竟丈夫不可能陪着一起辞职了。

健康的孕妈妈选择一面怀孕一面工作，至少可以带来以下好处：

（1）工作使孕妈妈能够始终保持一定的活动，这是增加未来顺产概率的关键因素之一。尤其在怀孕六个月以后，随着胎宝宝的发育，孕妈妈的负担加重，感觉一动就吃力，一般会逐渐变懒，如果失去了外出工作的压力，很难保证足够的运动量，这会导致孕妈妈体重激增而导致难产概率增加。另外，坚持工作也会扩大怀孕女性的接触范围，而且不论是原先争名夺利的同事还是斤斤计较的客户，很少会对一位孕妈妈大呼小叫。友善、和谐的人际关系，对孕妈妈保持乐观情绪将十分有益，也更有益于胎宝宝的生长发育。

（2）和同事们相处的过程中，孕妈妈学习更多的育儿经验。那些作为过来人的女同事、女客户都乐意为孕妈妈提供很多的育儿经验以供借鉴，让人感觉到别样的温暖，这种直接的经验比待在家里由老外婆或老保姆传授的更科学、更客观、更实用。而且大多数怀孕女性认为，这一阶段是她们与已育女同事关系最融洽的阶段，自己几乎成了工作之余的谈话中心，"腹中的孩子成为我的快乐护身符"。

（3）减少孕妈妈独自待在家中时间，可以帮她排解内心的忧愁。一部分抑郁或敏感气质的女性，在临近生产的时候容易产生胎宝宝畸形意想，担心孩子生下来有这样那样的缺陷，如兔唇等，那些闷在家里的孕妈妈整天无所事事，闲而生愁，这种情况会更频繁而强烈。忙碌的工作会冲淡这种可笑的担忧，特别是当所有人都称赞你育儿知识丰富、气色好、肯定能生个漂亮聪明的宝宝的时候，这种意想会在不知不觉中消失。

（4）不长期脱离岗位，因此不会产生生疏感，返岗的时候也会更加容易。如今社会变化日新月异，竞争压力与日俱增，大多数女人仍然要参与到工作之中，才能维持家庭的运转。有些女性刚一怀孕就辞职或请假，孩子一岁了才考虑要重新工作，但长期与社会脱节更会加深这种畏惧感。因此，正常的坐办公室的女性应该坚持工作到预产期之前三到五天，而且生产一个月以后也应该尽快恢复对相关资讯的了解与关注，多与上司、同事联络，多关心行业的发展与动向，这样返岗时才不会恐慌而是信心十足。

5 正确选购防辐射服

选购效果好的防辐射服

孕早期的 3 个月是胎宝宝各个器官分化的重要阶段，比较敏感脆弱，对电磁辐射的抵抗能力也较差。因此，如果孕妈妈生活和工作中常常会接触辐射源，如电脑、复印机、电磁炉等，那么从确定自己怀孕时，最好就能穿上防辐射服。

目前市场上出售的防辐射服主要有以下几种，孕妈妈应选择质量好、安全高的产品：

（1）涂层防辐射服：优点是新衣服防电磁辐射效果较好，缺点是不透气，不能水洗；一旦穿着，会在短时间内失去效果；含铅、汞、铬等有害成分，被人体吸收后会产生副作用。

（2）金属纤维防辐射服：优点是较透气，可以水洗；纤维含量达到了屏蔽高低频电磁辐射的效果；不含对人体有害成分。缺点是颜色单调、发灰，浅色的面料还能看到着色不好的黑线；纤维含量无法检测，质量好坏不易区分。

（3）银离子防辐射服：优点是轻薄、柔软、透气、抗菌、除臭、能水洗；防辐射效果好。缺点是价格相对稍贵。

② 防辐射服的 dB 值并不是越高越安全

作为防辐射服,首先应有服装的可洗涤、透气性、舒适性等基本性能,还应满足对家电的防辐射。防辐射服的 dB 值达到15,便能阻止一般家用电器的辐射,如电脑、微波炉的辐射。

不少孕妈妈在买防辐射服时,会拿手机来测试,认为可以包住手机辐射的就是最好的。目前来看,包住手机辐射的防辐射服一般 dB 值大于60,但大多数是电镀金属织物,洗涤几次就不行了。因此,不必追求能包住手机辐射,满足一般家电防辐射性能(15dB 左右)即可。先让我们看看防辐射服的成分:棉42%、涤纶38%、金属纤维20%。防辐射服的奥秘就藏在这20%的金属纤维上了,金属纤维确实能对电脑、手机等电磁波辐射起到一定的阻挡作用,但如碰到红外线、超声波、核辐射、X 光等,金属纤维还是无能为力的,所以不能完全依赖防护"铠甲"。特别在孕早期,孕妈妈还是应该远离那些高辐射的电器。

孕妈妈穿上防辐射服后,胎宝宝就像被关在了一个没有窗户的黑屋子里,时间长了也不利于胎宝宝的健康成长。因此,孕妈妈大可不必时时处处都将它穿在身上,在脱离辐射环境后最好脱下,让肚子里的胎宝宝"透透气"。晒太阳是很好的补钙方式,可以防止孕妈妈患上骨质疏松,也能够避免胎宝宝将来得佝偻病。因此,孕妈妈要谨记晒太阳时不要穿着防辐射服。

孕 3 月

  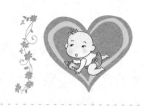

新的生命在悄悄孕育

孕妈妈和宝宝的变化

 1 宝宝的生长情况

　　经过 2 个月的生长，现在的胎宝宝终于有了人的形状，只是比例还有很大的不同。宝宝的头约占身长的一半，通过 B 超能看到胎宝宝手脚的活动。膝盖、脚后跟清晰可见，肾脏、输尿管已经形成，可以排泄了。脑的各部分，如大脑、延髓等器官逐渐分明，脑的分化也开始进行。

　　孕 9 周，从现在开始，胚胎就可以称为胎宝宝了，妈妈可以自豪地宣称自己有了小宝宝了。为了接纳新居民，您的子宫膨胀得非常大，现在胎宝宝的尺寸大约有 25 毫米，而且胎宝宝许多位置都有所改变，如胚胎期的小尾巴不见了等。现在所有的器官、肌肉、神经都开始工作。手部从手腕开始变得稍微有些弯曲，双脚开始

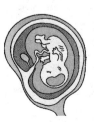 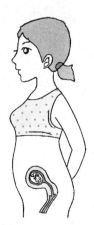

127

摆脱蹼状的外表，眼帘开始覆盖住眼睛。

到了第 10 周末尾，胎宝宝的身长会达到 40 毫米左右，无论是形状还是大小，都很像一个扁豆荚。现在胎宝宝的体重大约 10 克。胎宝宝的眼皮开始黏合在一起，直到 27 周以后才能完全睁开。胎宝宝的手腕发育成形，脚踝开始发育完成，手指和脚趾清晰可见，手臂更长而且肘部变得更加弯曲。现在，胎宝宝的耳朵的塑造工作已经完成，胎宝宝的生殖器开始发育，但是用 B 超还分不清性别，胎盘已经很成熟，可以支持产生激素的大部分重要功能。

孕 11 周，胎宝宝身长到 45～63 毫米，体重达到 14 克左右，胎宝宝开始有了吸吮、吞咽和踢腿的能力，现在胎宝宝细微之处已经开始发育，他的手指甲和绒毛状的头发已经开始出现。胎宝宝维持生命的器官如肝脏、肾、肠、大脑以及呼吸器官都已经开始工作。本周已能够清晰地看到胎宝宝脊柱的轮廓，脊神经开始生长。

到本月末（孕 12 周），胎宝宝的身长可以达到大约 65 毫米，手指和脚趾已经完全分开，一部分骨骼开始变得坚硬，并出现关节雏形。从牙胚到趾甲，胎宝宝都在忙碌地运动着，时而踢腿，时而舒展身姿，就像在学跳舞一样。此时胎宝宝头部的增长速度开始放慢，而身体其他部位的增长速度则逐渐加快。

2 孕妈妈的身心变化

在这个阶段，孕妈妈的身体依然在进行剧烈的变化，孕吐的反应可能会继续到第 10 周。妈妈身上开始有了浓重的味道，还特别容易流汗，所以要注意经常洗澡，更换内衣，尽量保持身体的清洁。乳房仍在持续的增大当中，以前的内衣可能变得不再舒适了，因此要及时更换大号的内衣，以免乳房受压迫，引起发炎、疼痛等症状。

此时，孕妈妈的子宫已经膨大到有一个橘子大小了，但是孕妈妈已经开始习惯于自己身体的变化，心理上也渐渐地能接受怀孕的事实，胎宝宝

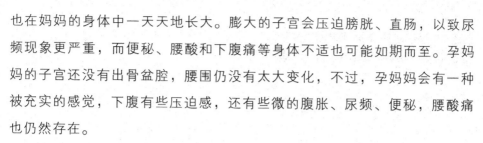

也在妈妈的身体中一天天地长大。膨大的子宫会压迫膀胱、直肠，以致尿频现象更严重，而便秘、腰酸和下腹痛等身体不适也可能如期而至。孕妈妈的子宫还没有出骨盆腔，腰围仍没有太大变化，不过，孕妈妈会有一种被充实的感觉，下腹有些压迫感，还有些微的腹胀、尿频、便秘，腰酸痛也仍然存在。

到第 11 周时，孕妈妈的子宫就会突出骨盆腔了，此时用手轻轻触摸耻骨上缘，就可以感觉到子宫的存在。如果仔细观察，你会发现臀部开始变宽，腰部、腿部、臀部变胖了，脂肪开始增厚，并且结实有力，这都是为将来分娩所做的准备。

另外，激素在继续起作用，使头发长得更快，指甲变脆，易折断或龟裂。激素也对皮肤产生影响。不过不同的孕妈妈受影响的表现不同，有可能本来很好的皮肤变坏了，也有可能本来很差的皮肤变好了。总体来说，大多数都有色素沉淀加深，出现妊娠斑的情况。另外，牙龈可能会肿胀，刷牙时容易出血。

孕妈妈可能会发现在小腹部有一条竖线，颜色逐渐变深，这是妊娠纹。随着孕期继续，这条纹会继续增粗，颜色加深，而且会越来越多。不过这都无须担心，产后妊娠纹会逐渐消失。

进入孕 12 周，孕早期就要结束了，持续困扰孕妈妈很长时间的早孕反应将会慢慢减轻直至消失，孕妈妈会惊奇地发现，自己不那么想吐了，也不再像之前那样疲劳嗜睡了，精力会大大恢复。在这一周，由于激素的影响，孕妈妈脸部和脖子上会出现黄褐斑。黄褐斑在产后会慢慢变淡，不需担心。乳房在本周会继续膨胀，阴道分泌物可能还会增多。此时胎宝宝骨骼开始发育，所以孕妈妈需要多摄入些含钙的食物。

此时大部分孕妈妈都能够真切地感受到胎宝宝的存在了，于是有一些不自觉的行为改变，比如会习惯性地轻抚肚子，与胎宝宝进行交流；偶尔会走神，沉浸在对胎宝宝的想象中；也会放慢走路的速度等。

③ 孕妈妈的注意事项

到了孕3月，孕妈妈的早孕反应得到了改善，但是又出现了其他一些情况，这些变化同样需要引起孕妈妈的注意。

1 预防痔疮

痔疮可不是男人的专利，民间有句话说"十女十痔"，应该说女人得痔疮的概率比男人大得多。在孕期，因为子宫增大而压迫到内脏，上厕所的次数就会比以前频繁。而且也会因下腹疼痛，导致腰痛，容易形成经常性便秘，每次都会持续好几天。由于便秘时勉强排便，一旦大便出血，就可能引起痔疮，所以在排便时尽可能保持放松。另外，为了避免骨盆内出血，身体要保持温暖，并且不要长时间维持相同的姿势。

2 注意饮食营养

虽然孕妈妈将会逐步摆脱可恶的早孕反应，但是身体仍然可能出现不舒服。长大的子宫会压迫到胃，食欲相对会减退，这会使很多孕妈妈感到胃不舒服。但绝不可以因为不想吃就忽略了饮食，为了胎宝宝着想，应尽量摄取营养。如果经常感觉到水分不足就喝牛奶和果汁。还会有轻微的孕吐，但也不要偏食，注意补充维生素。而像咖喱、胡椒、芥末等强烈刺激性的食物，最好不要接触。此外，孕妈妈在去医院治疗的时候一定要注意，照胃镜和胃透视图等可能对胎宝宝有不良影响，应该先告诉医生自己怀孕了，或者直接找妇科医生。

3 保证休息时间

怀孕期间，由于生理和心理上的各种原因，孕妈妈会很容易感到疲劳，所以一定要保证睡眠时间。中午吃过饭以后，人的身体会感到有点疲倦，此时也可以稍微休息一会儿。可以把衣服稍微松开，避免勒着肚子，坐在宽敞的椅子上休息，肚子感觉胀时，稍稍按摩一下。

4 保持下阴卫生

孕妈妈下阴部的分泌物可能会出现许多，很难保持干燥、卫生的状态，所以最好每天洗澡。卫生条件如果做不好，就很容易引起阴道炎、外阴道发炎等。如果感到下阴发痒，并且有像豆腐渣样的分泌物时，就表示可能已经发生感染了。此时应该积极治疗，避免炎症感染对宝宝的健康造成伤害。因为胎宝宝出生的时候会通过产道，这时就会受到感染，这是非常危险的。

5 注意出血

有许多原因可以引起出血，除了流产、异常怀孕之外，也会有不正常出血的现象，例如阴道炎就很容易被误认为是流产。阴道炎是由于子宫出口充血、腐烂所引起。造成出血的原因很多，不要随意下判断，只要看到有不正常的出血，不要犹豫，马上去看医生。

4 留心体重的变化

怀孕以后，每个孕妈妈的体重都会产生变化，区别只在于变胖和变得更胖之间。出于对母子健康的关心，长辈们都会让孕妈妈拼命补充营养，恨不得能帮她吃一点。其实，孕妈妈对营养的需求并不是越多越好，体重也并非越重越好。有资料表明，孕妈妈体重增加 11 ~ 12.5 千克，新生儿的各项身体指标比较健康，当孕妈妈的体重增加超过了 13 千克的时候，难产率反而增加了。所以，孕妈妈要注意控制体重。

在怀孕期间，因为母体组织间的液体越来越多，孕妈妈的身体会出现水肿。如果体重增长过快，体内液体的滞留会更为严重，这可能导致孕妈妈的各项生理平衡被打破，从而有更高的概率患上妊娠高血压病。所以，孕妈妈要随时注意体重的变化情况。

对于体重的控制应该从怀孕之前就开始了，这样便能减轻孕期的负担。女人体重最容易增加的三个时期，分别是青春发育期、孕期和更年期。如果在怀孕之前便能保持健康的体重，孕期就能更轻松地保持正常体重，产后也较容易恢复健康体态。

孕期体重的增加是必然的，这也给产后瘦身带来了挑战。有研究指出，怀孕前体质指数值正常的女性中，大约有超过 1/4 的人数在孕期体重增加了 15 千克以上，或怀孕 20 周后平均每周增加 0.68 千克，这些孕妈妈在产后很难恢复身形，甚至在产后 6 个月仍然无法消耗孕期堆积的脂肪。

怀孕不是减肥的好时机，但是孕妈妈应该注意营养均衡，并且适当地加以运动，以维持适当的体重和体能。孕期没有很好控制体重的新妈妈，也不必太过担心，产后 3 个月是体重下降最快速的时期，3 个月后速度就会减缓，因此产后 3~6 个月是恢复体形的重要时期，如果能够把握好这段时间，科学健康地进行锻炼，控制体重也并非难事。

按时检查做做保健

① 孕妈妈 3 月孕检

在孕 3 月，孕妈妈要到医院做产检了，这是她的第一次正式产检，要在医院办理一份母子健康档案，在上面做好产检的一系列记录。第 1 次产检的项目相对较多，全面检查孕妈妈的健康情况，并排除宫外孕、葡萄胎等各类型流产。

产检次数：第一次产检。

产检时间：怀孕 12 周，孕早期。

产检项目：确定孕周，推算预产期，建立妊娠期保健手册，评估妊娠高危因素，测量血压，胎心率，血常规，尿常规，血型（ABO 和 Rh），空腹血糖，测算体重指数，肝功能和肾功能，乙型肝炎病毒表面抗原，梅毒螺旋体，HIV 筛查，心电图等。

产检注意：第一次产检前要空腹，因为肝功能检查要抽血，要避免食物的影响；测量宫高前要排空小便，以免影响测量的准确性；测量血压前要静坐半小时。

除了以上这些常规性的检查项目以外，还有一些特殊的产检项目也是非常重要的。

（1）胎宝宝畸形筛查（NT）——胎宝宝颈项透明层厚度：此项检查是为了预测胎宝宝是否存在某种缺陷，例如染色体异常。胎宝宝颈项透明层厚度，是指胎宝宝颈后部皮下组织内液体的积聚。近 10 年的研究发现，NT 的厚度增加，胎宝宝异常的可能性增加。凡测值小于 2.5mm 时判断为正常。

（2）风疹病毒抗体：风疹不但感染孕妈妈，亦可经胎盘、生殖器引起垂直感染，造成流产，胎宝宝宫内发育障碍，以及先天性白内障，耳聋和心脏病等先天性畸形。检测孕妈妈血清中的风疹病毒特异性抗体 IgM，孕妈妈血清风疹病毒 IgM 抗体的测定有助于预测妊娠结局，降低先天性风疹综合征患儿的出现率。

（3）人类免疫缺陷病毒：人类免疫缺陷病毒也就是人们常说的艾滋病（AIDS），它的原名是获得性免疫缺陷综合征，是由人类免疫缺陷病毒（HIV）引起的一种性传播疾病。艾滋病可以通过血液传播，也可以通过母婴传播，因此很有必要检查。

2 当心意外流产

孕妈妈最关心胎宝宝的健康，而流产则是胎宝宝的终极杀手，不可不防。流产又称"小产"，是指妊娠不满 28 周而中断的情况。孕妈妈中有约 10% ~18% 的人会发生流产，而流产的患者中有半数以上发生于妊娠第 2 ~3 个月，称早期流产；妊娠第 4 个月以后出现的流产称为晚期流产；若连续流产 3 次或 3 次以上，则称为习惯流产。流产的常见表现是阴道不时少量出血，点滴不止，或时有时无，当急性出血或严重感染时，常可危及孕妈妈生命。

1 导致流产的常见原因

流产的原因主要有母体因素和胚胎异常两个方面：

孕妈妈常常出现内分泌失调，这有可能成为流产的重要诱因，例如性激素分泌失调，不能准备一个良好的内膜为孕卵着床而影响胚胎在子宫内的正常发育，将会引起早期流产。子宫颈口松弛或重度裂伤，不能承受孕卵的增长，可引起晚期流产。还有甲状腺功能低下、糖尿病也可引起流产。

另外，急性感染如流感、肺炎、痢疾等，慢性疾病如贫血、营养不良等，以及母体患有某些生殖器官疾病、慢性中毒乃至某些精神因素都可以导致流产。

胚胎本身的异常也可能导致流产，并不是所有的胚胎都是健康的。有资料表明，妊娠 12 周前发生流产主要是由于染色体异常所致，流产的时间越早，与受精卵染色体的关系越紧密。受精卵异常可能是由精子或卵子的异常所致，也可能是两者均有异常引起的。夫妇一方有染色体平衡易位，也可使受精卵的染色体出现异变，胚胎发育不良，最后流产或胎死宫内。

2 出现流产，不要盲目保胎

现代医学认为，宫内正常胎宝宝是施行保胎治疗的前提，这是应该反复强调的一点。流产的出现并不是偶然的，背后肯定有原因，所以当出现流产征兆时，孕妈妈不要惊慌失措，更不能听信一些没有依据的偏方、秘方盲目保胎，而是应该去医院做全面的检查，找出流产的原因并作相应的处理。如果是创伤引起的流产，保胎是有效的，但这种流产在临床上只占很小的比例。发育不良的胚胎，在孕期 28 周内，大多数通过自然流产而淘汰，而发育正常的胚胎则不容易流产。

目前西医保胎药物很少，以往大多使用黄体酮保胎，然而黄体酮只对孕激素不足的孕妈妈才有效果，对其他性质引起的流产则作用不大或无济于事。

值得注意的是，在孕期大量使用黄体酮可引起胎宝宝性器官发育异常。因此，从优生的角度来看，一旦发生先兆流产，首先应查明原因，对原因不明的自然流产，不宜盲目保胎。

胎宝宝的健康问题是全家人最关心的，孕妈妈应该主动配合医生，找出流产的具体原因，然后选择治疗的手段。现在有多种检查方法可了解宫内胎宝宝状态，确定流产病因，其中遗传学检查是最为重要的检查手段。流产的主要遗传学检查有遗传咨询、宫内诊断和染色体检查。

3 如何防止流产

流产的各种临床表现

（1）流产的重要征兆是流血，在初期，流血并不严重，只有少量阴道流血，同时出现下腹坠痛和腰部酸痛，这就是先兆流产。此时去做阴道检查，子宫大小与妊娠月份相符，宫口尚未张开，妊娠试验阳性。

（2）先兆流产进一步发展，流血就会越来越多，甚至比以往每月的月经量还多，小腹阵痛加剧，最后胎膜破损，羊水流出，流产更难救治。这一阶段叫作"难免流产"，此时做阴道检查，可见宫口大开或胎囊膨出于宫口处。

（3）难免流产后，若胎宝宝已经排出孕妈妈体外，可是胎盘还没有完全排出的话，就称为不完全流产，这会影响子宫收缩，致使阴道流血增多，甚至可大出血而引起休克。检查时，发现子宫比妊娠月份小，宫口松弛，有时宫口被物体堵塞。

（4）胎宝宝和胎盘全部排出，称为完全流产，此时流血停止，腹痛消失。

（5）还有一种情况，是死去的胎宝宝仍然留在母亲的子宫内，过了两个月甚至更长时间仍未排出，就称作过期流产。孕妈妈多有先兆流产经过，此后子宫不再继续增大，反渐缩小，早孕反应消失，有时可有反复性阴道流血，量时多时少，妊娠试验阴性。

（6）习惯性流产：自然流产连续发生3次或3次以上者称为习惯性流产，

中医称之为"滑胎"。每次流产发生的时间都差不多，胎宝宝始终过不了那个月份的门槛，至于流产经过，依妊娠期迟早与其他流产相同。

（7）流产还可以引发感染，在流产过程中，因为流血时间过长等原因，容易导致孕妈妈感染细菌，这些细菌传染到子宫内，就可以引起子宫感染。此时除有一般流产症状外，尚有体温升高、脉搏增快、下腹疼痛和阴道分泌物有臭味。妇科检查时，子宫及附件伴有明显压痛，如不及时处理，严重者可并发腹膜炎、败血症或感染性休克，甚至危及生命。

2 防止流产的措施

（1）适龄婚育，年龄太大或太小都不适合妊娠。年龄太小，孕妈妈的身体尚未发育完全，流产发生的概率就较高；年龄太大，女性的各项身体机能大幅下降，容易发生事故。所以适龄结婚是必要的，已经发生过流产者，应避免在短期内再次怀孕。

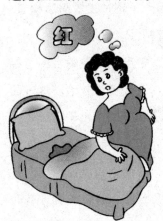

（2）在怀孕早期要严格进行体检，以排除各种可能导致流产的因素，例如疾病、流产病史等。有先兆流产症状者应及时治疗，并应防止感染性疾病的发生，如感冒、肺炎等，在此阶段，要绝对禁止性交，并避免与化学物质接触。

（3）远离剧烈运动及重体力劳动，避免外力伤害孕妈妈的身体，从而避免了创伤引起的流产。在从事一般性的劳动时，也应适当休息，如一旦发现小腹胀痛，阴道少量流血，应去医院检查，以便及时保胎。

并不是所有的先兆流产都会导致妊娠结束，在经过调养之后，至少有70%以上的孕妈妈可以保住胎宝宝，所以一旦怀疑自己有流产迹象时，就应保持安静，卧床休息，心情放轻松，不可焦躁不安，您可以休息到隔日，再找妇产科医师检查。医师可以根据症状，触诊及超声波检查，来判断胎宝宝是否正常，并采取相应的保护措施。

4 葡萄胎的防治

葡萄胎是孕育的一种不良形态，对胎宝宝和妈妈都没有好处。为什么要叫葡萄胎呢？因为这种胎盘外面长了许多水泡，水泡间相连成串，看上去就像葡萄一样。所以葡萄胎也称水样胎块，是胎盘绒毛滋养细胞异常增生，使胎盘绒毛出现水泡样退变导致的。

葡萄胎可以分为良性和恶性，良性葡萄胎为良性病变，为绒毛上皮增生、水肿，变性形成的透明水泡串，可充满全子宫，胎内有胚胎，但胚胎早期死亡，自溶吸收。而恶性葡萄胎的水泡已经蔓延到子宫肌层深部，或在其他部位发生转移。

直至目前，人们对葡萄胎的成因还不是十分了解，可能与年龄或遗传等因素有关。发生良性葡萄胎时，主要表现为停经后不规则的阴道出血，这是最主要的症状，多数于妊娠的 2～4 个月出现，逐渐加重。有葡萄胎时妊娠反应较一般情况出现早而且重，可排出水泡状物，但腹痛不明显。在妊娠 4 个月时照腹部 X 光片，仍见不到胎宝宝骨骼，到妊娠 5 个月时仍听不到胎心和胎动。超声波检查会有一些特殊的表现：子宫经常大于正常孕龄子宫；宫腔内无胎宝宝及羊水；宫腔内充满弥漫分布的光点和小囊样无回声区，层层排列如"落雪状"，常伴有单侧或双侧卵巢的黄素囊肿。诊断良性葡萄胎时，需与恶性葡萄胎、流产、双胎妊娠、羊水过多等区别开来。

葡萄胎的发展是不可逆的，也就是说以人类目前的医疗水平，面对葡萄胎就只能牺牲胎宝宝来保护大人了。治疗方法主要有以下几种：

清宫

葡萄胎对胎宝宝是致命的，处理不及时也可能给母体带来危险，所以确诊后要尽早治疗，将子宫内的东西清除出去。医院一般采用较为安全的吸刮术，能够避免子宫穿孔，所以患者不必担心。子宫大于妊娠 12 周者，一般吸刮两次，每次间隔一周，每次刮出物均应送病理检查。术前应做好输血准备，手术前后使用抗生素预防感染。

2 卵巢黄素囊肿的处理

卵巢黄素囊肿可自然消失，一般无须处理，如发生蒂扭转，一般在超声或腹腔镜下穿刺吸液后多可自然复位。如扭转时间长，血运恢复不良，则需及早剖宫探查。

3 预防性子宫切除

这是预防葡萄胎恶化的有效手段，但是对妈妈的身体影响很大，因为切除子宫就意味着再也不能生育了。目前很少有人采用这种方法，只有在年龄较大、没有生育能力或生育需求的情况下才可以考虑。葡萄胎清除后每周做一次 HCG（绒毛膜促性腺激素）定量检查。显示为阴性后，3 个月内仍每周复查一次，此后 3 个月每半月一次，然后每月一次持续半年，第二年起每 6 个月一次至少两年。与此同时要定期拍胸片，如 2 个月原尿 HCG 仍阳性或阴性后又阳性，或肺内出现转移阴影，应考虑恶变，立即化疗。为避免再次发生葡萄胎或恶变，应嘱咐患者坚持避孕 1 ~ 2 年。

5 适度运动促进健康

1 孕妈妈适度运动有助健康

（1）预防妊娠高血压综合征和妊娠期糖尿病：妊娠期间，孕妈妈可能出现高血压综合征和糖尿病，而在此之前或许从未有过，这说明妊娠是可以诱发这两种疾病的。这两种疾病都很常见，同时也很危险，而运动能够帮助孕妈妈预防危险。运动可以促进孕妈妈对钙的吸收，降低舒张压，减少因缺钙而引起的妊娠高血压综合征的概率。适度运动，控制体重，会使母体多余的血糖消耗掉，有助于较轻松顺利地完成分娩，产后正常体型的恢复期也会较短，对妊娠期糖尿病的治疗和预防有重要意义。

（2）预防妊娠低血钙：在胎宝宝快速生长的阶段，胎盘分泌的大量雌性激素会抑制母体吸收钙，骨骼的生长发育对钙的需求量逐渐增加，导致摄入量不足。这会引起骨质疏松，并出现下肢抽搐等症状。

（3）运动能让孕妈妈更舒心：很多时候，孕妈妈的抑郁就像一个死结，一味地纠缠在上面可能没有任何益处，这时倒不如转移一下注意力，减轻妊娠反应的不适症状。运动可以促进血液循环，增加血液含氧量，消除身体的不良反应，保持良好的精神状态，还能使神经系统得到调节，并能改善心、肺的功能，促进消化吸收，为胎宝宝提供充足的营养。这不仅增强了体质，提高了免疫力，还能为顺利生产积蓄力量。

2 孕妈妈应选择适宜的运动

并不是所有运动都适合孕妈妈，孕妈妈挑选运动的时候应该首先考虑安全，其次才是效果。例如有氧运动能够调动起全身的机能，对身体是很有好处的，但是太过剧烈的运动，反而会造成体内氧气不足及肌肉疲劳，起到相反的效果。

具体来说，游泳、竞走、散步、爬楼梯，以及其他诸如固定式的健身脚踏车都不错。骑着普通的脚踏车到户外去，有时会有跌倒的危险，脚踏车本身也会产生振动，不太适合孕妈妈骑乘。在这些运动中，最受孕妈妈欢迎的是游泳。游泳的优点，是由于在水中进行，有浮力作用，可以使自己体重减轻，平常身体很笨重，在水中就能够忽略掉这些困扰，可以轻松运动。有比赛性质的运动，就不太适合孕妈妈。而且，最好要避免做与人碰撞、有跌倒危险、跳跃、瞬间用力的运动，如排球、篮球、足球、滑冰、登山、潜水、冲浪等等。

在妊娠早期，尤其是前3个月的时间内，胎宝宝都处于胚胎阶段，还没有稳定下来，孕妈妈活动量不宜过大，不宜做跳跃、旋转和突然转动等剧烈的大运动量锻炼，以免引起流产；最后2个月也不宜参与剧烈运动，以免早产，尤其是那些有过流产史的孕妈妈更应注意。这一时期，可以散步、打太极拳、做广播操。妊娠4～7个月，孕妈妈可根据个人条件、习惯和爱好，进行一些力所能及的活动，活动时间不宜太长，以不感觉劳累为宜，即以停止锻炼后 10 分钟内可恢复锻炼前的心率、身体无任何不适感为度；运动后若每分钟心跳超过 130 次时，应终止此项活动。

6 孕期做做体操

孕 3 月，小宝宝基本上已经安稳下来，流产的危险也没有那么大，孕妈妈可以做做体操锻炼。孕妈妈的体形变化也不是很大，还有相当好的活动能力，做体操时可以分为下面几节进行锻炼：

1 踮脚运动

孕妈妈坐在椅子上，双脚并拢，平放在地面上，然后用力向上翘脚尖，持续大约 10 秒钟后，恢复原状。把一条腿放在另一条腿上，上侧脚脚尖慢慢地上下活动，持续 3 分钟，双腿互换位置，重复练习 1 次。这组运动能够有效锻炼双腿和双脚，使足尖和踝部关节柔软，改善血液循环，坚持锻炼，能够有效减轻孕晚期下肢水肿的烦恼。

2 盘坐运动

孕妈妈盘起双腿，像打坐一样，同时挺直背部，口唇闭起，两手轻轻放在膝盖上，保持这个姿势，集中精神。每呼吸 1 次，手按压 1 次膝盖，反复进行。按压时要手腕缓缓用力，尽量让膝盖一点点接近地面。运动时间可选在早晨起床前，白天休息时或晚上睡觉前，每次各做 5 分钟左右。这项运动的功效是松弛腰关节，伸展骨盆的肌肉，有利于分娩时胎宝宝通过产道，顺利生产。

3 腰部扭转

仰卧在床上，双肩向后紧贴在床上。膝盖弯曲，双腿并拢，带动大小腿向左右摆动，要慢慢有节奏地运动。接着，左脚伸直，右膝屈起，右脚平放在床上。右腿的膝盖慢慢地向左侧倾倒。待膝盖从左侧恢复原位后，再向右侧倾倒，以后左右腿可交错进行。这组活动的强度不大，却有很强的韧性，能够加强骨盆关节和腰部肌肉的柔韧度。

4 活动骨盆

再次躺倒在床上，双肩向后紧贴在床上，膝盖弯曲，脚掌和手掌平放在床上。腹部呈弓形向上突起，持续 5 秒钟，再恢复原来的姿势。四肢着地，低头隆背，使背部呈圆形。抬头挺腰，背部后仰。上半身缓慢向前方移动，重心前后维持不变，一呼一吸后复原。反复做此动作，早、晚各做 5~10 次。这组活动可使骨盆和腰部关节放松，使产道出口肌肉柔软，并能强健下腹部肌肉。

7 找出抑郁的根源

孕妈妈和准爸爸之间又多了一个小成员，这本是一件值得高兴的事情，但是孕妈妈总是难以控制住自己的情绪，时常情绪失控。孕妈妈的这些抑郁情绪是怎样产生的呢？

（1）内分泌变化：怀孕后体内的激素水平发生急剧变化，从而改变神经递质的活动，可能导致孕妈妈的情绪发生变化，出现思维迟钝，躯体倦怠，情绪低落等表现，产生抑郁症状。

（2）对角色转变的恐惧：担心自己不能胜任母亲的角色，缺乏安全感，周围的亲人朋友对待自己的态度也会发生的微妙变化，如果自己无法在短时间内适应并很好地处理这些转变，那么诸多情绪问题就会随之而来。

（3）担心宝宝的健康：经常担心胎宝宝的健康，如发育是否正常，器官是否健全，是否有比较严重的疾病，或者自己的某些日常行为是否会对胎宝宝造成影响等，过分忧虑和紧张。

（4）生活发生突然或重大变化：生活中出现突发事件，如失去亲人或婚姻出现问题的孕妈妈，会遭受重大的心理创伤，容易患上抑郁症。

（5）"完美主义"情结在作祟：有些孕妈妈什么事都想要做得十全十美，当结果达不到预期时，就会非常不自在、不高兴，从而产生强烈的焦虑感，长此以往很容易患上孕期抑郁症。

（6）不善交流，性格内向：不爱与人交往，不爱说话，什么事都闷在心里，情绪长期得不到释放的孕妈妈也是抑郁症的攻击对象。

（7）有家族抑郁史：如果孕妈妈的母亲在怀孕时曾经患过孕期抑郁症，那么很有可能会遗传给自己。

要知道，妈妈的情绪变化可不是自己一个人的事儿，还关系到胎宝宝的健康成长和发育，因此在找出抑郁的根源之后，一定要尽早让自己走出抑郁的怪圈，让胎宝宝出生在一个幸福、快乐的家庭里。

精心打造优质胎教

① 根据胎动做抚摸胎教

抚摸胎教的益处

无论是妈妈还是爸爸，都希望早点和小家伙见面，可是小家伙才不管爸爸妈妈的心急呢，他仍然在慢慢地生长。胎宝宝也不是什么都不知道，不信你轻轻抚摸胎体，他是可以感觉到的。

抚摸也是胎教的一种，因为它能够增进孕妈妈血液循环，并且给胎宝宝一些触觉上的刺激，有利于胎宝宝的智力发育。通过抚摸能把触觉刺激传递给胎宝宝的大脑，反复的刺激能加强感受器与大脑的联系，从而产生牢固的记忆，孩子出生后往往更加聪明。

在孕3月，胎宝宝的器官发育进入最旺盛的时期，这时进行抚摸胎教，能够促进胎宝宝各器官更好地发育成熟，同时可以培养胎宝宝良好的生活习惯。

2 练习抚摸胎宝宝

这个月的胎宝宝有了一定的活动能力，开始进行活动啦！他会踢腿、吃手指、转身等；孕妈妈可以抚摸胎宝宝与其沟通信息，交流感情，帮助胎宝宝做"体操"。

方 法

◎孕妈妈平躺在床上，全身保持放松。

◎先用一根手指轻轻按一下胎宝宝的位置，然后抬起手指，胎宝宝会有轻微胎动，这说明他感觉到了你的动作。

◎用手掌平放在肚子上，轻轻抚摸，看看宝宝是否有其他的反应。

在胎宝宝有了胎动以后，你开始轻轻按一下时，他有可能用力挣脱或蹬腿反射，这说明他"不高兴"了，这时就应马上停下来。过几天后，胎宝宝对母亲的手法适应了，再从头试做，此时当母亲的手一按，胎宝宝就主动迎上去做出反应，用小手推或用小脚踹母亲的腹部。

时 间

早晚皆可，每次时间不必过长，5~10分钟即可。

3 注意胎教细节

◎要注意抚摸动作一定要轻柔，并且要全身心地投入，好像在抚摸你未来的小宝宝那样充满爱心。

◎孕早期和孕晚期临近预产期时不宜进行抚摸胎教。

◎有流产、早产、产前出血等不良产史和不规则宫缩、先兆流产、先兆早产的孕妈妈也不适合经常抚摸腹部。

2 准爸爸的抚摸胎教

1 准爸爸的爱抚同样重要

随着腹部的增大，很多准爸爸因为担心给胎宝宝造成不好的影响而犹豫不敢摸。

不要害怕，先去试着触摸妻子的腹部，这一定会给你一种不可思议的感觉，这里居然孕育着一个小生命。然后，一种兴奋欣喜的感觉就会不断涌现出来。而这种幸福感会直接传递给孕妈妈，她会因丈夫的喜悦而感到幸福和快乐。

先把手放到孕妈妈肚脐周围，然后对腹中的小宝宝说："我是爸爸呀！"也许刚开始会感到很不好意思，经常这样做就会发现你和胎宝宝的交流会越来越自然了。

2 让胎宝宝感受到父爱

方法

◉将放在肚脐周围的手，沿着腹部向侧腹慢慢移动。不要用力，轻轻地、慢慢地抚摸。

◉现在通过纵向地触摸来感受一下腹部的变化。让双手做纵向、横向、立体的抚摸，这样可以感受到胎宝宝的大小。最好能调节两个人的呼吸，使呼吸一致。夫妻如果能够配合得很好的话，按摩的效果也会得到提升。

◉双手手掌沿着从小腹，到肚脐，再到胸部以下的顺序以画圈的方式来轻轻地抚摸腹部。

◉双手交叠在一起，从肚脐开始，沿着顺时针方向以画圈的方式抚摸腹部。

丈夫要多与妻子谈论胎宝宝情况，多关心妻子妊娠反应的情况，与妻子谈论胎宝宝在母亲腹中非常舒适、自由自在的样子。要经常和妻子猜想宝宝的脸蛋长得多么漂亮、眼睛多么明亮，增加母子生理心理上的联系，增进母子的感情，消除妻子因妊娠反应所引起的不愉快，而对腹中胎宝宝的怨恨。

每天晚上 19：00，此时爸爸应该已经下班回到家里了，先跟分别了一天的胎宝宝打个招呼吧。

3 注意胎教细节

◎孕早期和孕晚期临近预产期时不宜进行抚摸胎教。

◎有流产、早产、产前出血等不良产史和不规则宫缩、先兆流产、先兆早产的孕妈妈也不适合经常抚摸腹部。

◎胎宝宝更喜欢频率低一些的男性嗓音，所以抚摸的时候多和自己的"宝宝"说说话。

3 哼着歌儿做胎教

1 胎宝宝也能听"懂"歌声

孕妈妈在心情好的时候，可以用轻柔的声音唱一些曲调轻盈的歌曲，同时想象胎宝宝正在静听，胎宝宝还听不懂孕妈妈在唱什么，但是平和的乐声也能吸引他的注意力，也能使他感到平静与祥和。

只要有时间，孕妈妈就可以哼唱几首轻松欢快的音乐，让胎宝宝能够经常听到妈妈的歌声。孕妈妈的歌声中融汇了浓浓的爱的信息，这是给他的小"情歌"。

2 给小宝宝的小"情歌"

在哼歌的同时，爸爸妈妈不能仅仅满足于唱歌，还要边唱边联想燕子飞舞的动作，亦可说唱结合，用童话般的语言，把春天的景象描述给胎宝宝听，讲小白兔、金鱼、小猫、鲜花、森林、大海，清晰的话语和声调，可使胎宝宝感受到美妙和谐的意境，美丽多彩的世界，使胎宝宝心智得到启迪。

《小燕子》

小燕子，穿花衣，年年春天来这里，

我问燕子你为啥来？

燕子说："这里的春天最美丽！"

小燕子，告诉你，今年这里更美丽，

我们盖起了大工厂，装上了新机器，

欢迎你，长期住在这里。

时 间

上午或下午皆可，每次 10~15 分钟，不宜在睡前哼唱。

3 注意胎教细节

● 哼歌时，声音不宜太大，以小声说话的音量为标准，不能大声地高唱，以免影响胎宝宝。尽量选唱一些简单，轻快愉悦的歌曲。

● 在唱歌时，母亲应该取坐姿或站姿，睡姿不利于换气。

● 精力集中，吐字清楚，声音要和缓，既要避免高声尖叫，又要防止平淡乏味地唱歌。

● 胎宝宝不愿意听尖细、高昂的音乐，喜欢较低沉、委婉的声音。过强的音乐也会导致胎宝宝的组织细胞损伤，孕妈妈不要唱这类的流行音乐。

4 和胎宝宝一起做游戏

1 妈妈可以和宝宝"分享"图片

在本月里，孕妈妈可以经常教胎宝宝识别图片，千万不要认为这种做法是毫无意义的，这对激发胎宝宝的记忆潜能非常有益。

孕妈妈可以一边整理相册，一边回想那些美好的往事，通过看照片将故事说给腹中的胎宝宝听。甚至孕妈妈还可以把怀孕后的点点滴滴拍摄下来讲给胎宝宝听。如果孕妈妈能经常给胎宝宝描述照片中的美好情节，会将这种美好的情感传递给胎宝宝，让胎宝宝感受到妈妈的爱，同时也增进了亲子关系，这对胎宝宝日后宽厚性格的培养具有较好的影响力。

2 帮着胎宝宝识别图片

◎孕妈妈找一本有图画的书，舒服地坐在沙发上，一页一页地翻开。

◎记住你喜欢的几张图画，将那几页折一下，然后再随机地翻阅，看能不能再找到它们。

◎向宝宝解释一下这几张图画上的是什么。

午饭后，14：00～15：00左右，帮助舒缓午后慵懒的情绪。

孕妈妈可以把用过的照片都留下，把里面的人物、动物或花卉的外形剪出来，然后重新组合拼成一张张新图，然后用胶水黏合。也可以将小图块直接贴在白纸上，等到宝宝出生后，就能集齐一个本子的图片了，宝宝看到这些突出的形象，会产生更大的兴趣。

3 注意胎教细节

◎最好用形象突出的画册，例如人物画、连环画、动物画等，这样孕妈妈可以更容易发挥聪明才智。

◎最好用讲故事的方式描述图片。

◎这个活动是多种感官配合的活动，既有手的动作，又有颜色的感觉、图案的设计等，不仅可以让孕妈妈忘却身体与心理上的不适，还能培养孕妈妈的耐心与爱心。

饮食营养合理搭配

① 孕 3 月要补充的营养

在怀孕的每个阶段，孕妈妈对各种营养物质的需要程度可能都不一样，再加上孕妈妈的生理状况也不一样，所以孕妈妈一定要知道每个月的饮食都是不完全相同的，只有这样才能让胎宝宝健康地生长。

1 蛋白质

在孕前期，蛋白质始终是孕妈妈迫切需要补充的营养元素，因为胚胎在发育过程中需要大量的蛋白质，所以初期阶段应该注意多吃些富含有蛋白质的食物，这样才能补充充足的蛋白质，从而让胚胎获得更好的生长。不管是植物蛋白还是动物蛋白，孕妈妈都应该摄取，以保持多方面营养的均衡。相较于植物蛋白，动物食品中所含有的蛋白质更容易被人体所吸收利用，因此孕妈妈在平时生活中可以适当提升动物性食品的比例。

2 脂肪

在此前的一段时间里，孕妈妈天天被早孕反应困扰着，闻到荤腥味就忍不住想吐，就算想吃也吃不下去，所以前期不必勉强自己食用太多肉食。但是到了此时，早孕反应逐渐消失，胎宝宝也需要更多的脂肪。这类营养物质对胎宝宝的生长发育十分重要，孕妈妈长期缺乏对脂肪的补充，会影响到胎宝宝的生长发育，也不利于孕妈妈自身的健康。因此平时可以提高红烧肉、牛肉、鱼肉、辣子鸡等肉类食品在膳食中的比例，这些食物中不仅含有大量丰富的蛋白质，同时其口感也较好，容易获得孕妈妈的喜爱，可以帮助孕妈妈增强食欲。尤其是鱼肉中也含有大量优质蛋白质，又可以做成清蒸鱼、红烧鱼等多种烹饪方式。

水

人体最不能缺少的就是水分，孕妈妈每天都必须补充充足的水分。要学会定时、定量地喝水的习惯，这样不仅可以有效地缓解各种不适的妊娠反应，同时还能帮助孕妈妈有效地预防便秘等症状的出现。除了可以通过喝水来补充水分之外，同时孕妈妈在平时生活中还可以通过多吃些富含有水分的食物来起到补水的功效，比如像各种瓜类食物。

4 无机盐

无机盐也是孕妈妈此时需要大量补充的物质，这类营养物质在栗子、杏仁、葡萄、鱼子酱、瘦肉、马铃薯、麦麸、大枣等食物中比较常见。

5 碳水化合物

脂肪和碳水化合物并不是同一类物质，但是二者之间的关系比较紧密，人体摄入碳水化合物之后，可以以脂肪的形式储备起来。孕妈妈也需要碳水化合物，因为它能为孕妈妈提供能量，避免食欲不振、浑身无力、低血糖等症状的出现。

2 健康营养食物解决之道

1 孕妈妈要防止贫血

怀孕初期，即怀孕的前 3 个月，是胎宝宝成长发育的关键时期，胎宝宝的主要器官在这个阶段完成分化，但生长速度较慢，孕妈妈的营养需要量与孕前大致相同，孕妈妈每天只需要增加 209 千焦（50 千卡）的热量就可以了。由于大部分孕妈妈都会出现轻重不同的妊娠反应，例如头晕、恶心、呕吐、嗜睡、乳房胀痛等，影响了孕妈妈对营养的充分摄取，所以，孕妈妈应尽量改善进食，以加强营养。

此时孕妈妈可以适当增加铁元素的补充了，铁的摄入不足容易导致贫血，这会增加难产的危险。大部分孕妈妈是通过服用口服液的方式来补铁的，但是在孕早期还不需要，那种奇怪的口味只会加重早孕反应。最好的方法是通过食物补充。含铁较多的食物有鱼、贝类、豆类、黄绿色蔬菜及海藻类等。

在补铁的同时，最好进食富含蛋白质、B 族维生素以及维生素 C 的食物，这几种物质能够帮助人体对铁的吸收。

2 五类最佳食物

生一个健康聪明的小宝宝，是每个孕妈妈的最大心愿。科学地选择食物不仅有利于母体健康，更有益于胎宝宝的发育。

（1）最佳防吐食物：柠檬和土豆含有多种维生素，对孕妈妈防吐较为合适。

（2）最佳保胎蔬菜：菠菜含有丰富的叶酸，名列蔬菜之首。叶酸的最大功能在于保护胎宝宝免受脊髓分裂、脑积水、无脑等神经系统畸形之害。怀孕早期的2个月内应多吃菠菜或服用叶酸片。同时，菠菜中的大量B族维生素还可防止孕妈妈盆腔感染、精神抑郁、失眠等常见的孕期并发症。

（3）最佳饮料：绿茶乃微量元素的"富矿"，含丰富的铁、锌元素，可防止贫血，有利于胎宝宝的发育。

（4）最佳零食：孕妈妈在正餐外，吃一点零食可拓宽养分的供给渠道，瓜子、核桃仁等坚果是很好的选择。

（5）最佳酸味食品：孕妈妈食用酸味食品要注意选择，山楂的营养虽然较丰富，但可加速子宫收缩，可能会导致流产，而西红柿、杨梅、樱桃、葡萄、柑橘、苹果等是补酸佳品。

3 每天吃点小零食

孕妈妈每天都有可能感到无聊，不妨亲自准备一些食品，藏在家里和办公室里当作零食，闲下来的时候就吃一点，既有助于胎宝宝健康发育，又能给孕妈妈增加幸福感。

1 葡萄干

葡萄干是一种非常适合当孕期零食的食品，它本身含有大量葡萄糖，又有酸酸的口味，正对孕妈妈的胃口。由于钙、磷、铁的相对含量高，并有大量维生素和氨基酸，葡萄干对心肌有营养作用，是孕妈妈的滋补佳品，可补气血、暖肾，对神经衰弱和过度疲劳也有较好的滋补作用。

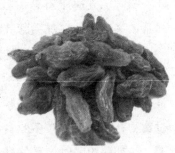

2 牛肉干

牛肉不仅可以用作正餐的主菜，也被人们做成便携、美味的小零食。喜欢辣味的妈妈可以去市场上买一点四川风味的辣牛肉，也可以自己做好后风干，切成小块，每天吃点，可以预防缺铁性贫血，并能增强免疫力。孕妈妈对铁和锌的需求是一般人的 1.5 倍。每 100 克的牛腱含铁量为 3 毫克，约为怀孕期间铁建议摄入量的 10%；含锌量 8.5 毫克，约为怀孕期间锌建议摄入量的 77%，营养价值比一般天然食品高。瘦牛肉也不会对血中胆固醇浓度造成负面影响。

3 坚果

坚果含有丰富的胡萝卜素和维生素 E 以及人体必需的脂肪酸、油酸、亚油酸，孕妈妈常吃还可以益气、助消化及促进胎宝宝大脑健康发育，如核桃、杏仁、腰果、瓜子等都是很受孕妈妈喜爱的小食品。不过，坚果中的热量和脂肪的含量都比较高，所以每天摄入坚果量应控制在 50 克左右，不宜过多。另外，有些孕妈妈平时爱过敏，那么像花生等容易引起过敏的食物就尽量别吃了。

4 奶酪

奶酪是牛奶"浓缩"成的精华，1 千克奶酪制品都是由 10 千克牛奶浓缩而成的，具有丰富的蛋白质、维生素 B 群、钙和多种有利于准妈妈吸收的微量营养成分。天然奶酪中的乳酸菌有助于准妈妈的肠胃对营养的吸收。还有一点很重要，怕胖的准妈妈一点都不用担心吃多了奶酪会会发胖！

5 巧克力

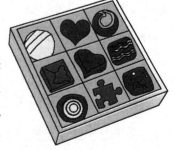

孕妈妈可以吃巧克力，但是分量不宜太多，每天最好不要超过 100 克，毕竟巧克力中含有很多刺激性的成分。适当吃一点巧克力，可以让人迅速产生幸福感，研究人员发现，这种幸福感也可以传染给宝宝，他们在出生后更喜欢微笑或表现出开心的样子。孕妈妈在食用巧克力后会把这种化学物质传给正在母体内发育的婴儿，从而使得其在出生后，特别是在 6 个月后，表现出积极的生活情绪。另外，巧克力糖分较高，孕妈妈吃完巧克力后，应及时漱口，防止滋生口腔细菌。

④ 四季饮食区别对待

孕期一般为 10 个月左右，到时自然分娩，期间孕妈妈度过了一年四季。妇女在受孕后，月经自然停闭，此时脏腑经络的血液都注于冲任以养胎。因为此时全身处于阴血偏虚，阳气偏盛的状态，因此，妇女在怀孕期间，除了有气血改变外，在体态上也会出现一些变化。初期孕妈妈的小腹开始膨胀，中期的孕妈妈可以自觉有胎动，而到了晚期，因胎宝宝的增大，胎宝宝的头部压迫膀胱和直肠，常会引起便秘和尿频。

在整个孕期，怀孕的妇女一定要注意养生，饮食要有营养而又易于消化，不宜过饥过饱。中医强调孕妈妈应该"因时择食"，是说妇女怀孕后，一要根据妊娠的月份不同，随时更换食谱；二要随着季节的变化，在饮食上有所差异。

1 春季饮食重提高免疫力

春天万物复苏，细菌也随之滋生，饮食的重点是增强免疫力。春天要多吃新鲜果蔬，补充多种维生素、矿物质及微量元素，如豆芽、香菜、春笋、菠菜、香椿、芥菜、芹菜、油菜等，一些野外的佳肴也是不错的选择，例如香喷喷的荠菜，就是农家人的最爱。春天还适合多吃高蛋白食物，如鱼、鸡、蛋、奶等食品，可以提高孕妈妈身体机能，有利于防病。另外，也要食用含维生素 C 和维生素 A 丰富的食物，丰富的水果和蔬菜具有帮助孕妈妈抗病毒和保护呼吸道的功效，抵御各种致病因素的侵袭。

2 夏季饮食重消暑

夏季炎热，人很容易上火，所以要吃一些补心阴的食物，预防火气上升，损害身体健康。天气的炎热，加上孕妈妈的身体本身就燥热，很容易缺水、中暑等，因此需要防暑。但是，孕妈妈不要贪图凉快，大量食用生冷食物，如雪糕、冰牛奶等，以免影响消化或引起血管收缩，影响胎盘供血。

3 秋季饮食宜清淡，润燥

秋天，空气干燥凉爽，是让人感觉比较舒适的日子，可是秋天易使人产生皮肤干燥、口干唇燥、干咳无痰、咽喉肿痛、大便不畅等一系列燥症。所以，秋季养生应以清热、润燥、养阴为原则。孕妈妈在吃水果上要注意，不论是西瓜还是香瓜、菜瓜，都不能随意多吃，否则会损伤脾胃的阳气。同时在饮食的调理上，还要注意少用辛辣的食品，如辣椒、生葱等，而应该多吃芝麻、糯米、粳米、蜂蜜、枇杷、甘蔗、菠萝等柔润的食物，以滋阴润脾。

4 冬季御寒食物不可多吃

冬季气候严寒，人的活动量大大减少，并且人长时期待在有暖气的房子里，比较干燥，容易导致维生素的代谢加速。此时的孕妈妈应多吃些热食，但燥热之物不可多吃，以免使内伏的阳气郁而化热。饭菜口味可适当浓重一些，多吃些脂肪类食品。但因此时绿叶蔬菜较少，要多摄取一定量的黄绿色蔬菜和水果，如胡萝卜、油菜、菠菜、橘子、苹果等，避免发生维生素的缺乏症。

本月推荐食谱

鸡蛋莲子羹

原料 莲子 150 克，鸡蛋 1 个，冰糖适量。

做法 ①莲子洗净，先用清水泡 10 分钟，然后倒入锅中，再加入 3 碗水，大火煮沸后改成小火，再煮约 20 分钟，待莲子熟烂后，加入冰糖。②将鸡蛋去壳挖出蛋黄，将蛋黄放入莲子汤中滚煮即可。

功效 养心去烦，安神固胎。

咖喱牛肉土豆丝

原料 牛肉 500 克，土豆 150 克，咖喱粉、酱油各 5 克，食油 10 克，盐、葱、姜、淀粉、料酒各适量。

做法 ①将牛肉自横断面切成丝，把淀粉、酱油、料酒调汁，将牛肉丝在其中抓匀；土豆洗净去皮，切成丝。②将油热好，先将葱、姜爆香，再将牛肉丝下锅干炒后，将土豆丝放入，加入酱油、精盐及咖喱粉，用旺火炒几下即成。

功效 强筋骨，益气血。

健胃萝卜汤

原料 猪肚1个，鸡腿肉200克，酸菜100克，红萝卜50克，萝卜叶、葱花、姜末、花椒、精盐、清汤各适量。

做法 ①猪肚用精盐洗净，去除黏液后再冲洗干净，切成小块，放入沸水锅内焯一下，捞出；红萝卜和鸡肉均切成3厘米丁状，用滚水烫过；酸菜洗净，沥干后切丝。②将猪肚、鸡肉、姜末、葱花、花椒、清汤倒入锅内，用慢火煮30分钟，然后放入酸菜和精盐，用中火煮15分钟，放入萝卜叶即成。

功效 增加食欲，帮助消化，减缓早孕反应。

糖醋排骨

原料 猪排骨、花生油各500克，香油10克，白糖50克，醋25克，料酒20克，红糟2克，精盐、葱末、姜末各适量。

做法 ①将猪排骨洗净，剁成8厘米长的块，放入盆内，加入适量的盐水腌渍4小时左右，捞出，沥干水分。②将炒锅置于火上，放入花生油，烧至六成热时，放入猪排骨，浸炸片刻捞出，控干油。③炒锅置于火上，倒入花生油，下葱末、姜末炝锅，速下猪排骨、开水、白糖、醋、料酒，用文火煨20分钟左右，待肉骨能分离时，加入红糟，收汁，淋入香油即成。

功效 补钙养血，滋阴润燥。

生活中的各项准备

① 孕妈妈易忽视的细节

在漫长的怀孕过程中，孕妈妈可能会忽略掉很多细节，而这些细节往往决定了母子的健康与否。

平时要经常活动

由于早孕反应的原因，有些孕妈妈的生活变得散漫而不规律，活动量也渐渐减少，这对胎宝宝的生长发育十分不利，还会使产程延长，给分娩带来

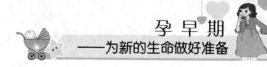

困难。若孕妈妈适当地进行运动，不仅可以促进母体及胎宝宝的新陈代谢，增强孕妈妈的体质，还可以使胎宝宝的免疫力有所增强。

② 产前检查需要按时进行

有些孕妈妈在妊娠期间不进行或不按期进行产前检查，这样做是很不好的。因为产前检查可以帮助孕妈妈了解胎宝宝的身体状况，还能及时发现妊娠期间一些异常情况。若不进行或不按期进行检查，万一发生异常情况就会耽误治疗时机，这也是造成难产的重要原因之一。

③ 孕妈妈生病也得吃药

少数孕妈妈生病以后不肯吃药，害怕影响到宝宝，实际上能够对胎宝宝造成伤害的药物并不多，而且那些药物都做了明显的标识。在医生的指导下用药，不用过于担心。

④ 起床时动作不要太大

孕妈妈睡觉采取的都是仰卧或者侧卧的姿势，起床的时候动作不宜太大，速度也不宜太快，以免腹部受到挤压。应该先转为侧卧的姿势，然后用手肘撑着床，从侧面慢慢起身。也可以慢慢坐起，在床上或被子上靠一会儿，然后再起来。不要靠腹部用力直接起身，更不能一个鲤鱼打挺从床上蹦起来。

⑤ 怀孕后不要过分依赖丈夫

怀孕后女性生理和心理上都发生了巨大的变化，这种变化常常会造成孕妈妈在感情上变得很脆弱，事事都很依赖丈夫，家务事也全推给丈夫。这种心理是不好的，虽然丈夫对自己的关心是应该的，但丈夫也有自己的工作，做妻子的要体谅丈夫，不要对丈夫过分依赖，在很多事情上应该学会自强自立。孕妈妈的这种自强自立的心理也会影响胎宝宝的生长发育，为胎宝宝出生后的良好品质打下基础。

② 孕妈妈的生活起居

到了这个阶段，孕妈妈已经开始有"孕"味了，虽然还没有挺起大肚子，但是孕妈妈自己清楚得很，已经把自己当作孕妈妈看待了。这对自觉调整行为习惯、生活习惯、饮食习惯等都是很有利的。

1 不要长时间待在厨房里

对于孕妈妈而言，厨房不仅是污染之源，而且也是一个危险的地方。

厨房中排放的油烟气体中含有一氧化碳、二氧化碳、氮氧化物等对人体有害的物质。此外，食用油加热到270℃左右时会产生油雾凝结物，被人体长期吸入，可导致细胞染色体损伤。燃烧的煤气、液化气可释放出有害气体，燃烧过程中释放大量的二氧化硫、二氧化氮、一氧化碳，同时释放大量粉尘，都会对胎宝宝产生影响。

另外，孕期活动不方便，厨房又是一个相对狭小、湿滑的空间，即使小心注意，还是可能发生危险。

2 不要长时间接触电视和电脑

电视已经成为现代家庭生活的标配，从理论上来说，孕妈妈看电视是安全的。如果孕妈妈使用的电视机符合安全检测标准，并且孕妈妈身体能离开电视机1米以上，那么电视机所产生的射线穿透力很弱，容易被物体吸收，一般不会对人体造成伤害。但是，长时间看电视对胎宝宝及孕妈妈的健康肯定会有一定的影响，因为孕妈妈长时间不活动，注意力又长时间集中在一个地方，会变得更加疲倦。所以，孕妈妈不宜长时间坐着观看电视节目和使用电脑。电视节目的音量也不要太大，同时要避免看刺激性强的电视节目，以免孕妈妈身体疲劳和精神紧张，从而影响休息，进而影响睡眠以及母子身体健康。

长期以来，人们都对电脑产生的辐射怀有恐惧感，认为电脑产生的辐射可以导致一系列疾病。然而，到目前为止，专家们尚未发现孕妈妈使用电脑会对胎宝宝有不良影响。世界卫生组织的专家们也曾表示，影响妇女妊娠结局的原因很多，最主要是工作疲劳和过度紧张，电脑的极低频电磁场只是次要原因。所以孕妈妈平时也可以使用电脑，只是要注意劳逸结合。

③ 挑选更合适的鞋子

1 不宜穿高跟鞋

脚是立身之本，处于人体的最低处，支撑着人体的全部重量，也被称为人的"第二心脏"，和真正的心脏分别归属于上下两个部位。但是从怀孕之后，孕妈妈从大脚趾开始水肿，逐渐发展到整只脚和整条腿，走路难以平衡，血液循环不畅，随着体重的增加，脚底压迫感增大，进而使腰痛加剧，影响胎宝宝的正常发育。为此，孕妈妈应该对鞋子的选择有所了解，以减轻脚和腰的负担，减轻脚水肿。

脚离不开鞋，脚的健康与鞋息息相关。女性怀孕后，体型会发生改变，肚子一天比一天大，体重也一天比一天增加，身体的重心前移，日常生活中站立或行走时，想保持身体的平衡，就需改变身体的姿势。所以，在此特殊时期，孕妈妈是不适宜穿高跟鞋的，会给平时的行走带来极大的不便，还容易产生危险。

除了高跟鞋之外，码数较小的鞋也不适合孕妈妈，因为穿过小过紧的鞋既不利于血液流畅，也容易引起擦伤而感染，双脚浮肿较严重和怀孕6个月以上的孕妈妈，要选择比自己双脚稍大一点的鞋，但也不要过于宽松，以防走路时鞋不跟脚。

2 为自己选择一双舒适的鞋子

孕妈妈的鞋子的大小，要随着体重的变化而改变，因为孕期的水肿会使双脚的大小也发生改变。一般坐姿与站姿的变化为3～6毫米，站姿与走姿的变化为2～5毫米。这就要求孕妈妈的鞋子要格外合脚与舒适。选择孕妈妈鞋应该注意以下几个原则：

（1）挑选鞋的尺码时必须注意坐姿、站姿和走姿之间的延伸量，要比脚长多出 10 毫米。尤其在孕晚期，孕妈妈的脚部可能会有水肿，理想的鞋跟高度为 15~30 毫米。平跟的鞋子虽然可以接受，但是随着体重的增加及重心后移的影响，在产后往往会有足底筋膜炎等足跟部位的不适。

（2）最好选择圆头且有一定肥度，鞋面材质软硬适中的鞋子。

（3）尽量选择系鞋带式的鞋子，有松紧带或者有魔术粘贴的鞋子也可。

（4）选择鞋底耐磨度好且不易打滑的鞋子。

（5）多准备几双鞋子替换，要根据脚的变化随时更换鞋子，换下来的鞋子要及时放在通风处干燥通风。雨靴也要准备一双，防止孕妈妈的脚部受潮，因为那很有可能引起感冒。

总之，孕妈妈孕期的鞋子选择一定要以舒适、实用、方便为原则。

④ 文胸也要更换了

❶ 孕妈妈穿什么样的文胸

自从怀孕以后，孕妈妈的乳房就一直在慢慢变大，到了第三个月，已经比平时大了一个罩杯左右，而在怀孕的后几个月，乳房还会再大上一个罩杯。当然，乳房最明显的变化发生在产后的几天，因为此时制造母乳的荷尔蒙分泌量会激增，令乳腺明显胀大，快得令孕妈妈也难以置信。

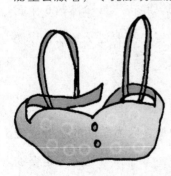

乳房的胀大，不会让孕妈妈产生丝毫的丰胸的自豪感，因为它也变成了身体的一个负担，此时的乳房会比平常足足重一公斤，对于胸部较小和第一次怀孕的孕妈妈，情况就更明显。怀孕期间乳房的重量增加，下围加大，最好穿有软钢托的文胸，如无支撑物，日益增大的乳房就会下垂，乳房内的纤维组织被破坏后很难再恢复。

在平时，孕妈妈可能觉得文胸是个累赘，但是在怀孕期间，文胸完全可以发挥大作用。在怀孕后期，乳头变得敏感脆弱，还可能分泌乳汁，在哺乳期乳头有可能不自觉地分泌乳汁，这时乳垫就能保持乳房的干净和舒爽了，从一个累赘摇身一变，成为妈妈的好帮手。

根据孕妈妈的变化特点，平时可以准备两种文胸：

（1）休闲文胸：休闲文胸没有坚硬的钢托，背部也没有钩扣，显得更加柔软和舒适，在设计上也是体贴入微。采用特殊设计由胸胁安定胸部，给孕期发胀的乳房增添舒适感，居家或休息时穿着的胸罩更要舒适，穿着入睡也舒服。

（2）哺乳文胸：哺乳文胸的适用范围更广，从孕期到哺乳期都可以使用。从孕后期开始，孕妈妈就可以留心选购这种有特殊设计又经济方便的文胸。这种文胸大多采用活动式扣瓣肩带，哺乳时不需要脱下，产前产后均适用。柔软定型钢丝能够完全托起丰满的乳房，保护乳房不会变形。胸罩的横切面设计可将乳房向中央集中，使孕妈妈在孕期也能保持很好的曲线。

2 挑选哺乳文胸要关注的细节

（1）文胸要给乳垫留下充足的空间：从怀孕后期直到哺乳期，孕妈妈的乳房都可能溢乳，很多孕妈妈或妈咪会使用乳垫来吸收溢出的乳汁。为了方便放置和固定乳垫，许多专用孕文胸在罩杯内会装有袋口及辅助带。

（2）注意要有授乳开口设计：产后哺乳是一件很不方便的事，尤其是在室外行走的时候，很多地区没有为产妇准备哺乳区，这时，一件有授乳开口设计的文胸就能大显身手了。不但增加了文胸的附加价值，并可将穿着期间由孕期延长至哺乳期。如果婴儿饿了，准备哺乳时，可以一手抱着宝宝，另一手解开扣环，非常方便，还能避免在公共场合下袒胸露乳的尴尬。

5 加强对腿的保护

1 保护双腿预防病痛

孕妈妈行动不便主要由两方面的原因导致：一是腹部鼓起，二是腿脚浮肿。不少孕妈妈发现，随着妊娠月份的增加，自己的两条腿变成了小萝卜腿，这是因为胎宝宝的重量使得腿部承受了过大压力，导致腿部血液循环系统受损而造成静脉曲张现象。这样的问题多半在产后的几个月内就会改善，只是对于血管的伤害却已经造成。所以我们要从妊娠一开始就对双腿进行很好的保护。

（1）平时养成经常运动的习惯：孕妈妈应该避免长时间站立，也不宜长时间坐着不活动。孕妈妈不该用行动不便当作借口，不肯外出运动。实际上坚持运动对孕妈妈来说并不是难事，不需要做多么高强度的训练，在天气好的时候出去走走，在小区里散散步就已经很有帮助了。

（2）做好腿部的护理工作：孕妈妈可以提前准备一些保护腿脚的保养品，在腿脚感到不舒服时，随时使用。每天晚上洗完澡后，都可以涂抹在腿脚上，再配合按摩，可以有效舒缓酸痛及肿胀感。

（3）借助小工具：晚上入睡时，拿一个枕头垫在脚下，可以促进血液的流通，从而改善浮肿。此外，孕妈妈也可以使用弹性袜来预防静脉曲张。

弹性袜，也就是静脉曲张袜子，它不是普通的丝袜，而是一种能够辅助治病的医用袜子，能够提供腿部肌肉的支撑力量，以物理性辅助施压，帮助血液回流，是孕妈妈的必备用品。孕妈妈专用的弹性裤袜不只是丹尼系数加强，连腰部的松紧设计也加以调整，可以随着孕妈妈腹部的变化调整大小，并加强包腹包臀效果；而大腿部位采取防扩张性压力织法；小腿至脚板则是加强回流的织法。每个孕妈妈可依体型及身体状况，选择使用不同弹性程度与款式的弹性袜，建议从怀孕开始，应穿上140丹尼的弹性裤袜，作为预防静脉曲张之用。怀孕中后期换穿180丹尼以上的裤袜，可预防亦可治疗轻微症状。若出现水肿，静脉曲张，就要改用210丹尼的裤袜，以加强疗效。而怀孕后期大腿粗肿的孕妈妈，可选择半筒型裤袜，以帮助小腿血液回流。

2 学会弹性袜的正确穿法

很多孕妈妈都觉得，弹性袜的穿着过程太辛苦了，其实里面是有诀窍的。早上起床前，平躺于床上，将腿抬高过心脏，15 分钟后再穿衣服。要将弹性袜整个外翻，脚趾先套进去，再慢慢往上卷；必须注意平顺、均匀、位置是否正确。如果一切正确，再拉至腰部。每天脱袜后需抬高下肢，数分钟后再下床走动，并检查腿部状况，如果下肢发生水肿、发痒、疼痛或红肿，甚至受伤的情形，请尽快与医生联络。

弹性袜也有优劣之分，品质好的触感轻柔舒适，不会使皮肤发生过敏或刺激性反应。在袜子的清洁和保养上，最好用中性肥皂或冷洗精清洗，避免放在强转速的洗衣机内清洗，可以用双手轻轻搓揉，不可用力过猛，否则会伤害其弹性纤维；然后以清水冲涤，洗净后吊挂晾干，亦可平放于有吸水性的布料上或压平。最好同时准备两双以上交替穿着，这样可以延长裤袜寿命。

6 准爸爸做好护花使者

在妻子怀孕期间，准爸爸身上的担子也更沉重了，不仅要更加努力地赚钱养家，还要注意照顾好行动不便的妻子。在平淡的生活中，准爸爸可以做好很多细节方面的工作，为生活增添许多色彩。

1 主动承担家务活

妻子在怀孕期间，由于身体的变化，行动会越来越不方便，干家务活要适可而止，有些家务活还须避免。因此，丈夫应主动积极地多干家务活，并应根据需要改善家庭设备条件，如安装抽油烟机、购置洗衣机等。可协助妻子做饭、淘米洗菜、晾晒衣服、打扫卫生、擦抹门窗、搬动家具等，减轻妻子的家务活，有益于胎宝宝的健康发育，避免妻子劳累而可能导致的流产、早产、危及胎宝宝安全。不要以为这是在简单地做家务，只要看看妻子看到这一切的反应你就知道这个办法很有效。

2 上下楼梯注意搀扶

上下楼梯原本是很简单的，但是孕妈妈也得小心，丈夫要关心体贴妊娠的妻子，伸出手来搀扶她。要告诉她，上下楼梯时不要猫着腰或者挺着肚子，只要伸直脊背就行。要看清楚楼梯，一步一个脚印，慢慢地走，每一步都应该是坚实的。不要踮着脚尖上下楼梯，因为这样非常危险。如果有扶手，要让妻子一手紧抓扶手，另外一手扶着丈夫或者护着肚子。

3 关心孕妈妈的不适感

妻子在妊娠的过程中付出了许多艰辛，可能发生妊娠反应及有腰酸背痛等不适感，身为丈夫应该多询问，多关心，而不能嫌妻子事多，更不能不管不问，甚至冷嘲热讽。

4 激发孕妈妈的母爱

在谈到肚子里的胎宝宝时，所有的妈妈都会产生自豪感，而母爱的涌现会让她处于幸福之中。丈夫应多与妻子谈谈胎宝宝的情况，描绘胎宝宝在宫内的情景，激发妻子的想象力，增进母子感情。夫妻可同时学习一些有关妊娠、育儿的知识，既增进了夫妻感情，又对胎宝宝及新生儿的成长有益。

5 给妻子买新衣服

无论妻子有多少衣服，总会觉得自己还差一件，在怀孕期间，丈夫为什么不能满足这样的小心思呢？准爸爸可以为妻子买一些衣服，并将其放在一个礼盒中然后在上面写一些甜蜜的话，她看了一定会被感动。

孕中期

——开始行动不便的日子

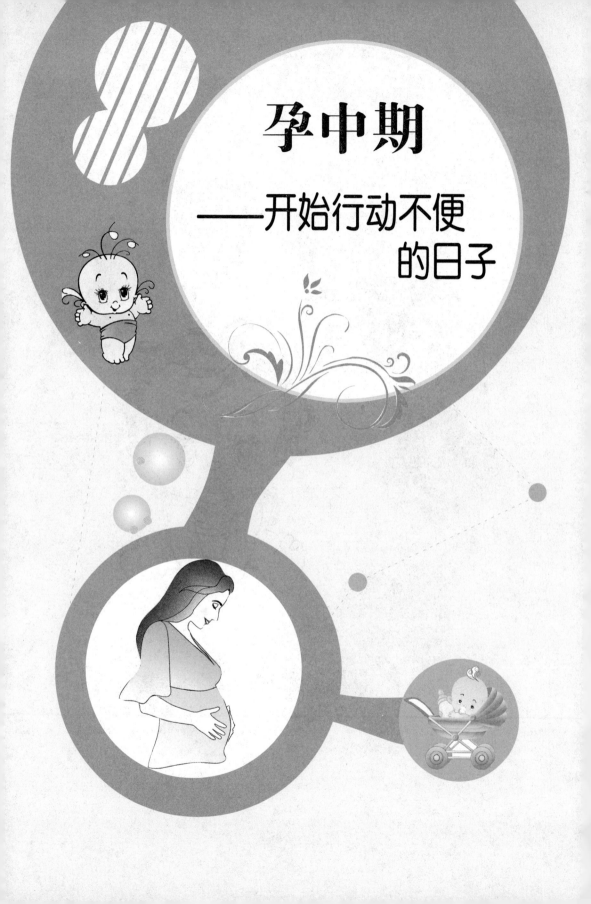

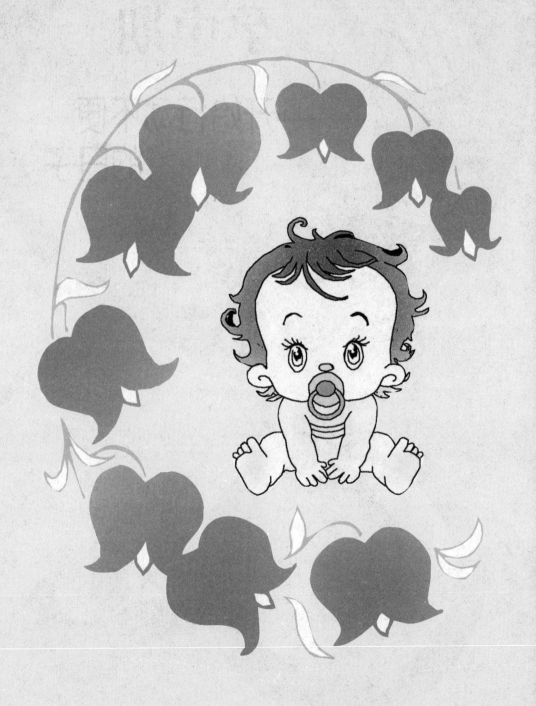

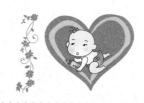

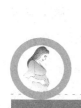

孕 4 月

妈妈的"孕"味更明显

孕妈妈和宝宝的变化

1 宝宝的生长情况

孕 4 个月的胎宝宝看上去还是很小，但是样貌已经发生了很大的变化，相比于孕 2 月时那个小葡萄的模样，已经长大好多啦。

第 13 周的胎宝宝大概只有 75 毫米那么长，但是他的脸已经很像成年人的模样了。重量只有大约 22 克，正好可以放在你的手掌里。是不是很有趣？身长，差不多相当于一只大虾的大小。

到了 14 周，胎宝宝的身长大约有 80～100毫米，约相当于一个柠檬的大小，体重约 28 克。这时，胎宝宝长得很快，已经能分辨出是男孩还是女孩了。胎宝宝的手指、手掌、手腕、双腿、双膝和脚趾已经能弯曲和伸展了，

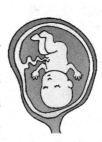 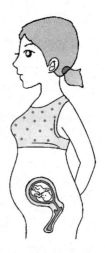

会时不时调皮地动动。

孕第 15 周，胎宝宝的胳膊和腿发育完成，关节也开始慢慢活动。此时，胎宝宝的神经系统开始工作，肌肉对于来自大脑的刺激有了反应，能协调运动。胎宝宝在自己的小天地里表现得异常活跃，时常翻身、翻筋斗，乱踢一通，但因羊水的缓冲作用，只会有轻微的震动感觉，妈妈还不能感觉到。本周胎宝宝有一个重要的变化，居然能在妈妈的子宫中打嗝了，这是呼吸的前奏。不过遗憾的是，妈妈可能听不见打嗝声，因为宝宝的气管里都是羊水，而不是空气。

直到孕 4 月结束（孕第 16 周），胎宝宝的身长约为 12 厘米，体重约有 120 克，相当于 2 个鸡蛋的重量。胎宝宝脑发育趋向完善，已产生最初的意识，胎宝宝骨骼钙化明显，内脏器官几乎已形成或发达，心脏的搏动更加活跃。此时出现能使羊水进出呼吸道的呼吸运动，具有使肺泡扩张及生长的作用，每分钟 30 ~ 70 次，时快时慢。胎宝宝出现窘迫时会有大喘息样呼吸运动。胃肠功能基本建立，胎宝宝能吞咽羊水，吸收水分。脸上长出胎毛，头皮长出毛发。部分生育过的孕妈妈已能感觉到胎动，但第一次生育的孕妈妈还感觉不到。胎宝宝心脏的搏动也更加有力了，内脏几乎全部形成。还有，胎盘使胎宝宝与母体的联结更加紧密，流产的可能性已大大降低。胎盘改善了母体供给胎宝宝的营养，胎宝宝的成长速度加快，胎膜长结实了，羊水已达到 200 毫升，胎膜坚韧，胎宝宝在羊水中可活动自如。

2 孕妈妈的身心变化

孕妈妈子宫继续增大，这一时期已明显增大，腹部稍有变化，下腹部隆起但不明显。因子宫已经进入腹腔，尿频现象消失。早孕反应停止，怀孕呕吐基本消失，母体基础体温开始下降，逐渐呈低温状态并将持续到分娩结束。乳房的发育还在继续，但表现不如前几个月明显。

从本月起进入怀孕中期，孕吐结束，孕妈妈的心情会比较舒畅，食欲开始增加。尿频与便秘现象有所改变，但分泌物仍然不减。这个阶段结束时，胎盘已成形，流产的可能性减少许多，可算进入安定期了。此时，子宫如小孩头部般大小，已能约略看出腹部隆起的情形。

孕妈妈的腹部，大腿内侧和臀部等部位开始出现妊娠纹。有的人妊娠纹很明显，也有的人一点妊娠纹都没有。妊娠纹一般在产后颜色会变浅，但不会完全消失。不过，孕妈妈不能为了消除妊娠纹而胡乱涂抹软膏或者化妆品。因为这类含有类固醇成分的产品，会透过皮肤进入孕妈妈体内，对胎宝宝产生不利影响。进入孕中期，虽然孕妈妈的肚子还没有发生引人注目的变化，但是，在臀部、肋下和大腿内侧等部位的皮肉开始堆积，平日的衣服现在穿起来已经感到不舒服了。

从本月开始，孕妈妈的体重上升明显，身材开始变得丰满，腰围也有所增加。仔细观察，就可以发现乳房不仅增大了，形状也有所改变，乳房的下端向两侧扩张。皮肤有时候可能会感觉瘙痒，这是激素的影响，不会带来其他损害，不用担心。

到了第16周，孕妈妈的子宫大约有成人拳头大小，子宫底部达到耻骨上缘。不过，小腹仍然没有明显突出。大多数孕妈妈的肚子略微地突出了，只有少数身材高大或本身较消瘦的孕妈妈可能还看不出来。不管看得出还是看不出，孕妈妈还是穿上宽松的衣服吧，这样能更舒服点。另外，为供给子宫充足的血液，此后应尽量采取左侧卧式睡姿。

在孕4月，孕妈妈可能会在某个瞬间惊喜地发现，肚子里的小家伙突然动了一下，那就是胎动。此时的胎动并不规律，不能作为监测胎宝宝健康与否的标准，感觉敏锐的孕妈妈和第二次怀孕的孕妈妈能在此时比较清晰地感觉到胎动。没有感觉到胎动的孕妈妈也不要着急，有的孕妈妈需要到孕20周左右才能有所察觉。胎动的出现是很突然的，是某一天突然感觉到的。今天没感觉，也许明天就会出现了，总会给孕妈妈一个惊喜，不需要着急。

3 宝宝有了感官能力

在这个月，胎宝宝的很多能力都开始出现了，例如胎动、吮吸等，他甚至能够感受到光线的存在了。他可以通过光线强弱对外面的世界产生一个大致的感觉，通过 B 超观察可以发现，使用手电光一闪一闪地照射孕妈妈的腹部，胎宝宝的心脏搏动会出现明显的变化，但是眼睑依然紧紧地闭合着。也有研究声称胎宝宝对光线会有所感知，实际上是通过激素的变化而感知的，当孕妈妈身处于黑暗的时候，脑中的松果体所分泌的激素会激增，相反，身处光明的时候，激素水平则会降低。激素水平的变化经过胎盘传到胎宝宝的脑中，因此胎宝宝是用脑来区分明暗的。

如果孕妈妈用手指轻轻触碰腹部，胎宝宝就会蠕动，但是孕妈妈依然感觉不到胎儿的动作。胎儿的神经元迅速增多，逐渐学会握紧手指，也可以弯曲脚趾与脚底。

大约在怀孕 14 周，胎宝宝能清楚地分辨到舒服或不舒服的感觉，这也是孕妈妈好不容易习惯了怀孕的时候。在怀孕 14 周左右，胎宝宝脑中的大脑边缘系统开始形成。大脑边缘系统掌控支配人类的动物性感觉（五感：视觉、听觉、味觉、嗅觉、触觉），具有极重要的功能。胎宝宝的心理世界是简单且容易满足的，有着保护生命的本能。欲求若能获得满足，就会形成记忆快感；若无法满足就会记忆不畅。

当胎宝宝感到不开心的时候，他没有办法用语言表达出来，只能踢孕妈妈的肚子，用行动表达自己的不满。所以当胎动出现的时候，不要一味地认为这是宝宝无意义的运动。运动与踢是不一样的，当您感到踢的时候，不妨一问："宝贝！怎么啦？什么事让你不高兴呢？"刚开始或许他还不了解你的意思，但是只要你不断重复地说，渐渐地他就能从你说话的语气中了解你安抚的意思了。

胎宝宝的吸吮运动是从怀孕 16 周左右开始的，他在母亲的肚子里学会了吸吮手指的动作，这个动作将会伴随他很长时间。只要嘴巴接触到任何东西，都会进行吸吮运动，正是由于这个运动，婴儿出生后才会立即学会吸奶，这可能是人类的本能反应。

在孕4月，胎宝宝的大脑中逐渐形成了海马体，这是专门掌管人类记忆的，因此从这个时期起胎宝宝就具备了记忆的能力。海马体中存在一种与记忆有关的激素，这种激素影响大脑发挥记忆作用。当孕妈妈感到强烈的不安、不快和恐惧时，胎宝宝的激素分泌将会受到抑制，会造成胎宝宝记忆力减弱。当然，也有可能是因为胎宝宝本能地不想记忆不悦之事，进而导致这种记忆激素的分泌受到抑制。

④ 跟着宝宝数胎动

1 胎动是宝宝健康的晴雨表

宝宝从小就是个调皮的家伙，他还没有出世的时候，就已经在妈妈的肚子里按捺不住了，发育到一定时期，就会手舞足蹈。胎动是有一定规律的，表明了胎宝宝在子宫内睡觉和苏醒的转换。一般认为，正常的胎动次数是每12小时大约10次，早晨胎动最少，晚上活动相对频繁。

通过胎动，人们可以对宝宝的健康状况做出大致的判断。有的宝宝从妊娠4月开始就有胎动了，如果在妊娠5~6个月还没有胎动，就应该及时到医院做详细检查。如果感觉胎动减少，则是胎宝宝危险的信号，表示胎宝宝在子宫内缺氧，准确率可达80%。而胎动消失则更为严重，往往预示胎宝宝在短期内有死亡可能，应引起高度警惕，并尽快去医院检查处理。

2 胎动的类型

（1）翻身运动：指胎宝宝躯干的左右转动。平均持续3~30秒，动作强。孕妈妈可有翻滚、牵拉的感觉。

（2）简单运动：是一些简单的四肢运动，胎宝宝虽然还不具备复杂活动的能力，但是像拳打、脚踢一类的简单动作，胎宝宝还是可以毫不费力地完成的。其动作强，时间短，大约在1~15秒之间。孕妈妈可有踢、猛动、跳动的感觉。

（3）短促运动：这是宝宝在不经意间做出的活动。其力量弱，时间短，通常都在1秒以内，孕妈妈可感到胎宝宝颤动、弱的蠕动或打嗝。打嗝是一种胸壁运动，每日1～4次，每次持续1～13秒。胎动受外界的影响较大，如孕妈妈运动则胎动次数减少，如强声、强光、触摸腹部、服用葡萄糖，则可增加胎动。妊娠晚期常用胎动计数作为家庭自我监护的一项内容。

3 孕妈妈自己数胎动的方法

一般来说，胎宝宝的活动是很明显的，孕妈妈可以清楚地感觉到，甚至可以清楚地分辨他在做什么，平时可以自己数数胎动，看看他每天的活动是否频繁。静卧，取侧卧位或半卧位，两手轻轻地放在腹壁上，这时手部就能感觉出胎动来。为避免忘记所计数，可事先准备些小竹签或火柴棍之类的工具，胎宝宝每动一次拿出一根，数满1小时即为每小时动数。把每次测定的次数记录在本子上，把1日3次测得的次数相加后再乘以4，即得出12小时的胎动次数。胎宝宝在一天中有两个时间段活动最为频繁，第一个时间段是下午7～9点，另一个时间段是在晚上11点到第2天凌晨1点，其他时间胎宝宝活动相对较少。因此，孕妈妈可以采取早、中、晚各测胎动1小时的办法，假如平时时间很紧，无法完成每天3次的测算的话，只做1次也是可以的，你可以在晚上睡觉之前做。

按时检查做做保健

1 从现在起每月产检1次

在孕16周，你要进行第二次产检，包括基本的例行检查，如体重、血压、问诊，并对比前一次检查情况看是否一切正常。

产检次数：第二次产检。

产检时间：怀孕 16 周，孕中期。

产检项目：分析首次产前检查的结果、血压、体重、宫底高度、腹围、胎心率、第二孕期唐氏血液筛查（15～20 周）。

产检注意：全身检查主要是指对孕妈妈的心、肝、脾、肺、肾做一般性检查，同时测量血压、身高、体重等。

（1）产检建册及各项常规化验：血常规及血型，尿常规，肝肾功能，空腹血糖，艾滋、梅毒等传染病的筛查，各种肝炎病毒的筛查。

（2）唐筛试验：唐氏综合征占整个新生儿染色体病的90%，在第15～20周时，孕妈妈接受抽血，检测血清中的甲型胎儿蛋白、绒毛膜促性腺激素、游离雌三醇和抑制素等值，再结合年龄、怀孕周数和体重，计算出胎儿患唐氏综合征的风险。且此种检测方法是非创伤性的，易于实施，只需要空腹12小时，抽取静脉血即可得出风险程度。

（3）查体：注意血压情况，体重增长是否过快（妊娠期体重每周增加不应超过500g）；注意有无水肿，如仅是踝部或小腿以下水肿经休息后可消退，不属于异常。

（4）腹部情况：观察腹部形态，大小，有无浮肿，并测量腹围和宫高；多普勒听胎心，胎心率120～160 次/分为正常。

（5）妇科阴道检查：有顺序地从外到内了解内外生殖器的发育状况，生殖器有没有感染、畸形，子宫大小与孕月符合程度，输卵管、卵巢正常与否，有没有炎症或肿物。还可以尽早发现宫外孕、葡萄胎等异常妊娠，以便得到及时诊断和处理。

（6）辅助检查：主要是帮助医生了解孕妈妈的基础状况，常规化验有：阴道分泌物检查、尿常规、尿糖、血常规、梅毒、肝功、乙肝表面抗原及抗体。早期有过病毒感染的孕妈妈，还要做相应的特殊化验，对有死胎死产史、胎宝宝畸形史及患有遗传性疾病等情况的孕妈妈，应在医生指导下做必要的产前诊断检查。

（7）羊水检查：抽取羊水对孕妈妈进行检查具有临床意义。在妊娠中期，利用抽取羊水的方法做细胞培养，可检查胎宝宝的染色体有没有异常，对某些遗传病的预防有着临床上的意义。若羊水中的甲胎蛋白量超过妊娠月份的应有量，就应考虑是否胎宝宝神经管畸形，如无脑儿、脊柱裂、脑脊膜膨出等。通过抽取羊水检查胆红素含量的方法，可及早发现胎宝宝的溶血性疾病。

一般来说，妊娠中期以后抽取羊水是较安全的，极少发生意外，通过对抽羊水检查，可以了解胎宝宝的血型以及各种生化指标，如甲胎蛋白、卵鞘磷脂、肌肝、雌三醇等。

② 该做唐氏筛查了

1 唐氏儿筛查意义重大

唐氏综合征（21－三体综合征 trisomy 21 syndrome），俗称先天愚型，更直接一点的叫法就是痴呆儿，患有这种疾病的宝宝通常智力低下、发育迟缓。患儿眼距增宽，眼裂狭小，双眼外侧往上斜，鼻梁扁平，外耳及头围比正常儿童小，运动和语言能力发育明显落后，很晚才学会坐、站、走和讲话等。

正是由于这种疾病对宝宝健康的危害之大，所以针对它进行的唐筛检查才显得那么必要。唐氏筛查的全名是唐氏综合征产前筛选检查，它的主要原理是一种通过抽取孕妈妈的血清，检测母体血清中甲型胎宝宝蛋白和绒毛膜促性腺激素的浓度，并结合孕妈妈的预产期、年龄、体重和采血时的孕周等，计算生出唐氏儿的危险系数的检测方法。通过化验孕妈妈的血液，可以判断胎宝宝患有唐氏综合征的危险程度，如果唐筛检查结果显示胎宝宝患有唐氏综合征的危险性比较高，就应进一步进行确诊性的检查——羊膜穿刺检查或绒毛检查。如果羊膜穿刺检查或绒毛检查结果正常，才可以百分之百的排除唐氏综合征的可能。

2 哪些夫妻生育"唐氏儿"的潜在危险高

（1）孕妈妈妊娠前患过流感、风疹或服用致畸药物，如四环素等；

（2）受孕时夫妻一方染色体异常，或一方长期在放射性、污染环境下工作；

（3）孕妈妈有习惯性流产史，并曾经出现过早产或死胎现象。

唐氏综合征检查时间控制得非常严格，第一阶段一般于孕 11 ~ 13 周进行，第二阶段一般于 15 ~ 20 周进行。如果错过了时间段，则无法再补检，只能进行羊膜穿刺检查。

唐氏综合征的产生有多种原因，并非全是遗传因素导致的，也可能是环境污染及不良生活习惯的影响，即使没有任何异常家族史的正常孕妈妈仍有可能生出唐氏儿。按照数据统计，我国平均每 20 分钟就有一位患有唐氏综合征的宝宝出生，这种疾病目前仍缺乏有效的治疗手段，这无疑给家庭和社会造成了沉重的负担。因此，重视产前筛查的意义重大。

3 孕期坚持做体操

有的孕妈妈不愿意活动，自从怀孕起就停止一切工作和家务，体力训练也从不敢参加。其实，这样做对母婴健康并不利，甚至有害。当然，孕妈妈参加过重的体力劳动，过多的活动和剧烈的体育运动也是不利的，但是如果活动太少，会使孕妈妈的胃肠蠕动减少，从而引起食欲下降、消化不良、便秘等症状，对孕妈妈的健康也不利，甚至会使胎宝宝发育受阻。因此，在怀孕期间做操应坚持力所能及的原则，做做简单的体操或瑜伽，这对身体是有益处的，它可以增加血液循环，促进新陈代谢，还有利于顺利分娩，减少难产发生率。

（1）产道肌肉收缩训练：在正式开始其他运动之前，孕妈妈可以进行这项训练，先排空小便，姿势不拘，采取站、坐、卧位均可。利用腹肌收缩，使尿道口和肛门处的肌肉尽量向上提，以增强会阴部与阴道肌腱的弹性，减少分娩时的撕裂伤。

（2）伸展脊椎：孕妈妈取仰卧位，双膝弯曲、并拢，用手抱住膝关节下方，同时头部向前伸出贴近胸口，使脊柱、背部及臀部肌肉呈弓形，然后再慢慢放松，反复做几次，是减轻腰酸背痛的好方法。

4 孕妈妈预防痔疮

1 痔疮是孕妈妈健康的大敌

孕4月，孕妈妈的外形体征更为明显，腹部隆起，子宫继续增大，子宫底在肚脐下面两横指的位置上。由于体型的变化及身体负荷的增加，孕妈妈变得容易疲倦，偶尔还会出现身体失去平衡的情况。胎宝宝一天天地渐渐长大，会压迫直肠，导致便秘。大部分孕妈妈还会受到痔疮的困扰。此时，孕妈妈可以用冰袋敷发痒的部位，或者向医生咨询，接受适当的治疗。孕妈妈的体形开始变得有点儿笨重，可以自豪地穿上宽松的孕妈妈装了。

痔疮发生后会经常反复出血，时间长了会导致贫血，出现头昏、气短、疲乏无力、精神不佳等症状，易造成胎宝宝发育迟缓、低体重。

痔疮发展到一定程度可脱出肛门外，形成外痔。孕妈妈在行走、咳嗽等腹压增加的情况下，痔块就会脱出，坐、行走、排便时都会疼痛难忍，给孕妈妈带来精神和体力的双重负担。另外，自然分娩时用力屏气，腹压急剧上升，导致痔疮水肿、外翻、脱出或嵌顿，会增加孕妈妈的痛苦，甚至影响到整个产褥期的身心健康。

2 对付痔疮，预防是关键

（1）少吃刺激性的食物：怀孕后孕妈妈体内的HCG会发生改变，对酸、辣食物更加青睐，再加上"酸儿辣女"的说法，很多人在怀孕前后吃了大量酸、辣、咸等重口味的食物，其实这对身体没有任何好处。怀孕会影响孕妈妈的消化功能和排便，而大量进食辛辣食物又会加重孕妈妈的消化不良、便秘或痔疮的症状，也会影响孕妈妈对胎宝宝营养的供给，甚至增加分娩的困难。

孕妈妈吃了辛辣食物之后，辛辣物质会随着血液循环进入胎盘，最终被胎宝宝吸收，极易对胎宝宝造成不良影响。另外，辛辣食物会消耗更多的水分，使胃肠腺体分泌减少，可能造成肠道干燥，引起消化功能紊乱，加重胃部不适、消化不良、便秘、痔疮等症状的严重程度。这还不是最严重的，最值得警惕的是肠道发生便秘后，孕妈妈在排便的时候肯定要用力气，就会使腹压增加，压迫子宫内的胎宝宝，容易造成胎动不安、早产等不良后果。因此妇女应尽量避免大量摄入辛辣食物，可以在孕前 3～6 个月就停止吃辛辣食物，使身体慢慢习惯，降低对辛辣食物的需求。

（2）合理饮食：不吃辣椒、胡椒、生姜、大蒜、大葱等辛辣刺激的食物和调味品；多喝水，尤其是蜂蜜水和淡盐水；多吃含膳食纤维丰富的蔬菜、水果；排便困难时可多吃些芝麻、核桃等含丰富植物油脂的食物，以起到润肠的作用。

（3）定时排便，不要忍便：每次蹲厕所的时间不要超过 10 分钟，以免引起肛管静脉扩张或曲张。

（4）做好清洁工作：排便后清洗局部，用热毛巾按压肛门，可以促进局部血液循环。晚上洗澡的时候也可以多洗一洗，用热水冲一冲，接着按摩几下，能显著改善疼痛。

5 做好乳房保健

乳房护理

妈妈的乳房是宝宝最初的粮仓，宝宝生下来以后，平均每天要哺乳 7～8 次，每次达 20～30 分钟。虽然他只是一个小不点，但是在吃奶的时候可是会使出浑身的力量，很容易引起乳头皲裂，导致妈妈的乳头出现剧痛，甚至不敢给宝宝喂奶。所以从怀孕期间开始，孕妈妈就要好好地保护自己的乳房和乳头。

（1）乳房按摩：在怀孕以后，孕妈妈可以自己做做乳房按摩。具体方法是：露出乳头，用手掌侧面围绕乳房均匀按摩，从乳房周围到中心，轻轻地揉搓。每日 1 次，每次 5 分钟，以增加乳房血液循环，促进发育。如果乳房皮肤比较干燥，也可以涂抹上一些按摩油或按摩膏，按摩完成后再洗净，涂上润肤膏。

（2）同时保护两侧乳房：对两侧乳房的按摩与保健应同时进行，不可厚此薄彼，以免出现两侧乳房大小不一的情况。睡觉时尽可能做到不要常固定侧向一边，或者在睡觉前用宽大胶纸贴在乳房两侧，以起到一定的固定作用（皮肤过敏者禁用）；如果发现两个乳房大小不一，可适当多按摩小的乳房，促进其增大。

（3）忌无节制地刺激乳房：过度刺激乳房也是不妥的，尤其在妊娠末期，刺激乳房可诱发子宫收缩，有引产和催产作用。因此，凡有流产、早产史，曾发生过胎膜早破、死胎，有过多次人工流产、引产史且合并有宫颈内口功能不全的孕妈妈，在孕期均不能过多地刺激乳房和乳头。

2 乳头护理

对乳头的护理其实很简单，一点都不复杂，孕妈妈要做的就是保持乳头皮肤的湿润、清洁和弹性。每天洗完澡以后，可以用热毛巾轻轻地敷一会儿，然后擦干水渍。此外，在哺乳期间，乳头可能发生凹陷，宝宝就衔不住乳头，也就不能吸吮，妈妈也应及时纠正。方法是，每天用手向外牵拉凹陷的乳头4~6次，或用吸奶器吸引。

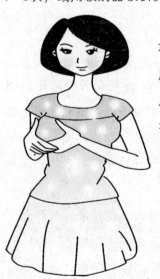

（1）伸展乳头法：将两拇指相对地放在乳头左右两侧，缓缓下压并由乳头向两侧拉开，牵拉乳晕皮肤及皮下组织，使乳头向外突出，重复多次。随后将两拇指分别在乳头上下侧，由乳头向上下纵向拉开，每日2次，每次5分钟。

（2）牵拉乳头法：一只手托住乳房，另一只手轻轻抓住乳头，并向外牵拉，每日2次，每次重复10~20次。

（3）佩戴特殊乳罩：这是一种扁圆形的乳罩，触感柔和，当中有一个孔，扣在乳房上盖住乳晕，乳头刚好可以从孔中露出，缓缓挤压就可以使内陷的乳头外翻。

⑥ 预防宝宝佝偻病

1 预防佝偻病要从胎宝宝期开始

提起佝偻病，人们的印象总是集中在幼儿身上，以为佝偻病是出生后的孩子才会有的现象，其实不然，当宝宝还在娘胎里的时候，他可能就已发生了佝偻病，或者埋下了佝偻病的种子，只是当时妈妈还没有发现罢了。医学上把这种佝偻病称之为先天性佝偻病。孩子出生后不久即出现佝偻病的症状：生后2～3个月内前囟门特大，前后囟门通连，胸部左右两侧失去正常的弧形而成平坦面，甚至发生低钙抽搐。据国内某些地区的报告，先天性佝偻病的发病率高达50%以上。可见，预防佝偻病应从胎宝宝期做起。

在孕早期，胎宝宝的长骨骨干就已经开始骨化了，胎宝宝从母体吸收了钙、磷和维生素D等营养物质，并将其转化为自身的机体组织。这种骨化的进行，建立在母体营养的基础上，尤其是在妊娠后半期，胎宝宝生长发育迅速，维生素D和钙的需要量也相对较高。如果此时母体内维生素D和钙量不足，即可影响胎宝宝的骨骼发育而发生先天性佝偻病。有的妈妈在妊娠期间很少活动，基本不出门，接受阳光的照射不足，影响了身体对钙质和维生素D的吸收，因而容易产生营养不良，妊娠后期还常常出现腰酸、腿痛、手脚发麻和抽搐等低钙症状，胎宝宝也易患先天性佝偻病。

2 预防佝偻病的措施

佝偻病并不是什么不治之症，它完全是由营养不良引起的，只要妈妈注意提前预防，就可以让宝宝远离佝偻病。

（1）合理摄入营养：维生素D的来源之一就是食物了。孕妈妈若营养不良或偏食挑食，就有可能影响胎宝宝对维生素D的吸收。因此，预防胎宝宝佝偻病，孕妈妈必须经常吃些富含维生素D的食品，如鱼、蛋黄、动物肝脏等。一般从妊娠28周起每天服维生素D，如鱼肝油及其制剂和钙粉，直至孩子娩出，可以有效地预防先天性佝偻病的发生。

（2）多晒太阳：研究发现，晒太阳可以促进人体内维生素 D 的生成，因此孕妈妈必须常晒太阳，常做户外活动，以促进维生素 D 的合成。

（3）预防疾病因素：如果孕妈妈患有慢性肠道疾患、慢性胆囊炎、阻塞性黄疸、慢性肝炎、慢性肾炎等疾病，均会影响维生素 D 的吸收、代谢。因此，孕妈妈应当积极有效地治疗这些疾病。此外，有条件的地方，可测定血中钙、磷含量，并算出其乘积，如果钙、磷乘积小于 20，则可预测胎宝宝将患佝偻病，孕妈妈需及时补充鱼肝油制剂，以起到预防胎宝宝佝偻病的作用。

精心打造优质胎教

① 和宝宝分享自然美景

如果以前因为孕吐或者担心流产而很少活动，那么，从这个月开始后的一段时间，孕妈妈不妨多多地亲近大自然。每一位即将做妈妈的孕妈妈都应该克服自己的懒惰情绪，争取每日早些起床，到有树木或者草地的地方去做操或散步，呼吸那里的清新空气。可以一边散步一边给宝宝介绍人们生活的情况、居住的环境、维持社会的机关和设备、不同季节里自然界的变化、动植物的生态情况等等。

当你在户外欣赏美丽的自然景色时，肚子里的宝宝也不会无动于衷的。在那些远离城区的地方，充满了清新的空气，宝宝闻到之后，也会在母腹中高兴得手舞足蹈。

此时还可以对胎宝宝进行适当的光照胎教。实验和观察结果表明，胎宝宝对光照不是毫无感觉的，当孕妈妈在阳光灿烂的地方晒太阳时，胎宝宝会显得很安详，机体细胞活动处于很积极活跃的状态；而孕妈妈待在光线较暗的地方时，胎宝宝的机体活动程度明显降低，这说明光线对胎宝宝的活跃程度和健康程度都有一定影响。

对7个月前的胎宝宝，孕妈妈可进行自然光照的养胎，即经常到阳光下坐一坐，晒晒太阳，对孕妈妈自己的健康和心情都很有好处，对胎宝宝也同样极有好处。此时的胎宝宝虽不会直接观看太阳光，但对太阳光带来的明亮、暖融融的感觉还是有的，也会觉得舒服，何况太阳光还有激发身体产生维生素D、帮助身体更多地吸收食物中的钙质等好处。

② 培养宝宝的学习能力

从这个月开始，胎宝宝的记忆能力有了提升，对外界事物的感知能力也强了许多，所以从此时进行胎教将有事半功倍的效果。

准备一些小卡片

现代幼儿教育大多是从卡片的形式开始的，因为卡片的特点很明显。一张卡片的大小是固定的，当人们看到卡片的时候，注意力就会被吸引在那个小小的区域里，进而更容易对卡片上涂写的字母、拼音、数字等产生兴趣。首先从汉语拼音 a，o，e，i，u 开始，每天读4~5张卡片，每张卡片可以反复读几次。如果父母想从小发掘胎宝宝的外语天赋，也可以教胎宝宝26个英语字母，先教大写，然后是简单的单词，宝宝不会立即学会英文，但是你可以通过这种方式先培养他的语感，而语感是语言学习中最重要的因素。

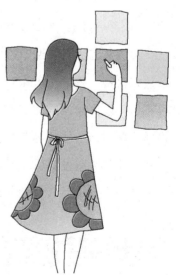

那么，孕妈妈应该怎么读卡片呢？举个例子，当你在读"a"这个拼音时，要刻意延长声音，让这个音节的特点被扩大化，一边反复地发好这个音，一边用手指写它的笔画。这时最重要的是通过视觉将"a"的形状和颜色深深地印在脑海里。这样一来你发出的"a"这一字母信息，就会以最佳状态传递给胎宝宝，从而有利于胎宝宝用脑去理解并记住它。汉语拼音韵母教完后，可以接着教声母和简单的汉字，如"大""小""多""少"等，在教胎宝宝学习时，母亲要用真挚的感情和耐心，切忌急躁，敷衍了事。

2 教教生活常识和自然知识

小宝宝终究要和爸爸妈妈相见，到时候他一定会见到这个世界，所以妈妈要在胎教期间让他提前有所准备。胎宝宝的大脑犹如一张白纸，外界的信息对他来说是没有什么难易之分的，好奇就接收，厌烦就一概拒绝。这样就不妨有选择地挑一些有趣的话题通过感官和语言传递给胎宝宝，以刺激胎宝宝的思维和好奇心。让胎宝宝预先掌握生活中的智慧和一般常识，以便出生后对日常生活的事物更加感兴趣。如做菜时，可以讲述有关炊具和烹调的方法，通过视觉将菜的颜色"告诉"给胎宝宝，通过嗅觉将菜的气味传达给胎宝宝。

3 读一读优美的文学著作

英国文艺复兴时期的哲学家培根说："读史使人明智，读诗使人聪颖，算数使人缜密，哲学使人深刻，伦理学使人庄重，逻辑与修辞学使人善辩。"读书不仅可以使孕妈妈本身得以充实、丰富，同时也熏陶了腹中的宝宝，让他也感受到这诗一般的语言，童话一样美的仙境，而且这会刺激胎宝宝快速地生长，使其大脑发育优于其他胎宝宝。由于这种教育使胎宝宝事先拥有朦胧美的意识，出生后较其他婴儿聪明、活泼、可爱。

3 胎宝宝的性格训练

一个人的性格，就相当于他本人的标签，人们也喜欢给别人贴标签，然后通过这些标签去认识对方，例如有的人"脾气古怪"，有的人"态度随和"，有的人"爱拍马屁"。我们知道，人的性格是在社会实践过程中慢慢形成的。但是，也不可忽视宝宝最开始处的环境对他日后性格形成所造成的影响，"人之初"的心理体验为日后的性格形成打下了基础。未来的父母应为孩子一生的幸福着想，从现在起，尽力为腹内的小生命创造一个充满温暖、慈爱、优美的生活环境，使胎宝宝拥有健康美好的精神世界，使胎宝宝良好性格的形成有一个好的开端。

人的性格会在后天的学习中发生变化，但是某些特质是与生俱来的，出生时是什么样，长大后还是什么样。例如，有的人安详文静，有的人活泼好动，有的人淘气调皮。这既和先天神经类型有关，也和怀孕时胎宝宝所处的内外环境有关。母亲的子宫是胎宝宝的第一个摇篮，小生命在这个环境里的感受将直接影响到胎宝宝性格的形成和发展。胎宝宝能敏锐地感知母亲的情感变化，以及母亲对自己的态度。

如果孕妈妈始终能够保持和谐、温暖、慈爱的心情，那么胎宝宝的心灵将受到感染和同化，意识到等待自己的那个世界是美好的，进而逐步形成了热爱生活、果断自信、活泼外向等优良性格的基础；反之，倘若夫妻生活不和谐、不美满，甚至充满了敌意和怨恨，或者是母亲不欢迎这个孩子，从心理上排斥、厌烦，那么胎宝宝就会痛苦地体验到周围这种冷漠、仇视的氛围，随之形成孤寂、自卑、多疑、怯弱、内向等性格的基础。显然，这对胎宝宝的未来会产生不利影响。

为了宝宝将来能够拥有一副善良的心肠和温柔、坚强的性格，从现在起，准爸妈们就要尽力为腹内的小生命创造一个充满温暖、慈爱和乐观的生活环境，使胎宝宝拥有健康的精神世界，让他的性格从一开始就充满着美好。

4 和宝宝说说悄悄话

和胎宝宝对话

孕妈妈通过动作和声音与腹中的胎宝宝对话是一种积极有益的胎教手段。在对话过程中，胎宝宝能够通过听觉和触觉感受到来自孕妈妈爱的呼唤，对促进胎宝宝的身心发育具有十分有益的影响。

对话可从怀孕 4 个月开始，每天定时刺激胎宝宝，每次时间不宜过长，1分钟足够。对话内容不限，可以问候，可以聊天，可以讲故事，以简单、轻松、明快为原则。例如：早晨起床前轻抚腹部，说声"早上好，宝宝"，打开窗户告诉宝宝："今天的天气真好。"最好每次都以相同的询问开头和结尾，这样循环往复，不断强化，效果较好。

需要提醒大家的是：在与胎宝宝对话时，孕妈妈要使自己的精神和全身的肌肉放松，精力集中，呼吸顺畅，排除杂念，心中只想着腹中的宝宝，把胎宝宝当成一个站在面前的孩子，娓娓道来，这样才能收到预期的效果。

2 找个话题和宝宝聊聊

先让自己放松，选择一个让你舒服的坐姿，别把与宝宝对话当成一种功课，不要勉强，也不要有太多目标上的设定，最好在自然中进行。

轻轻呼唤宝宝的小名，用亲昵的语气多次呼喊，直到宝宝产生反应。不要用太高、太尖的声音，这些声音宝宝不喜欢。最好用男人低沉的嗓音和宝宝说话，要口齿清晰，尽量避免模糊不清的儿语。每次和宝宝对话都不要超过 10 分钟，说话时间太长会让大人小孩都感到疲倦的。从胎动观察宝宝的作息时间，选择在他清醒的时间进行对话。和宝宝说的话，讲的故事，教的词汇尽量以"重复"为主，你不用担心他会厌倦，因为"重复"有利于宝宝精确地学习。

聊天的话题可以从平常聊天里寻找，也可以专门去做某些事情与胎宝宝沟通、交流思想感情。比如，可以整理一下相册，回想那些值得回忆的经历，并通过照片将故事说给腹中的胎宝宝听。在情感的传述中，让胎宝宝在潜意识里能感受到你的爱。通过这些小故事与交流，你和胎宝宝同时得到了欢乐。这种交流与愉悦，对形成胎宝宝乐观向上的性格很有帮助。

5 睡眠也是一种胎教

睡眠是人类的正常行为，每个人都要睡觉，但是每个人的睡眠效果都是不同的。有研究证明，孕妈妈在怀孕期间保持良好的生活和睡眠习惯，会被胎宝宝潜移默化的继承下来从而保持良好的睡眠习惯。专家曾做过一项有趣的调查和实验，对新生儿的睡眠类型进行追踪调查，结果发现晚睡的母亲会生出一个同样喜欢晚睡的婴儿，而睡眠规律的母亲所生的宝宝跟她一样保持早睡早起的习惯。这个实验证明胎宝宝和母亲在某些方面存在着共同的习惯，而母亲的习惯直接影响着胎宝宝。因此，培养婴儿良好的睡眠习惯也是胎教的一部分。

传统医学认为，五脏六腑的活跃时间是各不相同的，子时（晚上 11 点到凌晨 1 点）是胆经当令，也就是胆囊排毒最活跃的时间，也是这一天当中最主要的新陈代谢的时间，如果在这段时间没有达到深度睡眠，就会影响身体的排毒功能，从而对

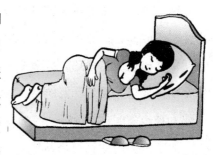

胎宝宝造成不良影响。不管你有什么样的原因，但是为了孩子你必须要做一个合格的孕妈妈，养成良好的睡眠习惯。

（1）养成有规律的睡眠习惯：睡觉不仅是孕妈妈的大事，同样也是胎宝宝的大事。所以孕妈妈要按时休息，早睡早起，晚上不要熬夜。

（2）睡前保持安宁：睡前不要讨论问题，不要看煽情小说，不要看故事情节大起大落的悲剧类节目，也不要饮用带有刺激性的饮料（如浓茶、咖啡、可乐等），否则会使大脑过于兴奋，难以入睡。睡前最好先上趟厕所，排空膀胱，并用温水洗脚，使脑部血液下流，不再充血，减少大脑皮质的兴奋。

（3）不在睡前思考问题：晚上睡觉之前是一个人生理上的低潮时期，容易情绪低落，此时思考问题容易出现不良情绪。

（4）和准爸爸一起做胎教：上床后，和准爸爸配合一起完成胎教作业，比如和胎宝宝一起做踢肚游戏、和胎宝宝进行对话、讲个故事或唱一首歌，完成以上任务后便可愉快地入睡了。

饮食营养合理搭配

① 加强营养防止抽筋

　　钙是组成人体的重要营养元素，对人体健康有着非凡的意义。钙是骨骼的主要组成部分，而胎宝宝的生长发育需要大量的钙。有的孕妈妈在怀孕中晚期常常出现小腿抽筋，大多是由于血钙水平低下造成。胎宝宝骨骼与牙齿发育都需要钙，按日计算的话，胎宝宝每日需补充 200～250 毫克的钙，而孕妈妈本身也需贮存约 30 毫克的钙以待泌乳需要。

　　胎宝宝体内的钙都是从妈妈的体内吸收来的，因而孕妈妈需补充足够的钙，才能保证母体本身的代谢及胎宝宝骨骼的正常发育。成年未孕女子每日需钙 600 毫克，妊娠中期每天需要补充 1000 毫克钙，妊娠晚期要供给 1500 毫克钙。若钙摄取不足或吸收不良，则胎宝宝所需要的钙必须从母体骨质中获取，从而造成孕妈妈缺钙，引起孕妈妈骨质疏松及软化而发生骨质软化症。同时，孕妈妈补充的钙质不足，对胎宝宝的生长发育，尤其是骨骼的发育也会产生障碍，使出生后的幼儿患有先天性佝偻病。

　　血液中的钙是维持肌肉神经稳定的重要因素，血钙水平下降时，可出现心跳加快，甚至心律不齐，神经肌肉兴奋性提高，而发生肌肉收缩，如果肌肉收缩呈持续状态，感觉到的就是抽筋。夜间睡眠时，大脑皮层处于抑制状态，受到大脑皮层管理的神经系统却相对兴奋，所以小腿抽筋多在夜晚发生。

　　孕妈妈平时应该注意补钙，以预防因缺钙造成的小腿抽筋等症状，平时多吃含钙丰富的食品，如牛奶、豆类及豆制品、坚果类、芝麻、虾皮、蟹等。还要注意在饮食中补充维生素 D，多晒太阳，从而促进对钙的吸收和利用。病情严重者则需到医院治疗，补充钙剂。

② 孕妈妈如何补钙

一般来说，孕妈妈的缺钙概率是很高的，因为补钙不像增肥那么容易，食物中的含钙量并不高，孕妈妈要吃很多东西才能满足自身和胎宝宝的需求。据统计，有80%的孕妈妈可能缺钙。

孕妈妈是否缺钙可以从以下几个症状进行判断：

1 小腿抽筋

对肌肉有影响的是人体内的钙离子，数量很少，却发挥着重要的作用。一般在怀孕4～5个月时就可出现抽筋，往往容易在夜间发生。但是，有些孕妈妈虽然体内缺钙，却没有表现为小腿抽筋，容易忽视补钙。

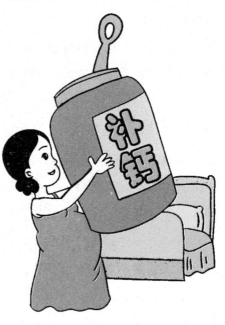

2 关节、骨盆疼痛

如果钙摄取不足，为了保证血液中的钙浓度维持在正常范围内，在激素的作用下，孕妈妈骨骼中的钙会大量释放出来，从而引起关节、骨盆疼痛等。

3 牙齿松软感

人的牙齿中也含有大量的钙，缺钙能造成牙齿珐琅质发育异常，抗龋能力降低，硬组织结构疏松，如果孕妈妈咀嚼时有牙齿酸软的感觉，或甚至出现牙齿松动，可能是缺钙了。

4 妊娠期高血压综合征

缺钙也能诱发妊娠高血压，这一点您知道吗？如果孕妈妈正被妊娠期高血压困扰，可以查一查自己是否缺钙了。

如果孕妈妈发生了以上症状的一种或者几种，应及时求助产科医生，确认是否缺钙，从而制定治疗方案。

孕妈妈补钙一般通过饮食摄入，日常的饮食含钙量已不能满足孕妈妈对钙剂的需求，应挑选富含钙的食物。另外，孕妈妈从妊娠中期开始就要补充一些含钙药物，单独服钙剂的同时需加服维生素 A、维生素 D，如鱼肝油丸，1 日 2 次，每次 1 粒，或饮用含维生素 A、维生素 D 的牛奶也可以。

不过，补钙的同时也要注意预防补钙过量的问题出现，有的孕妈妈本身体质很好，但是盲目地大量服用高钙质食品，结果反而对胎宝宝的生长不利。因为长期大量食用钙质食品会引起食欲减退、皮肤发痒、毛发脱落、感觉过敏、眼球突出、血中凝血酶原不足及维生素 C 代谢障碍等。同时，血中钙浓度过高，还会出现肌肉无力、呕吐和心律失常等，这些对胎宝宝生长都是没有好处的。有的胎宝宝生下时已萌出牙齿，一个可能是婴儿早熟的缘故；另一个可能则是由于孕妈妈在妊娠期间大量服用维生素 A 和钙制剂或含钙质的食品，使胎宝宝的牙滤泡在宫内过早钙化而萌出。因此，孕妈妈不要随意服用大量的含钙制剂。如果因治病需要，应按医嘱服用。

3 孕中期饮食原则

此时孕妈妈已经步入孕中期了，令人讨厌的早孕反应会逐渐消失，食欲慢慢回来，孕妈妈终于能够大开"吃"戒了。何不趁着这个机会，充分摄取足够的营养呢？这不仅是为了宝宝的需要，也是为了孕妈妈本身的成长考虑，如子宫、乳房组织等。有的妈妈就是因为没有及时补充营养，结果导致胎宝宝在子宫内生长发育迟缓，胎宝宝出生后小于同等孕龄的胎宝宝，医生把这种情况称作胎宝宝宫内发育迟缓。

在此期间，孕妈妈体重将会增加约 5 ~ 6 千克，必须增加总热量的摄取，每日平均增加 300 千卡的热能,每周就可以增加 0.5 千克的体重,以提供给母体组织增加、胎宝宝成长和胎盘发育。

综上所述,从现在开始,一定要培养良好的饮食习惯。

(1)定时:无论每一天的工作有多么忙碌,都应当"把吃饭的时间还给自己"。最理想的吃饭时间为早餐 7~8 点,午餐 12 点,晚餐 6~7 点;吃饭时间最好为 30~60 分钟,进食过程要从容,心情要愉快。

(2)定量:抽出一点时间,了解一些营养知识,对一日三餐的量做个规划。每餐各占一天所需热量的 1/3,最好要呈倒金字塔型,早餐丰富,午餐适中,晚餐量少。

(3)定点:养成定点吃饭的习惯;如果希望未来宝宝能坐在餐桌旁专心进餐,那么现在孕妈妈吃饭时,就应当固定在一个安静、温馨的环境中,尽量不被干扰、影响、打断用餐。

(4)营养均衡多变化:多变化食物的种类,每天吃多种不同的食物,营养素会容易充足。

(5)以非工业加工的食物为主:尽量多吃原生类食物,如五谷、青菜、新鲜水果,烹调方式以保留食物原味为主,少用调料,少吃垃圾食品、油炸食物和市售的成品食物,让宝宝在胎宝宝期就习惯于健康有益的饮食模式。

一般来说,当胎宝宝出现宫内发育迟缓的时候,要从母体和胎宝宝两个方面思考原因。孕妈妈营养不良,尤其是蛋白质和能量不足时影响较大。另一方面是胎宝宝本身发育缺陷,胎宝宝宫内感染、营养不良及放射线照射。另外比如,胎盘形成异常、子宫胎盘血流减少、脐带过长、过细等等,都有可能导致宝宝发育迟缓。因此在补充营养的同时,还要避免感冒等传染病,以及避免接触毒物和放射性物质。怀孕期要加强营养,有内源性疾病应在治疗的同时增加卧床休息的时间,以增加胎盘血流量。

④ 合理安排饮食结构

在孕前期，由于孕吐反应等不适感，孕妈妈每天的饮食可能并不理想，吃的也不多，但是现在早孕反应已经过去了，孕妈妈要及时调整饮食结构。

（1）增加主食摄入：应选用标准米、面，搭配一些杂粮，如小米、玉米、燕麦片等食用。一般来说，孕中期每日主食的摄入量应在 400～500 克之间，这对保证热量供给，节省蛋白质有着重要作用。

（2）增加动物性食物：由于孕妈妈要负担两个人的营养需要，因此需要比平时更多的营养。动物性食物所提供的优质蛋白质是胎宝宝生长和孕妈妈组织增长的物质基础。同时，应尽量避免食用过分刺激的食物，如辣椒、大蒜等。每天早晨最好喝一杯温开水。此外，还要避免过多脂肪和过分精细的饮食，一定要保证铁元素和维生素的摄取。

（3）合理搭配三餐营养：胎宝宝此时所需要的营养是多方面的，孕妈妈不需要记住每一种营养素，这不但耗时耗力，而且没有必要，孕妈妈毕竟不是专业的营养师。但是，孕妈妈要对此有基本的认识，一日三餐要有不同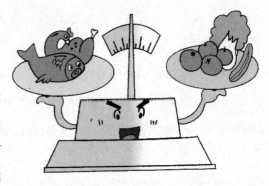的地方，从而把营养分摊到每一餐中。一般早餐食谱中的各种营养素含量应占全天供给量的 25%～30%，由粥类、面点类、冷菜类等三部分组成，在餐后加一份瓜果补充维生素效果更佳。午餐饭菜要丰盛，午餐各种营养素含量一般占全天供给量的 35%～45%。晚餐应以谷类食物和蔬菜为主，口味清淡易于消化，有利于抗疲劳和养神醒脑，最好每天喝点小米、玉米等粗粮熬制的稀粥，再搭配点主食、菜肴等。

（4）补铁是重点：胎宝宝的迅速生长发育及胎盘等附属物的生成都需要铁，而且铁是制造血液的必需材料，缺铁就会缺血，缺血则必然发生贫血。

孕妈妈缺铁，会使胎宝宝发育不成熟，出生后易成为低体重儿，或者发生流产或早产。孕妈妈也易发生妊娠高血压综合征，还会使分娩时产程延长，出血量增多，产褥期抵抗力下降。从孕4月开始，孕妈妈和胎宝宝都要贮备一定量的铁。孕妈妈贮备的铁是准备分娩时用的铁，而胎宝宝是为出生后贮备5~6个月用的铁。含铁丰富的食物有动物肝脏、动物血、瘦肉、禽肉、鱼类、豆类等。孕妈妈每日铁摄入量不能少于28毫克。

5 胎宝宝最需要维生素

维生素的本质是有机化合物，它包括多种类型，主管着人的新陈代谢作用，并且大多无法由人体自我生成，所以是人体在成长过程中必不可少又须时时补充的营养。对胎宝宝来说，最需要补充的维生素是以下几种：

（1）维生素 A：维生素 A 又名视黄醇，它有促进胎宝宝生长发育的作用，并能增强母体的抵抗感染力。如果维生素 A 供应不足，可引起胚胎发育不良，严重不足时，可导致胎宝宝骨骼和其他器官畸形，甚至流产。但维生素 A 过多却能妨害正常胎宝宝的骨骼发育。鉴于以上原因，我国营养学会推荐孕妈妈维生素 A 的供给量标准与非孕妈妈一致，皆为3300国际单位。

（2）维生素 B_1：维生素 B_1 缺乏的孕妈妈除易患脚气病外，还有更明显的表现——疲劳、乏力、小腿酸痛、心动过速，这不利于胎宝宝生长发育。孕妈妈由于代谢水平提高，对热量要求增加，对维生素 B_1 的需求量也会随之增加，故孕妈妈宜注意补充维生素 B_1。

（3）维生素 B_2：女性在妊娠期维生素 B_2 不足或缺乏，可引起或促发孕早期妊娠呕吐，可使早产儿发生率增加，导致婴儿体重不足甚至死亡。

（4）维生素 B_6：妊娠期女性由于雌激素增加，色氨酸代谢增加，对维生素 B_6 的需求量也随之增加，孕妈妈如果在孕期缺乏维生素 B_6，便会影响胎宝宝中枢神经的发育，导致胎宝宝智力低下。

(5) 维生素 B_{12}：妊娠期维生素 B_{12} 供给不足，孕妈妈易患巨幼红细胞贫血，新生儿也可患贫血，对优生不利。

(6) 维生素 C：怀孕期间，胎宝宝必须从母体中获取大量维生素 C 来维持自身骨骼与牙齿的正常生长发育，造血系统的健全和机体的抵抗力等，以至于母体血浆中维生素 C 含量逐渐降低，至分娩时仅为孕早期的一半。维生素 C 又名抗坏血酸，是连接骨骼、结缔组织所必需的一种营养素，能维持牙齿、骨骼、血管、肌肉的正常功能，能增强人们对疾病的抵抗力，并可促进伤口愈合。缺乏维生素 C 的孕妈妈，早产率会升高。因此，孕妈妈在孕期要适量摄入维生素 C。人体如果缺乏维生素 C，可引起坏血病，并有毛细血管脆弱、皮下出血、牙龈肿胀流血或溃烂等症状。

(7) 维生素 D：维生素 D 是类固醇的衍生物，具有抗佝偻病的作用，被称为抗佝偻病维生素。维生素 D 对调节钙、磷的正常代谢，促进钙、磷在小肠内吸收，促进牙齿和骨骼正常生长，都具有十分重要的作用。当孕妈妈缺乏维生素 D 时，可出现骨质软化的问题。最先而且最显著的发病部位是骨盆和下肢，以后逐渐波及脊柱、胸骨及其他部位，严重者会出现骨盆畸形，由此会影响自然分娩。维生素 D 缺乏可使胎宝宝骨骼钙化以及牙齿萌出受影响，严重者可造成胎宝宝先天性佝偻病。

(8) 维生素 E：维生素 E 与维持生殖系统的正常功能有重要关系，因此也有人将其称为生育酚。它能促进人体新陈代谢，增强机体耐力，维持正常循环功能，它还是一种高效抗氧化剂，能保护生物膜免遭氧化物的损害，还能维持骨骼、心肌、平滑肌和心血管系统的正常功能。保证孕妈妈维生素 E 的供给非常必要。研究认为，维生素 E 缺乏与早产儿溶血性贫血有关。为了使胎宝宝贮存一定量的维生素 E，孕妈妈应每日增加 2 毫克的维生素 E 摄入量。

本月推荐食谱

鸡脯小白菜

原料 小白菜 1000 克,熟鸡脯半个,牛奶、花生油各 50 克,精盐 4 克,味精 2 克,料酒 10 克,水淀粉 15 克,葱花 5 克,鸡汤适量。

做法 ①将小白菜去根,洗净,每棵劈成 4 瓣,切成 10 厘米长的段(注意让菜心相连,不能散乱),用开水焯透,捞出用凉水过凉,理齐放入盘内,沥去水分。注意用开水焯小白菜时不要焯得太烂,应该在开水中转 2 圈立即捞出。②炒锅上火,放入花生油烧热,下葱花炝锅,烹料酒,加入鸡汤和精盐,放入鸡脯和小白菜,用旺火烧开,加入味精、牛奶,用水淀粉勾芡,盛入盘内即成。

功效 清淡可口,补虚健胃。

砂仁鲫鱼汤

原料 砂仁 3 克,鲫鱼 1 条,生姜、葱、食盐各适量。

做法 ①鲜鲫鱼去鳞、鳃,剖去内脏,洗净。②将砂仁放入鱼腹中,投入锅内(砂锅最好),加水适量,用文火烧开。③锅内汤烧开后,放入生姜、葱、食盐即可。

功效 醒脾开胃,利浊止呕。

番茄烧豆腐

原料 番茄 250 克,豆腐 2 块,食用油、酱油、白糖各适量。

做法 ①先用开水把番茄烫一下,去皮,切成厚片;把豆腐切成 3 厘米左右的长方块。②锅上火,食用油热,放番茄片小炒片刻,随即把切好的豆腐块放入,加酱油、白糖滚几滚,待豆腐炒透即好。

功效 健脾开胃,增加抵抗力。

当归枸杞炖猪心

原料 鲜猪心 1 个,大骨 100 克,料酒、当归、生姜各 5 克,精盐 8 克,枸杞、味精各 2 克,清汤、胡椒粉各适量。

做法 ①鲜猪心切厚片,大骨砍成块;当归切片;枸杞泡洗干净;生姜去皮切片。②烧锅加水,待水开时,下入猪心、大骨,用中火煮净血水,捞出冲洗干净待用。③在小炖盅里加入猪心、大骨、当归、枸杞、生姜,调入精盐、味精、胡椒粉、料酒,注入清汤,加盖入蒸柜,隔水炖约一个半小时即可。

功效 补气活血,补肝益肾。

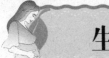

生活中的各项准备

① 散步时的注意事项

　　散步是保持孕妈妈及胎宝宝健康的有效方法，是最适宜孕妈妈的活动。散步可以提高神经系统和心、肺的功能，促进新陈代谢。有节律而平静的步行，可使腿肌、腹壁肌、胸廓肌、心肌加强活动。由于血管的容量扩大，肝和脾所储存的血液便进入了血管，动脉血的大量增加和血液循环的加快，对身体细胞的营养，特别是对心肌的营养有良好的作用。为了提高散步的功效，孕妈妈要注意以下两点。

1 散步的地点要选好

　　最好选择花草茂盛、绿树成荫的场所。这些地方空气清新，氧气及空气中负离子浓度高，尘土、噪音、污染等都比较少。孕妈妈经过一天的工作，心理疲惫，身体也感到疲乏，如可置身于宁静恬淡的环境散步，无 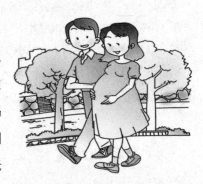 疑是一种极好的身心调节。如果条件不允许，则可选择一些清洁僻静的街道作为散步地点，但应避开那些空气污染严重的地方，如闹市区、集市以及交通要道等。这些地方往往空气不好，病毒、细菌等污染也都比较严重，在这种地方散步，不仅不能起到应有的作用，反而会给孕妈妈及胎宝宝带来不良影响，可以说是得不偿失。

2 散步的时间要适宜

　　选择合适的散步时间有几层含义。其一，要选择空气未受污染或受污染少的时间段。清晨有雾时，雾气中含大量氮、硫等有害元素及气体，此时应注意不要盲目出门；在城市人口较密集的地区，一般情况下，下午 4~7 点之间空气污染相对严重，可有意识地避开这段时间。其二，在进食之后不宜立即散步。过去人们常说"饭后百步走，活到九十九"，这一说法实际上是不科学的。因为，人在进食后，全身血液要重新分配，大量的血液将流向胃肠道及肝胆系统，参与营养物质的消化、吸收、运输，如此时外出散步，必然使流向消化系统的血液量减少，影响消化及吸收功能，对孕妈妈及胎宝宝均不利，故应尽量避免此时散步。其三，根据孕妈妈个人的工作、生活、健康状况选择散步时间以及时间长短等。

2 远离软床和电热毯

孕妈妈不宜睡软床

一般人睡软床有柔软，舒适之感，但孕妈妈则不宜睡软床。原因有以下两点。

（1）易致脊柱位置失常：孕妈妈的脊柱较正常腰部前曲更大，睡软床及其他高级沙发床后，会对腰椎产生严重影响。仰卧时，其脊柱呈弧形，使已经前曲的腰椎小关节摩擦增加；侧卧时，脊柱也向侧面弯曲。长此下去，会使脊柱的位置失常，压迫神经，增加腰肌的负担，既不能消除疲劳，又不利于生理功能的发挥，并可引起腰痛。

（2）不便翻身：正常人的睡姿在入睡后是经常变动的，一夜辗转反侧可达 20~26 次。学者认为，辗转翻身有助于大脑皮质抑制的扩散，提高睡眠效果。然而，软床太软，孕妈妈深陷其中，不容易翻身。

（3）不利于血液流通：当孕妈妈仰卧在软床上时，增大的子宫会压迫腹主动脉及下腔静脉，导致子宫供血减少，从而对胎宝宝不利，甚至会出现下肢，外阴及直肠静脉曲张的现象，有些人会因此而患上痔疮。当右侧卧位时，上述压迫症状消失，但胎宝宝会压迫孕妈妈的右输尿管，易患肾盂肾炎。左侧卧位时上述弊端虽可避免，但可造成心脏受压，胃内食物排入肠道受阻的问题，同样不利于孕妈妈健康。

因此，孕妈妈不宜睡软床。孕妈妈以睡棕榈床或硬床上铺 9 厘米厚的棉垫为宜，并注意枕头松软，高低适宜。

2 电热毯不适合孕妈妈

在南方的冬天，孕妈妈是很难同寒风对抗的，哪怕是上床睡觉之前的湿冷的被窝，也是不可忍受的，所以人们在冬天喜欢用电热毯保暖，但孕妈妈不宜使用，以免造成下一代大脑发育不良。这是因为，当人们使用电热毯时，由于人体和电热毯之间存在着电容，因此即使是绝缘电阻完全合格的电热毯，也会有感应电压产生并作用于人体。人体与电热毯之间的感应电压可达到 40 ~ 70 伏特，且有 15 微安的电流强度。这个电流虽小，但由于电热毯紧贴在孕妈妈身下，对正处于发育阶段的胎宝宝可能存在潜在的危险，易导致各种器官的畸形，同时对胎宝宝大脑发育不利，会使出生后的婴儿智力低下。

因此，为了下一代的健康，孕妈妈不能直接睡在电热毯上，最好先用电热毯暖热被窝，然后抽掉毯子。

3 孕妈妈要生活在阳光下

现在大部分家庭对孕妈妈的照顾都是无微不至的，饮食方面的营养更是唯恐有一点闪失。但是却往往忽视两个重要的环境因素。

1 清新怡人的空气

清新的空气也是孕妈妈所必需的。常有一些孕妈妈伤风感冒，卧室不开窗，人为地限制了新鲜空气的摄取。长此以往，不仅会使孕妈妈健康受损，而且会给胎宝宝带来一定的不良影响。

孕妈妈在早上起床之后，到有树林或草地的地方去做操或散步，去呼吸草木所释放的清新空气，会使孕妈妈感到精神焕发。再者，树木多的地方以及有较大面积草坪的地方，尘土和噪声都比较小。

那些在较高温度下工作的孕妈妈，除早晨外，在工作间隙休息时也应到有树木、草坪或喷水池的地方走走。晚上最好能开小窗睡眠，若天太冷可关窗，但应在起床后，打开一部分窗户以更换空气。

2 温暖明媚的阳光

有一种典型的孕期并发症，其主要症状是孕妈妈贫血消瘦、动作缓慢、体力疲惫、腰酸腿痛、手脚抽搐，常可使胎宝宝营养缺乏，患先天性佝偻病，孕妈妈还会难产，连累胎宝宝受损或死亡。这就是骨质软化病，皆是孕妈妈体内缺乏钙、磷，及代谢功能发生障碍而引起的恶果。现在随着生活水平的提高，这种病症已大为减少，但是许多出生后患佝偻病的婴儿仍在提醒更多的准妈妈们，在孕期就要注意从膳食和阳光中补充维生素 D，以帮助身体得以正常地吸收钙、磷。

太阳光中的紫外线照到人体的皮肤上，可穿透皮肤表面，作用于皮下的"7-脱氢胆固醇"，使它发生一系列的变化，成为具有抗佝偻病、帮助体内钙质吸收的维生素 D。

所以，孕妈妈要补充的营养可不仅仅是我们常见的各种饮食，还包括一些从自然界中吸收的物质。我们平时或许没有感觉到，但是这些物质确实对我们的身体产生了积极影响。例如太阳光中的紫外线，除了能防治佝偻病外，还具有杀菌和消毒作用。阳光在室内照射 30 分钟以上，能达到空气消毒的效果。经常开门让室内受到阳光照射，可以提高孕妈妈的抵抗力，预防感染性疾病，也有益于胎宝宝发育。

4 孕期养花有讲究

1 对身体有好处的植物

怀孕期间侍弄花草，可以让心情更美好。花草还有清新空气的作用，有益于身心健康。但也有很多花草能影响健康状况，养花不当可能还会带来流产或致宝宝畸形的风险，准爸妈们要谨慎选择。那么孕妈妈适合养哪些花草呢？

（1）可以栽植那些能够吸附颗粒的花草：这类植物包括吊兰、芦荟、金橘、菊花、万寿菊、虎尾兰、龟背竹、常青藤、紫茉莉、半支莲、天南星等。这类花可以清除室内的有害气体，主要是一氧化碳、二氧化硫、甲醛、苯、氯、氟等有毒气体。吊兰、虎尾兰、芦荟可以吸收室内80%种类的有害气体，特别是吸收甲醛的能力非常强。

（2）可以栽植那些具有抑菌效果的花草：这类植物包括石竹、铃兰、紫罗兰、柠檬、蔷薇、紫薇等。这些花草可以抑制多种致病细菌的繁殖，如白喉菌、结核杆菌、肺炎球菌、葡萄球菌等，种养在房间里不仅赏心悦目，还可以起到杀菌的功效。

（3）容易散发氧气的花草：虽说植物总体上能够净化空气，但并不是所有的植物都有同样的效果。有的植物在晚上就会吸入氧气，呼出二氧化碳，所以在栽种之前要仔细辨别。孕妈妈在房间里养些仙人掌（球）类植物最好，因为这类植物肉质茎上的气孔在白天会关闭，夜间才会打开，所以会在吸收二氧化碳的同时还会放出氧气，对人体健康更有好处。但是提醒大家不要用手抚摸仙人掌，以防止被刺伤。另外在晚间会释放氧气的植物还有蝴蝶兰、垂盘草、吊兰、芦荟、虎尾兰、龙骨等。虽然它们的体积很小，但氧气的释放量刚好适合人体的呼吸。

2 卧室内不宜摆放过多的植物

一般花卉在夜间会同人一样吸收氧气，呼出二氧化碳。因此，居室内若放花草太多，就会造成花草与人"争"氧气的现象，影响人体健康。

有些植物中含有毒素，或者能够吸收室内的氧气，而散发出二氧化碳，所以更不适合摆放在屋内。例如曼陀罗花、断肠草中含有毒素；夹竹桃的枝叶、树皮中都含有夹竹桃甙，误食几克，就会中毒，需十分小心；紫荆花、含羞草、夹竹桃等散发的物质会让人皮肤或呼吸道过敏；一品红、郁金香、万年青、虞美人、水仙花、南天竹、黄花、杜鹃等误服也会导致中毒。

有的人喜欢盆景，但是像松柏一类的植物，不宜放在孕妈妈的居室内，因为气温高时，松柏较浓的气味会影响到孕妈妈的食欲，令人感到恶心、厌烦。另外，有一些花草含有对人体有害的物质，如五彩球、洋绣球、报春花等易引起接触过敏。如果孕妈妈的皮肤触及它们，汁液弄到皮肤上，会发生急性皮肤过敏反应，出现疼痒、皮肤水肿等症状。

5 远离"铅毒"的危害

铅的用途非常广泛，我们在日常生活中随时都可碰到它。但是，铅也是一种对人体有害的金属，孕妈妈接触过多的铅可使流产的发生率增加。对于胎宝宝来说，铅的危害也不小，它在儿童体内积蓄，可导致儿童生长缓慢并影响孩子的智力发育。对于胎宝宝来说，胎盘是一道天然的屏障，可以把很多有毒物质挡在外面，从而保护胎宝宝不受伤害。但胎盘的屏障功能也不是万能的，对于铅就是如此。因此，孕妈妈体内的铅可以"长驱直入"进入胎宝宝体内，对胎宝宝的生长发育造成损害。

想要预防铅中毒，最好的办法就是远离各种含铅的物品，例如皮蛋、爆米花、油炸食品、烧烤类食品、膨化食品包装袋、罐头食品、油漆、电池、汽油、染发剂等。此外，选择正确的饮食，也有助于抑制铅的吸收，并且促进铅的排出，同时这些食物也是维持良好的孕期营养所需的食物，可以适当多选用。

（1）高蛋白食物：蛋白质可与铅结合成可溶性络合物，促进铅从尿中排出。肉类、蛋类、奶及奶制品、鱼类、禽类、大豆制品均为质量较高的蛋白质食物。

（2）高纤维食物：纤维可阻碍金属离子的吸收，但应注意，摄入过多纤维同时也会阻碍无机盐及一些有益的微量元素吸收，如钙、铁、锌等。膳食纤维含量较高的食物有芹菜、韭菜、海带等植物性食品。

（3）含钙、铁、锌的食物：铅还可以妨碍铁的吸收，引起孕期贫血，所以平时要注重钙、铁、锌的补充，让这三种元素来对付铅，从而减少人体对铅的吸收。含钙丰富的食物有牛奶、炸酥鱼、虾皮、油菜等；含铁丰富的食物有瘦肉、肝脏、血豆腐等；含锌丰富的食物有瘦肉、动物内脏及牡蛎等，孕妈妈可以适当补充。

6 睡眠姿势有讲究

1 长期仰卧不可取

当孕妈妈挺着一个大肚子睡觉时，肯定感觉各种姿势都不舒服。有的孕妈妈不喜欢挪动姿势，长期保持仰卧位，其实长期仰卧不是一个好的选择。如果睡觉时长期采取仰卧位，增大的子宫可以压迫其后面的腹主动脉，影响子宫动脉的血量，造成胎盘供血不足，会直接影响胎宝宝的生长发育。若孕妈妈患有妊娠中毒症，由于胎盘血管痉挛，供血不足，对胎宝宝的生长发育会有明显影响。

当孕妈妈长期仰卧时，下腔静脉也会被压到，下腔静脉是人体最大的静脉，这会使回流到心脏的血液量急剧减少，造成心搏出量减少，对全身各器官的供血量也会随之减少，并产生胸闷、头晕、恶心、呕吐、血压下降等症状。心电图检查仅提示窦性心动过缓，如做坐位心电图检查时，则无异常情况发现，在临床上称为仰卧位低血压综合征。

此外，仰卧位还能造成其他后果，尤其是孕晚期的妈妈更不宜仰卧，否则易患孕期仰卧位综合征，出现下肢及阴部静脉曲张、水肿，甚至出血。由于血液流通不畅而出现低血压，孕妈妈会感觉头晕、眼前发黑、心慌、恶心、憋气，且面色苍白、脉搏增快而细弱、四肢无力、出冷汗等症状，即患上孕期仰卧位综合征。所以孕妈妈以左侧卧位为佳，左侧卧位可减轻向右侧旋转的子宫对右侧输尿管的压迫，降低右侧肾盂肾炎的发病率，对孕妈妈及胎宝宝均有利。

② 不同时期睡姿有区别

（1）妊娠早期（1～3个月），睡姿没有特殊要求：在妊娠早期，孕妈妈本人可能出现严重的早孕反应，胃里感到很不舒服，但是这并不妨碍睡觉，此时子宫仍在盆腔内，外力直接压迫或自身压迫都不会很重，因此不必过分强调睡眠姿势，但应改变以往的不良睡姿，如趴着睡觉，或搂抱一些东西睡觉等。可随意采取舒适的体位，仰卧位、侧卧位均可。

（2）妊娠中期（4～7个月），侧卧或仰卧均可：这段时间孕妈妈的肚子逐渐大起来，因为宝宝进入了快速生长期，同时羊水也慢慢扩张，此时要注意保护腹部，避免外力的直接作用。如果孕妈妈羊水过多或双胎妊娠，就要采取侧卧位睡姿，这样会感觉舒服些，其他睡姿会产生压迫感。如果孕妈妈感觉下肢沉重，可采取仰卧位，下肢用松软的枕头稍抬高。如果孕妈妈没感觉特别不适的，可以随意选择卧姿。

（3）妊娠晚期（8～10个月），左侧卧位最佳：这个时期，孕妈妈进入了养胎的最后时期，选择一个合适的睡姿十分重要，总的来说，左侧卧位是比较适合孕妈的。因为下腔静脉的位置正好处于腹腔脊椎的右侧，如果向右侧卧，膨大的子宫不但会压迫下腔静脉，而且子宫还会有不同程度的旋转，血管受到牵拉，从而影响胎宝宝正常的血液供应。左侧卧位则可纠正子宫的位置，并且减轻下腔静脉受到的压迫，改善血液循环，增加对胎宝宝的供血量，有利于胎宝宝的生长发育。

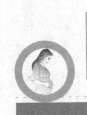

孕 5 月

小·家伙开始轻微活动

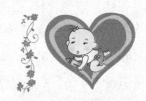

孕妈妈和宝宝的变化

1 宝宝的生长情况

胎宝宝长到 5 个月时，生长发育的速度依然很快。全身长出细毛（毫毛），头发、眉毛、指甲等已齐备。他十分活泼，时常做出各种动作，手指可以单独地动作，会吸吮手指，会用脚踢子宫壁，这些都能帮助他的神经、肌肉与骨骼的发育。

值得一提的是，胎宝宝的胃里已经能够制造一种产生黏液的细胞，消化道中的腺体也开始发挥作用，这意味着他即将拥有消化功能了，有时他会喝下少许羊水，肠道内的胎便也开始积聚。大脑虽然尚未产生皱褶，但基本的构造已经形成。神经系统逐渐发达，延髓部分的呼吸中枢开始发挥作用，而且前头叶也非常明显。

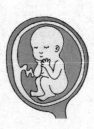

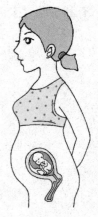

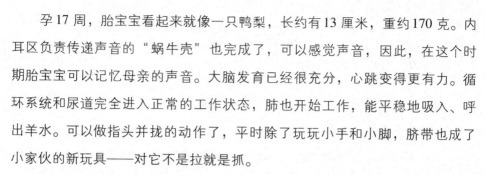

孕 17 周，胎宝宝看起来就像一只鸭梨，长约有 13 厘米，重约 170 克。内耳区负责传递声音的"蜗牛壳"也完成了，可以感觉声音，因此，在这个时期胎宝宝可以记忆母亲的声音。大脑发育已经很充分，心跳变得更有力。循环系统和尿道完全进入正常的工作状态，肺也开始工作，能平稳地吸入、呼出羊水。可以做指头并拢的动作了，平时除了玩玩小手和小脚，脐带也成了小家伙的新玩具——对它不是拉就是抓。

再过一周（孕 18 周），胎宝宝的体长可以达到 14 厘米左右，体重大约 200 克。原来偏向两侧的眼睛开始向前集中。骨骼差不多已成为类似橡胶的软骨，并开始逐步硬化。大多数孕妈妈在这周都可感受到第一次胎动了，那感觉如同小蚯蚓在蠕动，或是像手放在鱼篮外但仍能感到里面的小鱼在跳动一样。

孕 19 周，胎宝宝的生长趋于稳定。胎宝宝开始有了脑部的记忆功能，你和爱人的"温言软语"小宝贝都能记下来。皮下脂肪开始生成，味觉、嗅觉、听觉、视觉和触觉等感觉器官迅速发育。心跳已经十分活跃，小手小脚都能在羊水中自由活动了。

到孕 5 月末期（孕 20 周），有的宝宝现在已经长到 260 克左右了，身长也达到 15 ~ 16 厘米，脑袋的大小像个鸡蛋。头重脚轻的身体分成 3 部分，并且匀称了许多。皮肤渐渐呈现出美丽的红色，皮下脂肪开始沉积，逐渐变成不透明的了。由于皮下脂肪少，所以不至于长得很胖。随着骨骼和肌肉的健壮，胳膊、腿的活动活跃起来，这时会感到明显的胎动。心脏的搏动也逐渐强劲起来，可明显听到胎心的活动。肺泡上皮开始分化，四肢和脊柱也已开始进入骨化阶段。这就要求孕妈妈补充足够的钙，以保证胎宝宝骨骼的正常生长。此外，本周胎宝宝纤细的眉毛正在形成。

② 孕妈妈的身心变化

随着胎宝宝的生长，孕妈妈的身体也发生了明显的变化，这时的她看起来还算不上"大腹便便"，但是稍微观察一下，就完全能够看出她是个孕妈妈了。子宫不断增大，重心发生了变化，这时，孕妈妈的行动就不那么灵活了。有的孕妈妈在这段时间会感到腹部一侧有轻微的触痛，还有的孕妈妈会感到背痛，这是韧带的变化导致的。子宫增大的同时，子宫两边的韧带在迅速拉长、变软。为防子宫受到牵拉挤压，孕妈妈起坐、拿东西的时候都要放慢速度，做什么都要小心翼翼。

从孕5月开始，孕妈妈就可以进行居家监护了，方便及时掌握孕妈妈的健康状态。监护的内容包括监测胎动、胎心音、测量宫高、体重等。孕妈妈的乳房会迅速增大，甚至可以用膨胀来形容，腹部也更突出，臀部渐渐浑圆起来，体态明显丰满。胃部经常有蠕动的感觉，而且很频繁，这都是胎动引起的。内分泌变化还会让孕妈妈出现鼻塞、鼻黏膜充血和出血症状，但不要随便使用滴鼻液和抗过敏药物。一般情况下，这种现象会自行逐渐减轻。如果鼻出血严重，应警惕妊娠高血压综合征，及时请医生检查处理。

孕妈妈虽然早已摆脱了早孕反应，但是在这一阶段，又会出现一些新的不适，如消化不良、感冒、口干舌燥、头昏耳鸣等。因为胎宝宝对钙的需求逐渐增大，孕妈妈还可能出现一些缺钙的症状，例如腰酸腿痛、手脚发麻、腿脚抽筋等不适感，因此孕妈妈需要注意补充钙和维生素D。随着孕周的增加，孕妈妈的水肿情况可能会逐渐加重，也有可能出现静脉曲张的情形，要注意适时运动，不能久坐或久站，睡觉时用枕头等垫高腿部，穿宽松柔软的鞋子，尽量让自己舒服些。

到本月末，孕妈妈的怀孕旅程已经过去了一半，身体逐渐接受了各种变化，在接下来的日子里，活动变得越来越不方便，但是不会再像之前那么难受了。孕妈妈的子宫仍在不断增大，乳房不断增大，乳腺也很发达了。此时要注意，睡觉时不要压着乳房，无论是做清洁或者是性爱都不要太刺激乳房，以免引起强烈的宫缩。子宫底高度仍然在脐部以下，但从20周起已经以每周大约1厘米的速度开始增长，过不了多久就会到脐部上方。胎动更加活跃了，胎宝宝伸伸胳膊、踢踢腿，经常会把孕妈妈的肚皮撞击得凹凸鼓动。不过因为此时的胎宝宝时睡时醒，孕妈妈可以感觉到的胎动也时频繁时稀少，如果稀少很有可能是胎宝宝在睡觉。

这个月，孕妈妈已经摆脱了早孕反应，所以食欲逐渐好转，能够自由摄取各种食物，补充了充足的营养，所以体重逐渐增加。但是她们也会常常感到疲倦。特别是职业女性，下班以后回到家里，又要准备晚饭，夜里睡觉的时候，胎宝宝还时不时地把她从梦里踢醒，所以第二天常感到疲惫不堪，特别容易产生坐立不安的心理，从而影响情绪。在这种情况下，孕妈妈要调整自己的状态，保证充分的睡眠和休息，不要勉强做自己力所不及的事，对胎教的期望值不能超越现实，千万不能因家务过重和进行胎教导致体力不支、精神涣散，以免食欲不振，影响胎宝宝的发育。

③ 胎动异常需谨慎对待

胎动是胎宝宝最初的活动方式，他还没有离开妈妈的肚子，却已经是一条鲜活的生命了。胎动是胎宝宝健康的晴雨表，胎动的异常变化，都有可能说明胎宝宝的健康发生了变化。

1 胎动突然减少

一般来说，孕妈妈轻微发烧，胎宝宝因羊水的缓冲作用，并不会受到太大的影响。若孕妈妈的体温持续过高，超过38℃的话，就会使胎盘、子宫的血流量减少，胎宝宝就会变得少动。这种情况下，孕妈妈需要尽快去医院看医生。

2 胎动突然加快

可能是孕妈妈不慎受到剧烈的外伤，轻微的撞击一般不会对胎宝宝造成什么伤害，因为有孕妈妈羊水的保护，可减轻外力的撞击。但一旦受到严重的外力撞击时，就会引起胎宝宝剧烈的胎动，甚至造成流产、早产等情况。此外，如果孕妈妈有头部外伤、骨折、大量出血等状况出现，也会造成胎动异常。所以，孕妈妈应尽量少去人多的场合，避免被碰撞，并且要减少大运动量的活动。

3 胎动突然加剧，随即快速停止

可能是胎盘早期剥离，这种情况多发生在孕中期以后，有高血压、严重外伤或短时间子宫内压力减少的孕妈妈多容易出现此状况。症状有：阴道出血、腹痛、子宫收缩，严重的休克。孕妈妈一旦出现这样的问题，胎宝宝也会随之做出反应：他们会因为突然缺氧，出现短暂的剧烈运动，随后又很快停止。这就要求有高血压的孕妈妈，要定时去医院做检查，并依据医生的建议安排日常的生活起居；避免不必要的外力冲撞和刺激；保持良好的心态，放松心情。

4 急促的胎动后突然停止

可能是脐带绕颈或打结，这个时期好动的小家伙已经可以在羊水中自由地活动，如翻身打滚是常有的事情，所以很容易发生脐带绕颈或打结的情况。20%的胎宝宝出现过脐带绕颈，脐带富有弹性，其血管的长度超过脐带的长度，血管呈螺旋状盘曲，有很大的伸展性。脐带绕颈后，只要不过分拉扯脐带，脐带没有被勒紧，通常就不会危害胎宝宝健康。但是严重时会使血液无法流通，导致胎宝宝因缺氧而窒息。因此，出现脐带绕颈的情况之后，要及时前往医院接受检查。

4 孕妈妈的不适感

在本月，孕妈妈出现了新的烦恼，包括腿脚、视力等多个方面，必须做好心理准备，提前了解这种不适感产生的原因，以便采取措施缓解痛楚。

1 视力模糊

怀孕以及激素对你的全身所有器官都会造成影响，眼球自然也无法例外。怀孕进入中期，许多孕妈妈都会发生视力改变的现象。通常来说，都是变得更差。但到了产后，眼球的形状及视力也会恢复。

轻微以及逐渐的视力变化，是怀孕时期正常且暂时的不良反应。但若是视力迅速明显地改变，却是个严重的警告，通常是高血压的征兆。因此当你发生视力严重模糊，产生盲点，暗影增多或是双重影像时，必须立刻与医生联络。

2 韧带痛明显

人的行动离不开韧带的支持，而孕妈妈的韧带会变软，所以行动时会感到不太方便。一个身体正常的人体在站立时，由于各组肌肉及韧带彼此调和，身体重心前后左右维持平衡。而在妊娠期，由于子宫逐渐扩大，腹部膨胀隆起，身体重心前移，韧带势必加重负荷及张力。因此肌肉的动作则由自然性转变为有意识性，经常处于这种张力状态下，有的孕妈妈很容易感到疲乏，从而产生肌肉酸痛。

3 小腿水肿

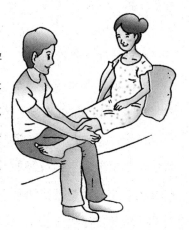

一般来说，到了怀孕 5～6 个月的时候，孕妈妈就会出现水肿，尤其是小腿处的水肿。这是由于在怀孕之后，对水分和盐类的代谢能力要比怀孕前时低。所以，容易造成水分在身体里潴留；另一方面，子宫增大，也可引起下肢血液流通不畅，不过这种水肿并不很严重。一般是白天有水肿出现，而休息一夜后，即可消失。检查血压、小便一般均无异常。孕妈妈这种水肿，只是一种生理性的水肿，这不是病态。

但是，也确实有少数孕妈妈水肿较厉害，甚至因为脚肿而穿不上鞋子，水肿出现后不消失，反而渐渐加重，严重者出现全身水肿，这就是病态了，常见的是妊娠高血压综合征。此时孕妈妈可能有血压增高，小便化验尿中有蛋白，发展到严重阶段时，可出现子痫，对母子都是严重的威胁。这就需要去医院进行治疗。如果水肿出现在怀孕头三四个月，也可能是由身体内其它疾病引起的，如心脏病、肾脏病等。

按时检查做做保健

① 孕5月产检项目

在妊娠5个月末期，孕妈妈要去医院做第三次产前检查。和前两次检查一样，这次出门前也要备好零钱、卫生纸、围产保健本等。检查时要把这一段时间以来，自己身体有无任何不适告诉医生，特别是还有没有呕吐的现象，有无头痛、眼花、浮肿、阴道流血或腹痛等症状。

产检次数：第三次产检。

产检时间：怀孕20周，孕中期。

产检项目：血压、体重、宫底高度、腹围、胎心率、B超胎宝宝畸形筛查（18~24周）、血常规、尿常规。

产检注意：在第三次产前检查中，最重要的项目是B超筛查胎宝宝畸形，它决定了宝宝以后的成长趋势。医生会仔细计算胎宝宝的头围和腹围，看大腿骨长度及检视脊柱是否有先天性异常。如果孕妇照的是四维彩超，还可以看到宝宝的实时面部表情呢。照彩超之前，孕妈妈要做的是保持平和的心态，过于紧张会影响到胎宝宝的状态。

（1）体重的测量：虽然孕妈妈们的体重各不相同，但是她们在怀孕后的增长速度是有一定的限制的。因为体重的异常增加，有可能是妊娠中毒症。

（2）腹围，子宫底的测量：这是为了看宝宝的成长态势，按照怀孕周数的比率，孕妈妈的腹围基本有迹可循，如果腹围过大，可能是双胞胎或羊水过多症等。

（3）测量血压：血压的过高或过低都不利于健康，血压过高可能导致妊娠高血压，血压过低说明孕妈妈可能贫血，胎宝宝容易出现营养不良。

② 孕期疼痛的防治

随着子宫的增大，孕妈妈的负担也在渐渐变大，这种负担不仅是精神上的，同时也是生理上的，你会惊讶地发现自己身上偶尔会出现一些疼痛症状，而这些症状在以前很少听人说起过。其实，这些疼痛大多是生理现象，只有少数是病理原因，所以孕妈妈没有必要惊慌失措。

（1）头痛：从怀孕早期开始，头痛就成为一些孕妈妈的常见症状，头痛一般不严重，常伴随头昏，这是较常见的妊娠反应。但倘若在妊娠后3个月，突然出现头痛，要警惕是否为子痫的先兆，特别是血压升高和水肿严重的孕妈妈尤应注意，应及早诊断治疗。

（2）胸痛：孕期胸痛有正常反应和异常反应两种，正常反应为疼痛较轻，经常表现为肋骨疼痛，犹如神经痛，可能是由于孕妈妈缺钙或膈肌抬高所致。可适当补充一些高钙食物，或服用少量镇静剂。异常反应则伴有咳嗽或呼吸困难，连双臂也感到疼痛，经常出现非正常流汗，可能预示着孕妈妈的心肺功能出现问题，应及早咨询医生。

（3）胳膊疼痛：胳膊疼痛一般出现在妊娠晚期，平时没有什么异样，但是每当抬起胳膊时，就容易感到一种异样的疼痛，或者像有异物抓挠的感觉，这是因为脊柱神经被压迫住的缘故。孕妈妈平时应避免做牵拉肩膀的运动和劳动，以减少疼痛，分娩后即可恢复正常。

（4）腰痛、背痛：腰部和背部正好相对，它们一同出现疼痛时，很可能是劳累过度。随着怀孕月份的增加，不少孕妈妈为调节身体平衡，长时间地挺胸托腹，容易引起腰痛和背痛。一般在晚上及站立过久时疼痛会加剧。孕妈妈可适当减少直立体位，经常变换姿势，并适当活动，以改善疼痛。

（5）骨盆痛：妊娠末期，随着子宫的增大，骨盆关节韧带处于被压迫牵拉状态，常会引起疼痛，稍用力或行走时疼痛会加重。此类疼痛无须治疗，休息后可减轻。

（6）腿痛：孕妈妈腿痛一般是腿部肌肉痉挛引起的，往往是孕妈妈缺乏钙质或维生素 B 族所致。可服用钙片或维生素 B 族药品，或多吃一些含钙和维生素 B 族较高的食品，即可好转。

（7）坐骨神经痛：坐骨神经痛是指沿坐骨神经通路及其分布区域的神经性疼痛，以臀部、大腿后侧、小腿后外侧、足背外侧为主。多见于一侧，常发生在步行及活动后。对于妊娠期的坐骨神经痛，轻者可口服或肌注维生素 B_{12}，重者应卧床休息。产后压迫可解除，疼痛自然会消失。

③ 坚持每天做孕妈妈操

怀孕期间，孕妈妈行动不便，所以活动量减少，进而引起免疫力下降，对于疾病的抵抗能力不足，遇到伤痛时，感受也更加明显，所以孕期同样需要运动。一般从孕 3 月开始就应该坚持每天活动，借以活动关节，使精力充沛，并减少由于体重增加及腹部渐渐隆起所致的肌肉疲劳。

在本月，孕妈妈的活动能力还很强，所以能够完成的动作难度也很高，每天都可以做做保健体操，让身体不至于僵化。

（1）侧面俯身运动：双腿伸直，呈端坐的姿势。双臂举过头顶，吸气。在呼气的同时，向侧面俯身，力度适中，以舒展背部。让腘窝尽量贴近地面，在均匀呼吸的同时保持不动。在不压迫下腹的情况下伸展背部，注意用力适当，不要过于勉强。缓缓抬起上身，并让呼吸变得匀称，彻底地将身体放松。

（2）轻度倾斜运动：左腿向里侧弯曲，右腿向外侧弯曲。两手交叉，举过头顶，仅让上半身往左边转动。两手在脑后保持交叉的姿势，然后向右倾斜。向头部上方拉伸交叉的双手，并向后倾斜身体。

（3）蹲坐运动：两腿分开与臀部同宽，双手合掌而对。在吸气和呼气的过程中屈膝，顺着墙壁的方向慢慢地坐到呈半蹲的姿势，在臀部碰到垫子的那一刻，把双手放在两膝上，用这样的姿势休息片刻。保持以上的姿势 1~2 分钟，将身体的重心集中在下部，完全放松腰部，深深地吸一口气再呼出，在保持背部靠墙的姿势下缓缓起身。但要注意，在胎宝宝胎位为臀位时不能采用这样的姿势运动。

（4）伸展四肢运动：平躺，左腿伸直，右腿屈膝。右臂向上伸出，左臂自然地放在身体左侧。开始进行腹式呼吸。长长地吸入一口气，在呼出的时候双臂和双腿的姿势分别互换，重复 5～10 次。

4 孕中期活动要注意

1 有些运动孕妈妈不能做

在孕中期，孕妈妈的活动能力依然很好，甚至可以完成许多较高难度的体育运动，但是为了安全考虑，最好避免快跑、登山、滑雪、骑马、蹦极、潜水、跳远、俯卧撑、仰卧起坐等剧烈运动。如果孕妈妈在孕前没有运动的习惯，现在应该尽量有意识地去做一些较为平缓的运动项目，例如室内游泳、散步、瑜伽。

孕妈妈运动的关键词除了"合适"以外，还有一个是"规律"，运动规律可由短时、经常、持续性等要素构成。

在体力允许的情况下，孕妈妈可以多安排一些运动，但是要确保自己能够坚持下去。孕妈妈可以把每天的运动量分成三份，早上、午后和傍晚都可以专门抽出时间运动一会儿，每次运动的时间不宜超过半小时。每次安排的运动量要均衡，不要忽强忽弱，更不要现在多运动一会儿，下一次运动就不做了；或者现在不做了，下次运动多做点。当身体感到不舒服的时候，可以把运动量适当调小一些。

2 乘坐飞机时的注意事项

如果孕妈妈的身体十分健康，就不必为了乘飞机而感到烦恼，只需在乘飞机时更加谨慎一些，做好准备工作，避免可能的危险出现即可。最好选择离通道最近的座位，去洗手间会更方便，而且每个小时都可以起来活动活动，以保持血液的循环和畅通，也可以不时伸展双脚，减少因屈曲过久导致的肿胀。飞机上的空气比较干燥，需要经常喝一些果汁或白开水，不要喝汽水饮料。还可以带一些清凉薄荷茶、姜茶，以防止呕吐或反胃。飞机上的配餐通常都很简单，也不合胃口，可以预订适合自己口味的餐点，或自己准备一些食物。

即便出入公共场合，孕妈妈也不能为了时髦穿着紧身衣和高跟鞋之类的衣服，穿着要确保宽松、舒适，平时要穿平底鞋，并选择式样简单的衣服，避免各种可能出现的麻烦。还要考虑到机舱内空调温度的变化，所以可以多准备几件衣服。安全带要系在腰部以下、髋骨部位，不要系在腹部正中，以防伤及胎宝宝。最好要一个靠枕放在背后，以免背部长时间承受太大压力而导致疲劳或拉伤。把孕期体检报告携带好，便于必要时让医师了解情况，查好目的地的医院以防万一。临产前 4~6 周最好不要乘坐飞机，因为随时可能进入临产状态，而在医护人员及医疗设备不足的情况下，飞机上分娩是很危险的。

3 孕中期游泳也要更小心

对于孕妈妈来说，游泳是一项非常合适的运动项目，水的浮力可以减轻孕妈妈的身体负担，帮助肌肉放松，还能消除水肿，缓解静脉曲张，经常进行游泳锻炼的孕妈妈顺产概率更高。

游泳时的呼吸运动和肌肉用力等情况和孕妈妈分娩时很相似。许多国外专家研究发现，职业游泳女教练和在热带地区经常游泳的女性，以及长期从事水上作业的女性（如下海采贝的妇女、女潜水员等），在怀孕后经常游泳，分娩时容易顺产。身体条件允许的孕妈妈在这个时期可以去游泳，游泳宜安排在孕 5 月至孕 7 月之间。游泳时，要选择子宫不易紧张的时间，即上午 10 点至下午 2 点，这个时间段孕妈妈的身体状态是相当不错的。

游泳要注意时间，在节假日游泳的人多，应尽量避开，选择人少的时候游泳，每次 20 分钟左右，最好有专人陪同，以防出现意外。动作要平和，不能压迫到腹部，可选择相对简单的蛙泳和仰泳，至于动作较为激烈的蝶泳就不要考虑了。

在游泳地的选择上，优先选择有孕妈妈专用的游泳区，水质一定要保证合格。游泳馆的地址也不宜太远，附近最好有综合性医院，以备不时之需。如果孕妈妈有妇科炎症等其他不适合游泳的症状，待治愈后再去游泳。

不过，在孕中期游泳也不是人人都能做的，还有很多注意事项。例如有的孕妈妈游泳技术不好，或者对水有些许恐慌心理，或者有其他不适合游泳的情况，就不宜选择游泳这种方式来锻炼身体，可以选择散步、逛公园等比较安全和轻松的方式。

5 站坐行走有讲究

怀孕以后，孕妈妈总是兴奋不已，在孕中期出现胎动以后，自豪和喜悦的感觉油然而生。但随着体重不断增加，孕妈妈越来越感到行动不便，因此也就需要越来越严格地采取孕期自我保护措施，在站立行走方面都要注意自己的动作。

1 站立姿势灵活多变

由于激素的变化及子宫的压迫等多方面因素的影响，孕妈妈很容易出现静脉曲张，这是血液运行不畅的表现。长时间用同一种姿势站立，会严重减缓腿部的血液循环，导致水肿以及静脉曲张。因此每站立一段时间，孕妈妈都应该让自己休息一会儿，可以坐在椅子上，然后把双脚放在一条小板凳上，使足部的位置稍微抬高，这样有利于血液循环和放松背部。如果没有条件坐，那就选择一种让身体最舒适的姿势站立，并时常活动相应的肌肉群，如收缩臀部，就会体会到腹腔肌肉支撑脊椎的感觉。需要长时间站立的孕妈妈，为促进血液循环，可以尝试把重心从脚趾移到脚跟，从一条腿移到另一条腿。

2 坐姿不必太标准

对于孕妈妈来说，标准的坐姿或许并不适合，是要把后背紧靠在椅子背上，必要时还可以在靠腰部的地方放一个小枕头。如果孕妈妈是坐着工作的，有必要时常起来走动一下，因为这样会有助于血液循环并可以预防痔疮。要是孕妈妈写字或者应用计算机的工作量很大，最好是每隔 1 小时放松一下。

3 徒步行走应注意

徒步行走对孕妈妈很有益，但一旦感觉疲劳，马上要停下来，找身边最近的凳子坐下歇息一会。如果没有条件在公园里散步，可以选择交通状况不太紧张的街道，以避免过多吸入汽车尾气。在走路的姿势上，身体要注意保持挺直，双肩放松。散步前要选择舒适的鞋，以低跟、掌面宽松为宜。

4 这样起身最安全

怀孕 2～3 个月的时候，孕妈妈起身还算轻松，但现在起身就得缓慢有序地去做动作，以免腹壁肌肉过分紧张。仰躺着的孕妈妈起身前要先侧身，肩部前倾，屈膝，然后用肘关节支撑起身体，再把腿部从床边移开并坐起来。

6 预防孕期静脉曲张

在怀孕中后期，很多孕妈妈会惊讶地发现，身上竟然出现一条条蓝色的血管，这些血管原本好好地隐藏在皮肤下，此时却暴露出来，虽然没有任何疼痛的感觉，但是让人看起来很不舒服。在医学上，这叫"静脉曲张"，它是血液淤积的结果。静脉曲张的典型症状就是：静脉在接近皮肤表面的地方凸出且弯曲，呈紫色或蓝色。这种生理现象在孕妈妈身上并不少见，也不会对怀孕造成太大影响，一般会在产后自行消失。

1 静脉曲张的原因和影响

在怀孕期间，孕妈妈最容易出现静脉曲张的部位是腿部，因为腿部位于人体最下方，血液受到重力的影响，往上运行不便，于是容易在腿部淤积。但是孕妈妈的情况比较特殊，除了腿部，颈部或会阴部也可能出现静脉曲张。原因主要有三点：

（1）荷尔蒙的变化：荷尔蒙是一种奇妙的东西，它的变化会引起人体的很多变化，可以说，荷尔蒙是人体健康的主宰者。怀孕期间，孕妈妈体内的血流量会增加，致使原先处于闭合状态的静脉瓣膜分开，静脉血液逆流。同时，黄体素也会导致血管壁扩张，这些都成为静脉曲张出现的原因。

（2）子宫的压迫：随着胎宝宝的不断发育，孕妈妈的肚子变得越来越大，这是子宫扩张的表现，这会压迫骨盆腔静脉和下腔静脉，导致下肢血液回流受阻，造成静脉压升高，出现静脉曲张。

（3）身形太胖或家族遗传：如果孕妈妈家族中有静脉曲张的病史，或者孕妈妈本身体重过大，这些都会使孕妈妈成为静脉曲张的易发人群。

静脉曲张一般不会对怀孕造成威胁，却很有可能给孕妈妈带来各种困扰。出现经脉曲张的部位，时常出现麻木、疼痛感，有时出现发痒、抽痛和灼热感，且症状往往在夜晚加重。若平时站立过久，症状也会加重。研究发现，如果孕妈妈的血液聚集在腿部而不是流向胎宝宝，那么胎宝宝的血液循环将会受到一定的影响。而且，长时间站立的孕妈妈患有静脉曲张的，发生分娩痛也是不可避免的。

2 静脉曲张的预防和治疗

妊娠期的静脉曲张是可以预防和缓解的，只要平时的保养工作做得好，就不必担心可能出现的疼痛感。如果孕妈妈出现了静脉曲张，就应减少工作量，避免长时间站立，睡眠时抬高下肢，也可以穿弹力袜或使用弹力绷带。还可按摩小腿，常用手法有两种：

挤压小腿，孕妈妈坐在靠背椅上，腿伸直放在矮凳上，准爸爸拇指与四指分开放在孕妈妈小腿后面，由足跟向大腿方向按摩挤压小腿，将血液向心脏方向推进。

搓揉小腿，孕妈妈坐姿如上，准爸爸将两手分别放在孕妈妈小腿两侧，由踝向膝关节搓揉小腿肌肉，帮助静脉血回流。

如果怀孕期间出现了严重的静脉曲张，患者在分娩后有 30% ~ 50% 的概率不会自行缓解，且下次怀孕时又会复发，甚至导致中年时期的严重静脉曲张症，因此平时的保健相当的重要。孕期外阴静脉曲张在妊娠后期较为常见，治疗上以局部护理为主，如采取局部冷敷，或施以冷水坐浴，可使外阴部曲张的静脉血管收缩，进而使症状减轻或消失；亦可局部涂擦氧化锌软膏（再撒上一些爽身粉），这样也会加强局部静脉血管的收缩。平时要保持外阴清洁，穿柔软宽松的棉质内裤，防止局部摩擦，避免皮肤溃破。如有小溃疡，要及早治疗，防止继发感染。

精心打造优质胎教

① 呼唤胎教

从怀孕中期开始，准爸爸和孕妈妈应加强对宝宝的正规胎教。夫妻两个可以一起对宝宝进行呼唤胎教。

胎宝宝最喜欢听准爸爸的声音

呼唤胎教需要孕妈妈和准爸爸的共同参与，少了任何一方，都会显得不完满。准爸爸和孕妈妈一起和宝宝进行对话，家庭的美好才能更完整地体现出来。宝宝每天都能听到妈妈的声音，早就已经习惯了，若突然听到爸爸的声音，他会变得很敏感，因此爸爸要经常和宝宝说话，给宝宝讲故事或为宝宝唱儿歌。时刻记得，你在说话，还有一个小生命在聆听，所以说话时要语调轻柔，充满感情，避免讲一些对胎宝宝发育不利的话语。

人们曾经做过调查，发现胎宝宝在子宫内对中、低频率的声音更敏感，也最容易在这样的声音下得到安抚。众所周知，男人的声音就是这样的。因此，准爸爸应该重视和胎宝宝的交流，带给胎宝宝不一样的胎教体验。

不少准爸爸在最初听到妻子怀孕的时候，内心涌出千言万语，想要一股脑说给宝宝听，但是等到让他们做呼唤胎教的时候，他们对着孕妈妈的大肚子，却一句话也说不出来，不知道该说些什么好。其实，说话的内容并不重要，因为胎宝宝不可能听懂，但是他们的声音能够安抚胎宝宝，准爸爸们说什么都行。首先要给胎宝宝取一个好听的乳名，以后就可以这样说："宝贝，我是你的爸爸，我会天天和你讲话，我会告诉你外界一切美好的事情。"准爸爸们如果说话会断断续续的话，不妨在和胎宝宝讲话之前，就事先将要说的话构思好，这样说起来，就更加顺畅了。

2 选对合适的时机

既然准爸爸们的声音对胎宝宝有这么多好处，那么什么时候开始对宝宝说话最合适呢？从胎宝宝听力的发育状况看，从妊娠 3 个月开始，就可以对胎宝宝进行呼唤胎教了。具体到一天中，结合准爸爸们工作和休息的时间来看，进行呼唤胎教最好的是在早饭过后或者晚上入睡之前，在这两个时间段，准爸爸的精力最集中。

确定时间点之后，准爸爸们就要注意规律性了，这样的习惯要一直保持下去，每天都在同一时间进行，让胎宝宝也养成习惯，每天到了这个时间以后就主动来倾听。孕妈妈可随时随地地呼唤他，与宝宝说一些日常语言，比如"你好啊，小贝贝""我们睡觉吧，小贝贝"，爸爸可以对胎宝宝说："贝贝，爸爸回来了。"如果胎宝宝活动激烈，母亲感到难受时，父亲可以用手轻轻抚摸妻子腹部，一边爱抚胎宝宝，一边和他说话，如此等等。虽然一开始，宝宝可能没任何反应，但是时间长了，宝宝就能感知爸爸和妈妈的心情，从而对准爸爸和孕妈妈所说的话开始做出反应。如果孕妈妈在与宝宝谈话的时候能够轻轻地抚摸肚子，效果会更加明显。

2 绘画胎教

孕 5 月的胎宝宝已经是个四肢健全的小人儿了，他的大脑仍然在发育，对外界事物的感受能力还不是很强，但是也已十分敏锐，至少有了初步的接受能力。通过绘画胎教，可使胎宝宝认识外面事物的形象更具体、更深刻，还可以提前在家中培养艺术氛围，有助于养成宝宝的艺术细胞。

1 色彩的刺激能够安定情绪

我们知道自然界有多种颜色，每一种颜色都有不同的特质，能够给人带来不同的心理感受。人在绘画的同时就像在接受心理治疗一样，可以达到释放内心情绪的目的，这种能够缓解压力的活动所起到的胎教效果比鉴赏画作高出数倍。不管怎么样，强迫自己作画是没有意义的，所以请带着愉快、自愿的心情参与这项活动吧。

孕妈妈肚子里的孩子无法看到画作，但是他可以通过妈妈的眼睛获得间接性的感受，孕妈妈不一定要画出惊世骇俗的巨作，甚至不需要拿给外人欣赏，所以不一定要把它画的非常完美。比起作品完成的好与坏，我们更应该关心的是，在作画的时候自己是否一直保持专心和投入，以及是否有与胎宝宝共同参与的感觉。

2 绘画也可以很简单

绘画其实并不难，只是有很多人从未接触过绘画，不懂得其中的技巧，还未入门就先被吓得退缩了。有的孕妈妈说，我不会画怎么办？所以在进行绘画胎教时，自己首先要学习绘画，在学习的过程中，不论是动手还是动脑，都能影响到胎宝宝，因为绘画需要作者的精神保持高度集中，而妈妈的这种情绪会直接传递给胎宝宝，这就是绘画胎教的目的了。

孕妈妈可以先从简单的方面开始学，比如学习先画静物，在亚麻色的桌布上摆放一个红苹果，孕妈妈先照图样画个圆形，再画上苹果把儿，然后向胎宝宝做介绍：这个大苹果红红的，多漂亮，吃起来甜甜的沙沙的，可好吃了。孕妈妈这些举动会使自己的脑细胞特别活跃，所产生的脑电波系统也会动起来。

在绘画的时候要尽量接触不同的色彩和素材，也可以尝试着用不同的工具来作画，例如现在市场上出售的不仅有蜡笔和彩色铅笔，也有油画颜料、水粉颜料等等。蓝天、白云或是孩子漂亮的面庞等都可作为素材，甚至可以对着从医院带出来的 B 超图片画一画胎宝宝现在的模样。如果孕妈妈平时就经常进行艺术鉴赏，这种习惯在进行胎教时可以提供很大的帮助。孕妈妈在生活中不仅要学会从普通的事务中发现美，还要想象如何用图画将这种美表现出来。

3 视觉胎教

在孕 5 月，胎宝宝的各项能力有了初步的发展，其中触觉、听觉的发展比较优秀，从他们在胎动过程中的表现就可以看出来了，有时你摸摸肚皮，或者大声说话，他就会抗议地踢踢妈妈的肚子。和这两项能力相比，胎宝宝的视觉能力发育得就很缓慢了，虽然有了一定的功能，但是还差得远呢。

1 胎宝宝的视觉发育

妊娠中期的胎宝宝，其触觉、视觉、听觉、味觉都得到了相当的发育，能够感觉到一些外界活动，这时以一定方式进行胎教，可以促使胎宝宝身心健康发展。

胎宝宝一直处于妈妈的肚子里，就像身处一个黑暗的布袋子里，他的眼睛也没有睁开，所以视觉的发育速度比其他感觉器官的发育更缓慢，但是胎宝宝的眼睛也并不是完全看不见东西。妊娠 4 个月起，母亲在进行日光浴时，胎宝宝就可能有所觉察，可通过光线强弱的变化感觉出来，表明胎宝宝已经对光线很敏感了。

如果用胎宝宝镜观察胎宝宝，会发现胎宝宝在入睡或改变体位时，他的眼睛也在活动；用脑电图监测，可见脑部对光照射后有反应；用 B 超监测，当用电光一闪一灭地照射孕妈妈腹部，胎宝宝心率会出现剧烈变化。这些事实都能说明，用光线照射孕妈妈的腹部则会引起胎宝宝的各种反应。

2 视觉胎教的作用

视觉胎教对胎宝宝的重要性表现在以下两个方面：

（1）促进胎宝宝视觉功能和大脑的正常发育：光的刺激能够让胎宝宝的

视觉神经产生冲动，随即传入大脑，从而促进脑部发育。进行光照胎教能让胎宝宝出生后具有敏锐的视觉，持续的专注力以及良好的记忆力。

（2）促进胎宝宝养成良好的昼夜节律：每天在固定时间，有规律地对胎宝宝进行光照刺激，有利于胎宝宝在母体里就养成良好的昼夜节律，而良好的昼夜节律对宝宝以后良好习惯的形成、良好性格的塑造都是非常有益的。光照胎教法通过对胎宝宝进行视觉训练，可促进视觉发育，增加视觉范围，同时有助于强化昼夜周期节律，即晚上睡觉，白天觉醒，并可促进动作行为的发展。

3 训练宝宝视觉的方法

胎宝宝对光线有一定的感受能力，尽管他的感觉可能只是一团朦朦胧胧的红光，但是这也表明了他有一定的视觉功能。如果把手电筒的光线有节奏地照射孕妈妈的腹部，也就是胎宝宝的双眼所在的位置，他会尝试着睁开双眼，并且把脸转向光亮的地方，胎宝宝的心率也会随之发生有规律的变化。

平时可以用一把手电筒来照射肚子，手电筒发出的光十分集中，能够吸引胎宝宝的注意力。一闪一灭地直接放在母亲腹部进行光线照射，每次持续1分钟，进行视觉训练并促进视觉发育，增加视觉范围，同时有助于强化昼夜周期和促进动作行为的发展。每次照射时应记录下胎宝宝的反应。切忌用强光，照射的时间也不宜过长。

这种视觉胎教最好在早上进行，不宜在晚上进行，这是为了照顾宝宝的作息习惯，不要在他睡着的时候把他惊醒。

4 运动胎教

1 因人而异地制定运动计划

运动胎教和一般的运动训练是不一样的，它比较舒缓，没有激烈的运动，只是用来让你锻炼一下，孕妈妈不会因难度太大而放弃。经常练习可以增强体力和肌肉张力，提高身体的柔韧度和灵活度，同时刺激控制荷尔蒙分泌的腺体，还能够很好地控制呼吸。对运动胎教的宣传不可盲目轻信，孕妈妈的体质因人而异，并不是人人都适合的。运动胎教的计划不可随意制定，无论运动的难度、时间长短还是运动量，都要结合自身的身体素质。

如果能配合音乐和对话等方法效果更佳。对胎宝宝的运动训练应当注意，一般在妊娠 12 周内及临产期均不宜训练，先兆流产或先兆早产的孕妈妈也不宜进行训练。此外，手法要轻柔，循序渐进，不可操之过急，每次时间不宜超过 10 分钟，否则将适得其反。研究表明，凡是在宫内受过"体育"运动训练的胎宝宝，出生后翻身、坐立、爬行、走路及跳跃等动作的发育都明显早于一般的宝宝。

2 动动腿脚的简易体操

（1）臀部及大腿外侧肌肉练习：手扶椅背，分腿收腹站立，脊柱挺直，两脚略宽于骨盆，脚趾向外略微伸展。呼气，膝关节向外微微蹲下；吸气，伸直腿；呼气，向外侧抬高左腿，勾脚尖；吸气，放下左腿。换右腿，按同样的方法做一遍。锻炼臀部及大腿外侧的肌肉可以增加腿部力量，只是在运动的过程中需要小心，配合气息的调整慢慢进行。

（2）大腿内侧肌肉伸展练习：两腿分开站立，宽于肩膀，脚趾略微向外展开，双手置于骨盆上。慢慢将重心移向左腿，左膝向外打开，成左弓步，骨盆正对前方，保持 10 秒。换右腿再做一次。该训练可以保持肌肉柔韧，防止拉伤。

（3）臀部及大腿后侧肌肉练习：分腿站立，与髋部同宽，身体略向前倾，双手放在椅背上。呼气，缩紧臀部，左腿向后抬高至舒适高度；吸气，还原。左右交替。重复 8 ~ 10 次为 1 组。该练习可以使臀部及大腿后侧肌肉更加强壮，能够减少日常活动时的损伤，给上身提供稳固的支持。在练习的过程中要注意保持平直，髋部正对前方。

饮食营养合理搭配

① 补充营养提高视力

怀孕对眼睛造成的影响

（1）怀孕对眼角膜的影响：怀孕会使角膜的厚度增加，而且这一现象会随着怀孕时间的增长而更加明显。角膜敏感度也会降低，影响角膜反射及保护眼球的功能。这种现象在生产后6~8周可以恢复正常。

（2）怀孕会影响泪液膜的质量：人的眼球的表面有一种物质，叫作泪液膜，它能使眼睛变得湿润、光滑。在怀孕末期约有80%的孕妈妈泪液分泌量是减少的（主要是水液层分泌不足），且结膜杯状细胞受怀孕期间荷尔蒙的影响而减少，会导致黏液素层分泌减少，使得泪液膜的均匀分布受破坏。而怀孕期间眼睑的水肿会导致眼睑易发炎，破坏油脂层的分泌，使得泪液膜中的水液层更易蒸发。所以泪液膜量的减少及质的不稳定，容易造成"干眼"的症状，影响隐形眼镜的佩戴。

（3）怀孕可能导致近视度数加深：怀孕会使结膜的小血管痉挛及收缩，水晶弧度变陡，导致看东西模糊不清。高度近视的人应该避免剧烈的运动、震动和撞击，因为这些都容易导致视网膜脱落。很多因素都可以导致视网膜脱落，曾经就有人因为打喷嚏而发生了网脱。当高度近视的孕妈妈在分娩过程中竭尽全力时，由于腹压升高，确实存在着网脱的危险。但并不是高度近视就不能自己生了，最好的办法是请医生来把关，根据眼底的具体情况决定是否能够自然分娩。

2 吃出个好视力的宝宝

维生素 A 对于人体细胞的生长，眼睛的发育起着重要的作用。富含维生素 A 的食物有各种动物的肝脏，胡萝卜、韭菜、菠菜、蛋黄等。建议孕妈妈每天的摄取量为 1000 微克。

维生素 B_1 对于胎宝宝大脑发育有着举足轻重的作用，而且有助于完善眼神经系统的功能。维生素 B_1 含量比较丰富的食物有小麦、鱼、肉等。孕妈妈每天的摄取量应在 1800 微克左右。

维生素 B_2 即核黄素，核黄素有保证视网膜和角膜正常代谢的功用。很多食物中维生素 B_2 含量都很丰富，如牛奶、瘦肉、扁豆、绿色蔬菜等。孕妈妈每天需要 1800 微克左右。

维生素 C 可以增强抵抗力，有助于黏膜组织的修复和角膜上皮的生长，预防白内障的发生。新鲜的水果和蔬菜是维生素 C 最好的食物来源。孕妈妈每天的需求量为 100 毫克左右。

2 孕妈妈吃鱼好处多

1 鱼肉是孕妈妈的好食品

鱼肉营养全面，含有丰富的矿物质，如钙、铁、锌等，尤以含碘和磷居多。此外，鱼还可以提供相当丰富的维生素，如维生素 A、B 族维生素、维生素 C、维生素 D 等，对身体十分有益。维生素 A 可保护视力，提高免疫力，维生素 C 具有养颜、解毒等效用，维生素 D 则对骨骼的生长发育，钙的代谢起着重要作用。鱼中最为引人注目的要数它丰富的 B 族维生素了，维生素 B_3 能将食物转化为能量，维生素 B_5 能对抗压力，维生素 B_4 能保持人体免疫系统的健康。鱼肉富含蛋白质，每 500 克鱼中所含蛋白质的含量相当于 600 克鸡蛋或 850 克猪肉中蛋白质的含量。丰富而优质的蛋白质是人生命的载体，具有均衡营养，调节体内水平衡，提高免疫力，为细胞输送氧等功效。鱼肉中蛋白质的结构松软，肌肉纤维结构比较短，水分含量较高，结缔组织也较少，其利用率可高达96%，很容易被人体消化和吸收。

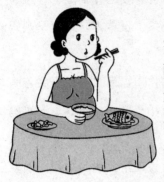

除了含有大量的优质蛋白质、脂肪及矿物质外，鱼肉中还含有一种特殊的物质——二十碳五烯酸，这是一种不饱和脂肪酸。调查研究表明，孕妈妈多吃鱼有利于胎宝宝发育，特别是中枢神经系统，就是因为这种物质的功劳。二十碳五烯酸在人体内不能自己合成，必须从食物中获得，吃鱼就是很好的获得途径。二十碳五烯酸还具有很多药理作用，能使血液黏稠度下降，防止血栓形成。同时又能扩张血管，便于孕妈妈将充足的营养物质运输给胎宝宝，促进胎宝宝的发育。还有报道指出，二十碳五烯酸还能有效预防妊娠高血压综合征的发生。此外，孕妈妈每周都吃鱼的话，未来婴儿患上湿疹的概率会下降43%。所以说，孕妈妈吃鱼好处多多。

2 吃鱼当心汞中毒

尽管吃鱼对孕妈妈有这么多好处，但也不是所有的鱼都能吃，特别是有的鱼还可能对孕妈妈造成伤害。美国食品和药品管理局（U. S. Food and Drug Administration，简称FDA）提醒，孕妈妈要避免吃鲨鱼、鲸鱼、旗鱼及方头鱼，因为这4种鱼的汞含量可能会影响胎宝宝大脑的生长发育。汞进入孕妈妈体内，可以破坏胎宝宝的中枢神经系统，造成胎宝宝认知能力低下，有调查显示每年受汞影响的儿童约有6万名。

金枪鱼因为所含的汞少而没被列入孕妈妈禁食范围，但有人认为孕妈妈在妊娠期间多吃罐装的金枪鱼也是不好的。不过，如果有哪位孕妈妈偶尔吃了也大可不必惊慌，因为吃这些鱼的危害在于汞的长期积累，偶尔吃一两顿是没什么大碍的。孕妈妈应尽量吃不同种类的鱼，不要集中吃一种，而且每周平均吃鱼量不要超过340克，这样就不用担心汞的摄入量超标了。

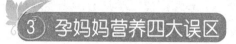

3 孕妈妈营养四大误区

孕妈妈在长达一年的强化营养过程中，或多或少会走入一些营养误区：

（1）价格越高，营养越高：这是最容易误导人的消费观念，有的食物明明不适合孕妈妈，但是人们也要抢着去吃，就是这种观念下的产物。营养品的价格取决于生产成本，包括原材料的价格、包装、销售、广告费等，有些原料的来源较少，就会使价格上涨，如西洋参。因此，选择营养品更应考虑自己是否需要。其实，鲜牛奶的功效未必就比昂贵的钙剂补钙效果差。

（2）以零食、保健品代替正餐：有些孕妈妈每天都会补充很多营养品，以至于影响了正常进餐。相当一部分孕妈妈认为，只要营养品摄入够量了，不吃饭也行。这样做反而对身体不利，因为营养品大都是强化某种营养素或改善某一种功能的产品，单纯使用还不如普通膳食的营养均衡。孕妈妈可以通过主食来获取较多热量，在孕中后期，应每天摄取250～350克主食，可以通过多吃肉类来增加脂肪的摄取。

（3）以水果代替蔬菜：同蔬菜相比，水果拥有多种优点，不仅口感好、味道好，而且食用方便，又富含维生素C，矿物质和膳食纤维，深得孕妈妈喜爱。所以不少人便放弃吃菜而改吃水果。然而，这样做会减少蔬菜中不溶性膳食纤维的摄入量，并诱发便秘。实际上，蔬菜不仅经济实惠，而且同肉类一起食用有助于达到平衡膳食，因此水果只是在一定程度上与蔬菜类似，但并不相等，更不能完全替代。

（4）营养越多越好：这种观念最容易在老年人当中传播，孕期中加强营养固然正确，却绝非多多益善。营养摄入过多会加重身体的负担，并储存过多的脂肪，容易导致肥胖和冠心病的发生。体重过重还限制了体育锻炼，导致抗病能力下降，并造成分娩困难。过多的维生素A和维生素D，还能引起中毒，导致胎宝宝畸形。

孕期的饮食是很有讲究的，体重的增加也必须控制在一定的范围内。孕妈妈仍要根据健康饮食的要求安排好一日三餐，如：孕期体重一般增加10～12.5千克，妊娠中晚期体重一般每周的增长应少于0.5千克。

4 预防缺铁性贫血

　　缺铁性贫血在世界上很常见，尤其是在即将当妈妈的女性人群中更严重。在我国，患缺铁性贫血的孕妈妈不在少数，需要引起人们足够的重视。更何况，现在的女孩子都是以瘦为美的，更容易发生贫血。铁是人体所必需的微量元素之一，是红细胞血红蛋白的重要组成部分。缺铁，便缺少制造血红蛋白的原料，可导致血红蛋白降低，红细胞数量减少、质量降低，进而降低了输送氧、带走二氧化碳的能力，而引起厌食、疲乏、头晕、气短或下肢浮肿等一系列贫血症状。

🕯 孕妈妈易患缺铁性贫血的原因

　　（1）妊娠需铁量增加：成人每日需补充铁约1.2毫克，而一般人能从每日普通膳食中摄取铁1～2毫克，基本"收支平衡"。但对孕妈妈来说，因胎宝宝生长发育和自身储备的需要，每日需铁量必然增多。从妊娠5个月以后，孕妈妈每日需铁量增至4毫克以上，若仅从每日普通膳食中摄入，铁就相对不足了。特别是在一些贫困地区，孕妈妈多无条件增加营养，铁摄入不足时，则首先动用体内的贮铁，而人的贮铁是很有限的，贮铁耗尽，便会发生贫血。

　　（2）孕前的月经损失了部分铁质：育龄妇女一次月经要失去约40毫升血液，相当于日均失铁0.6毫克，即等于消耗每日铁摄入量的1/2。有资料表明，育龄妇女的贫血发生率为40%～57%。因此，相当一部分患缺铁性贫血的孕妈妈在妊娠前就可能已经发生了贫血。

　　孕妈妈贫血，会直接影响胎宝宝发育，使胎宝宝贮铁不足，甚至发生早产、死胎；即使在胎宝宝出生后也容易发生贫血，宝宝的抗病能力下降，常多病，严重时还可能影响宝宝的智力发育。

2 预防贫血从细节做起

一般来说，当孕妈妈验血时发现血红蛋白量在 10 克以下时，即应视为贫血。妊娠中期，由于胎盘血循环建立，血容量增加，造血原料铁元素的需求量增加，为避免妊娠期贫血，孕妈妈要从以下几个方面多加注意：

（1）多摄入维生素 C：西蓝花、番茄、猕猴桃、橙子等食物都含有丰富的维生素 C，能够促进铁的吸收。

（2）摄入充足的维生素 B_{12} 和叶酸：这两者是合成血红蛋白的必需物质，能够保证红细胞的正常增长。

（3）多吃瘦肉，动物肝脏和动物血：这些都是铁的最佳来源。但孕妈妈在选择动物肝脏的时候，一定要到正规超市。

（4）使用铁制厨具：铁制厨具脱落下来的铁分子能与食物结合，提高铁的摄入量和吸收率。家人还可以在孕妈妈的饭菜中适当加入一些醋，促进铁的吸收利用率。

另外，还可以在医生的指导下服一些铁剂，硫酸亚铁片含有人体易于吸收的二价铁，是较理想的补铁药物。而严重贫血的孕妈妈则必须住院治疗。

5 饮食调理缓解水肿

除了可以通过改变体位的方式来缓解水肿之外，孕妈妈的食谱上一定要有一些能帮助消除水肿的好食物，以帮助孕妈妈应对孕晚期的水肿情况，安然度过孕期。

（1）玉米须：玉米须能够降血压，利尿消肿，止血利胆。玉米须以有光泽、柔软的为最好。

（2）冬瓜：冬瓜含有丰富的矿物质、维生素、膳食纤维等，而且含钠低，是非常好的利尿消肿的食物。其中还含有丙醇二酸，能抑制糖类转化为脂肪。

（3）芹菜：芹菜能够利尿消肿，平肝降压，具有很好的通便作用，尤其适合便秘的孕妈妈吃，但血压偏低的孕妈妈不能多吃。

至于病理性水肿，除了水肿问题以外，通常会合并其他症状，例如：高血压、视力模糊、头痛、蛋白尿等，即可能是妊娠毒血症，必须与医师讨论并进行治疗，否则会危及孕妈妈与胎宝宝的健康，甚至造成胎宝宝生长迟缓。

6 孕5月关键营养素

1 补钙和维生素D是项持久战

对于孕妈妈而言，补钙贯穿了整个孕期，因为钙不仅可以促进腹中胎宝宝骨骼和牙齿的发育，也可以防止自己出现肌肉痉挛，腰腿疼痛或者骨质软化等病症。在孕5月，胎宝宝的骨骼和牙齿生长得特别快，是迅速钙化时期，对钙质的需求剧增。因此从这时候起，孕妈妈要注意补钙。可以多吃一些钙含量较高的食物，如牛奶、奶酪、黄豆、鲫鱼、虾、羊肉、牛肉等。

维生素D有助于钙的吸收和钙在骨骼中的沉积，从而促进胎宝宝骨骼和牙齿的发育。此外，维生素D还有抗佝偻病的功效，也可以调节磷的正常代谢，因此孕妈妈须适当补充维生素D。维生素D主要存在于海鱼、动物肝脏、蛋黄、瘦肉、脱脂牛奶、鱼肝油、乳酪、坚果中，孕妈妈可以适量食用这些食物来补充维生素D。

2 孕5月的营养细则

（1）蛋白质：孕妈妈每天蛋白质摄入量应达到80~90克，以保证子宫、乳房进一步发育，同时维持胎宝宝大脑的正常发育。富含蛋白质的食物有肉、鱼虾、蛋、豆制品等；能够预防感染，提高机体抗病能力的食品有冬瓜、赤豆等。

（2）热量：孕5月比未怀孕时需增加热量10%~15%，即每天增加200~300千卡热量。为满足热能需要，应注意调剂主食的品种花样，如大米、高粱、小米、红薯等。

（3）脂肪：胎宝宝大脑形成需要足量的脂肪，孕妈妈应多吃些富有脂肪的食物，如鱼头、核桃、芝麻、栗子、牡蛎、虾、鸭、鹌鹑等。鱼肉含有两种不饱和脂肪酸（DHA 和 EPA），这两种不饱和脂肪酸对胎宝宝大脑发育非常有好处，在鱼油中的含量要高于鱼肉，鱼油又相对集中在鱼头，所以身体瘦弱的孕妈妈可以适量多吃鱼头。

（4）维生素：维生素 A 有促进生长的作用，孕 5 月需要维生素 A 比平时多 20%～60%。每天摄入量为 800～1200 微克。孕妈妈要多摄入维生素 A、维生素 C、维生素 D 和 B 族维生素。孕妈妈可以多吃蔬菜、水果来补充维生素。

（5）矿物质：孕中期为保证钙等矿物质的摄入量，每天应饮用 500 毫升以上的牛奶或奶制品。对牛奶不耐受者，可改用酸奶。为了补钙，还必须经常吃些虾皮。孕妈妈要多吃蔬菜、水果来补充无机盐及矿物质。

本月推荐食谱

干贝烧冬瓜

原料 冬瓜 500 克，水发干贝 30 克，盐、味精、葱、姜、料酒、鸡汤、食用油各适量。

做法 ①干贝与鸡汤、葱、姜、料酒一起下锅，加适量水，用小火焖 30 分钟；②冬瓜去皮洗净，切条；③锅内放油烧热，将葱、姜放入，炒香后去掉葱、姜，加入冬瓜条及干贝、鸡汤、盐、味精，烧至入味即可。

功效 利尿消肿，清热止渴，促进生长。

肉汤煲乳鸽

原料 瘦猪肉 150 克，淮山药 100 克，乳鸽 1 只，莲子 25 克，姜片、葱段、盐各适量。

做法 ①将淮山药、莲子冲洗干净；②除去乳鸽内脏，洗净，和姜片、葱段一起放入锅中，加入适量清水，开大火煮，待水开后煮 3 分钟，捞出乳鸽，然后取出冲净；③将瘦肉洗净，切成小块，向瓦煲注入清水，待水沸腾后，加入乳鸽、肉块、淮山药、莲子，煲 30 分钟，改小火再煲 2 个小时，加盐调味即可。

功效 养颜美容，健脑补神，提高记忆力。

227

炒豆腐干

原料 胡萝卜2根，豆腐干5块，水发香菇50克，虾米少许，料酒、姜末、青豆、色拉油、甜面酱、酱油、白糖、水淀粉、香油各适量。

做法 ①胡萝卜洗净，与豆腐干、水发香菇分别切成小方块；②虾米用温水加少许料酒泡发，姜切末；③锅置火上，放入色拉油烧热，下胡萝卜、豆腐干炸透，至呈黄色时捞出，然后下青豆滑炒后起锅；④锅中留余油，下甜面酱、姜末及温水，炒至均匀，放入虾米，翻炒至上色；⑤下胡萝卜、豆腐干、青豆、香菇，加酱油、白糖调味，再炒至酱汁入味，用水淀粉勾芡，淋入香油即成。

功效 防止血管硬化，预防心血管疾病。

鸭血豆腐汤

原料 鸭血50克，豆腐100克，香菜叶少许，上汤、醋、盐、淀粉、胡椒粉各适量。

做法 ①锅中倒入上汤，大火煮沸；②将鸭血、豆腐分别切成小块，放入汤中炖熟；③加醋、盐、胡椒粉调味，以淀粉勾薄芡，最后撒上香菜叶即可。

功效 滋补养血，调和脾胃，消除胀满。

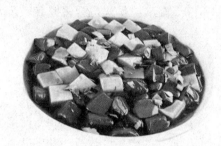

生活中的各项准备

1 孕期不要忽视秀发

对于女人来说，一头乌黑亮丽的秀发是美丽的必备条件之一，而在妊娠期护理好头发，涉及产后头发的健美，需要引起孕妈妈的重视。

影响妊娠期头发的主要因素有两个：一是激素水平变化，二是与妊娠有关的精神紧张。无论男性还是女性，体内都能产生雄性激素和雌性激素，只是分配的比例不同。在女人身上，雌性激素占据主导地位，而雄性激素则处于次要地位，所以产生各种女性特征。妊娠期间雌性激素的增多，会使头发更浓密，更健美，许多平时头油极多的女性在孕期4～5个月时竟然感到十分清爽。女性从怀孕4个月开始，头发处于最佳状态。这时的头发光洁、浓密、服帖，并且很少有头垢、头皮屑。但在此时如果忽视头发的护理，便会造成产后脱发的后果。所以，孕期要认真护理好头发，注意如下几项：

（1）饮食：孕期饮食应当多样化，不应偏食。特别要注意食用较多含维生素（包括各种B族维生素）的食物。还要遵照医嘱合理服用铁剂，纠正贫血。

（2）洗头：孕期要经常洗头，头发在刚洗过时最美，洗头以后不要用强风吹干，最好不用卷发器卷发，未完全干时不要梳理。洗后的发型最好任其自然，尽量不要过多地梳理和用过热的风来吹。

（3）护发：妊娠期头发常比一般情况下干燥一些。所以，要按照干性发质来护养。为了防止头发断裂，可选用干性头发用的洗发剂和护发剂，能够减少头发的损伤。孕期不宜烫发和染发，以防烫发和染发剂对母体和胎宝宝造成伤害。

2 大肚妈妈洗发窍门

（1）根据发质洗头：中性发质2～3天洗一次头即可，洗的太勤反而对头发不好。购买洗发护发用品时也不需要特别挑选去油或滋润配方的。可以使用婴幼儿专用的洗发水，这类洗发水性质比较温和，对皮肤和头发的刺激相对较小。

干性发质头发的吸水和保水能力差，摸起来粗粗的、干干的，甚至一折就断。建议使用温和的洗发水，并使用护发素进行润发。另外，还要拉长洗发时间间隔，3～5天洗一次头即可，否则容易使头发变得更加干燥。

油性发质头发容易出油，脏得很快，因此要经常洗头，1～2天洗一次。洗头时不要将洗发水直接倒在头发上，而是要在手中揉出泡沫后再用手清洗头发，护发素也不要涂抹在发根部位。

（2）省力的洗发姿势：随着肚子的逐渐变大，孕妈妈就不适合再弯着腰洗头了。这时可以坐在带有靠背且坐下来后膝盖可以弯成 90 度的椅子上，头往前倾，用喷头慢慢地冲洗头发。如果自己动作不便，可以让老公帮你洗。

（3）洗发步骤和动作：先把头发梳通，梳理时切忌用力拉扯，然后用清水冲洗头发上的灰尘、污垢。洗发时将适量洗发水倒在手上，加水揉搓出泡沫，均匀涂抹在头发上，用指腹轻轻按摩头皮，不要用指尖抓挠，按摩后停留 5 分钟，然后用温水冲洗干净。

③ 巧妙减轻蝴蝶斑

怀孕以后，有些孕妇的鼻梁、双颊及前额等部位逐渐出现一些茶褐色的斑纹，外形看上去就像蝴蝶，因此被称为"蝴蝶斑"。蝴蝶斑的出现，主要是由于孕期脑垂体分泌的促黑色素细胞激素增加，以及大量孕激素、雌激素使皮肤中的黑色素细胞的功能增强导致的。

在怀孕期间，做好一些生活中的小细节，能够改善蝴蝶斑，从而帮助爱美的孕妈妈重新找回美丽。

（1）怀孕期间，保证良好的睡眠。孕妈妈有时会感到难以入眠，或者即便睡着，也会在夜里经常醒来，从而导致睡眠不足，影响第二天的生活和工作。即使孕妈妈的睡眠不好，也不能用安眠药助眠，安眠药不仅对胎儿有影响，也容易导致孕妈妈身上更容易出现色素沉着。孕妈妈可以经常做做运动，并且在睡前喝点牛奶或小米粥，这些方法有助于促进睡眠、提升睡眠质量。

（2）洗脸的时候，可以用冷水和热水交替清洁面部皮肤，这个方法有助于促进面部的血液循环，降低蝴蝶斑出现的概率。

（3）在日常饮食中，多加一些有助于促进新陈代谢的食物，例如西红柿、猕猴桃等，这些食物中富含维生素 C，能够有效防止色素沉淀，让皮肤变得白皙。

（4）日光的照射会使蝴蝶斑加重，因此在阳光强烈的夏季，孕妇外出时应做好防晒工作，避免阳光直射面部。

蝴蝶斑属于妊娠期的生理性变化，不需要过于担心，随着妊娠结束，蝴蝶斑会慢慢消失。只有少数女性结束妊娠以后，蝴蝶斑消退不全而遗留淡淡的茶色痕迹。如果生完宝宝几个月后，蝴蝶斑还没有消退，建议去正规医院的皮肤科治疗，医生可能会建议你使用含有对苯二酚的漂白面霜（有些面霜中也可能含有防晒成分）、含有维A酸的药物或者类似乙醇酸一类的化学除斑剂。但是正在哺乳期间的女性不宜使用这些药物，最好等到哺乳期结束以后再接受药物治疗。

极少数情况下，医生也可能建议用激光祛除蝴蝶斑。激光祛除蝴蝶斑是直接作用于皮肤色素基团，其原理就是色素在强大激光照射下完全碎裂崩解，但是不会留下后遗症，因为它对正常的组织是没有任何伤害的。而且它在祛斑的同时还能从根本上改善皮肤的质地，让肌肤更加白皙光滑。但是激光治疗费时费力，严重影响正常生活，所以除非情况特殊，一般不建议使用。

4 上班族孕妈妈注意事项

孕妈妈上班宜注意安全

在孕中期，许多孕妈妈还要到单位上班，在选择使用交通工具时，要学会保护自己和腹中的宝宝。

（1）骑自行车：对大多数孕妈妈来说，骑自行车是不值得推荐的，即便看起来很稳定，也总是充满了危险。如果一定要骑车，也要注意时间，并且要注意以下几点：不要骑带横梁的男式自行车，以免上下车不方便；车座上套个厚实柔软的棉布座套，调整车座的倾斜度，让后边稍高一些；骑车时活动不要剧烈，否则容易形成下腹腔充血，容易导致早产、流产；骑车时车筐和后车座携带的物品不要太沉；不要上太陡的坡或是在颠簸不平的路上骑车，因为这样容易造成会阴部损伤；在孕晚期，最好不要骑车，以防羊水早破。

（2）乘公共汽车：乘坐公交车是最经济而且安全的选择，但乘车时间应该避开上下班乘车高峰，以免因为空气质量差而加重恶心的感觉。公交车后部比前部颠簸得厉害，所以应该选择前面的座位。

（3）驾驶汽车：汽车比自行车安全得多，但是也有许多地方需要注意。许多孕妈妈驾车时习惯前倾的姿势，容易使子宫受到压迫，产生腹部压力，特别是在孕早期和怀孕七八个月时，最容易导致流产或早产。另外，怀孕期间孕妈妈的神经比平时更敏感，容易疲劳、困倦、情绪不稳定。而驾驶汽车如果精神过分地专注，疲劳感就会加强。怀孕期间若是短距离驾驶，不要采取前倾的姿势驾驶。如果路况不好，放弃长距离的驾驶比较安全。

2 职场孕妈妈减压大法

不论是何种性情的孕妈妈，或多或少都会对未来的生产存有某种忧虑成分。尤其是对于办公室白领的孕妈妈来说，学会一些自我减压的小妙方，兴许能够帮助你走出压力的胁迫。

（1）减轻负荷：到了怀孕期，你需要改变一下自己的想法。要尽量多休息，以免过度疲劳；如果总是像以前那样满负荷工作，会把自己搞得很紧张，甚至焦虑不堪，对自己和胎宝宝都没有好处。

（2）购物减压：可以利用休息日和丈夫一起准备分娩用品和即将出生的宝宝的必需品，两个人一起逛逛母婴用品店，事先了解一些相关物品的使用方法，为将来育儿做好准备。

（3）腹式呼吸：我们在生活中一般用胸式呼吸，因为胸式呼吸耗费的能量更低，在不知不觉中就完成了。但是腹式呼吸也不是一无是处，它可以有效调理身体的紧张状态，让身体更加放松，当感觉身体被压力纠缠时，可以多尝试用腹式呼吸调整。具体做法：右手放在腹部肚脐，左手放在胸部，吸气时，最大限度地向外扩张腹部，胸部保持不动，呼气时，最大限度地向内收缩腹部，胸部保持不动。

（4）按摩穴位：按摩穴位能够改善气血的运行，所以可以起到降低压力的作用，所以在感觉压力很大的时候，不妨试试按摩一些养心安神的穴位。比如按摩内关穴可改善心焦气急，按摩太冲穴可改善忧郁，按摩三阴交穴可释放压力。

5 孕5月养胎方案

此时孕妈妈子宫明显增大，下腹部开始明显隆起，早孕反应结束，身心进入安定期，食欲旺盛，体重增加，但由于胃被增大的子宫挤压，饭后有时感到胃胀满，不易消化。此时胎宝宝要吸收母体大量的营养，如果营养不足，母亲会出现贫血，胎宝宝出现发育迟缓。那么，在怀孕5个月时如何保健养胎呢？

（1）缠腹带：怀孕5个月，下腹部隆起，腰腹部明显粗大，为防止腹部受冷和松弛，可在腹部轻轻地缠上腹带，但不可压迫胎宝宝；这时也不要再穿紧身的衣裙和粗毛绒衫。

（2）合理的运动：过分的休息和舒适的生活，亦对孕妈妈不利。怀孕5个月是胎宝宝和孕妈妈安定的时期，较适宜运动，如做柔和的体操，缓慢的深呼吸，每天到公园、绿地去散步对母体和胎宝宝都十分有益。研究显示，怀孕期适当运动的孕妈妈，其新生宝宝心脏比一般婴儿稍大。注意运动的孕妈妈，有利于血液循环，能减轻腰腿酸痛和下肢水肿，有助于促进身体对钙、磷的吸收。此外，到一些风景美丽、空气新鲜的地方去游玩，也有利于怀孕中期的身心健康。怀孕5~7个月时，可以参加游泳锻炼，但应经医生的体检允许，并要在水温35℃左右的游泳池中游泳，动作不宜剧烈。

（3）养护乳房：最好不戴胸罩，若担心乳房下垂，则选戴较宽松、大杯口、尺码合适的乳罩。每天用温肥皂水和清水洗乳头和乳晕，以除去乳痂；每次清洗后，在乳头、乳晕表面涂上一层油脂，或经常用水和干毛巾擦洗乳头，以增加皮肤的坚韧性；如果乳头内陷，则必须尽早提拔，否则会影响以后母乳喂养，使新生宝宝不能正常吸吮到初乳和母乳，影响生长发育。因此，内陷乳头必须从怀孕5个月开始纠正。

（4）皮肤保养：自怀孕第 5 个月起，孕妈妈皮肤会变得干燥、粗糙，可使用乳液和面霜，以适当护理，护肤品以清淡为宜。有些孕妈妈可能出现皮肤瘙痒，要避免搔抓皮肤，以防感染，可用温水洗澡，尽量不用肥皂，或外用止痒、润肤擦剂。

6 怎样应对下肢水肿

水肿是孕期的常见问题，特别到了怀孕中、后期。孕期多属于生理性水肿，主要是怀孕后子宫跟着变大，压迫下肢静脉及骨盆腔静脉，使下肢静脉回流变差。另外，体内的胎盘荷尔蒙激素产生改变，蛋白质减少并形成渗透压而导致水肿。除此，也可能是盐分摄取过多所造成的水肿，不过大致来说，孕妈妈都会控制盐分的摄取。有水肿问题，不应减少水分摄取来改善，反而要适度补充水分。

通常，孕妈妈在早上起床先喝一杯温开水，除了有助于排便，也能让身体慢慢暖和。而整天下来，大约 2~3 小时补充一次水分，一杯水约为 250~300 毫升。

准备一个小凳子或小箱子放在办公桌下，每天上班时将双脚放在上面垫高，这样可以帮助腿部的体液回流，减少小腿发生水肿的可能性。

用两只手捏住小腿肚子上的肌肉，一边捏一边从中间向上下按摩，不断改变按捏的位置，重复做 5 次。两手一上一下握住小腿，像拧抹布一样左右拧小腿肚上的肌肉，从脚踝开始往膝盖处拧，重复做 5 次。两手握住小腿，大拇指按住小腿前面的腿骨，从上往下按摩，重复 3 次。两手握住大腿，拇指放在膝盖上面，边按压边按摩，重复 5 次。

如果不方便在办公室里到处走动，也可以站在座位旁边做一会儿原地踏步的动作，同样能起到不错的放松效果。捶捶腿，让腿部血液随着肌肉的颤动流动起来，加快循环，有效地减轻水肿。而捶腿的道具可以随意选取，卷起来的杂志、手纸卷，或者自己的拳头，只要方便舒适即可。

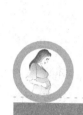   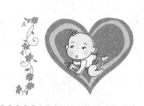

孕 6 月

孕妈妈大腹便便

孕妈妈和宝宝的变化

1 宝宝的生长情况

在孕 6 月初（孕 21 周），胎宝宝的身长大约有 18 厘米了，体重还不到 350 克，但是和之前相比，胎宝宝已经是个大人儿了。他的体重会大幅度的增加。小宝宝的眉毛和眼睑清晰可见，手指和脚趾也开始长出指（趾）甲。胎儿的消化系统逐渐发育，有能力吞咽羊水。将羊水吞咽后，胎儿会吸收其中大部分的水分，而那些不能被吸收的物质，则会被输送到大肠。

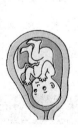 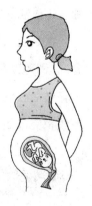

孕 6 月的第 2 周（孕 22 周），胎宝宝长得更大一点了，现在身长大约 19 厘米，体重 350 克左右，看上去已经很像小宝宝的样子了。在这个时候的胎宝宝体重开始大幅度的增加，但是仍然很轻，这导致他的皮肤红红的，看上去像个小老头。当然这皱折也是为皮下脂肪的生长留有余地。22 周的胎宝宝看上去滑滑的，像覆盖了一层白色的滑腻的物质，我们称之为胎脂。胎脂可避免皮肤在羊水长期的浸泡下受到损害。很多宝宝在出生时候身上还都会带有这样的胎脂。此外宝宝的牙齿在这时也开始发育了，这时候主要是恒牙的牙胚在发育。

孕6月的第3周（孕23周），胎宝宝的身长大约达到22厘米，体重约为400克。在这个时候的胎宝宝听力基本形成，他已经能够辨认孕妈妈说话的声音、心跳声音、肠胃蠕动发出的声音。宝宝肺中的血管形成，呼吸系统正在快速地建立。宝宝在这时候还会不断地吞咽，但是他还不能排便，直到出生后他才会自己独立完成这件事情。23周时的胎宝宝在这时候更加喜欢听抒情幽雅的古典音乐。您可以做一个实验，放些节奏快、声音响的音乐，您会发现宝宝对这种音乐的反应很剧烈，胎动增加幅度加大，当音乐换成轻柔舒缓时，宝宝会安静下来。可见胎宝宝对音乐和声音的敏感程度。

孕6月的第4周（孕24周），胎宝宝就能占据母亲的几乎整个子宫，他的身长大约有25厘米，体重达到500克左右。宝宝在此时身体的比例开始匀称。这时候的宝宝皮肤薄而且有很多的小皱纹，浑身覆盖了细小的绒毛。

在之前的5个多月里，医生在测量胎宝宝的身长时，实际指的是"头臀长"，即胎宝宝从头到臀部的长度，因为在孕期的前半段时间里，胎宝宝的腿一直蜷曲在躯干前面，难以测量。然而从本周开始，胎宝宝几乎所有的器官系统都完成了构造，只须做一些细微的调整就行了。

② 孕妈妈的身心变化

在孕6月初，宝宝的体重还不是很重，孕妈妈现在的体重大约已经增加了4~6千克，肚子增大，已经分不出哪里是腰、哪里是肚子了。子宫不断增大，逐渐压迫到肺部，因此孕妈妈的呼吸变得急促起来，尤其是在快速走路或上楼梯的时候，过不了多久就会气喘吁吁了。

现在孕妈妈的皮肤变得更差了，不过不是干燥，而是油腻，因为此时的汗液和油脂分泌比较旺盛，脸上、身上经常汗津津、油汪汪的。有的孕妈妈脸上会长出少量痤疮，这些痤疮一般在分娩后就会自行消失。所以，不必过于担心，只要做好卫生工作，防止痤疮进一步感染即可，不要擅自使用具有祛除痤疮作用的洗面奶、药膏等，我们很难判定其中的成分是否会影响胎宝宝。

进入孕6月后，孕妈妈的体重增长开始加速，增加量比较明显，每周大约增加350克。腹部也明显地突出，从外观上看已经是十足的孕妈妈相了。子宫进一步增大，子宫底逐渐升高，在以后的一段时间内将经历一个从脐下到与肚脐平齐，逐渐超越肚脐，到达肚脐上部的过程。这些变化在外人看来有些大，但孕妈妈自身感觉可能不明显。有的孕妈妈行动略笨拙些，有的孕妈妈仍如往常，非常灵活。如果感觉良好，完全不用刻意保养。

由于胎宝宝的肌肉发育得更有力，现在的胎动更加频繁，活泼的胎宝宝每12小时差不多有50次胎动，一般晚上胎动较白天的更频繁、更有力，因此本周进入了"胎动期"，胎动变得规律起来，胎宝宝肢体活动增加，而且很有力，动作也都是大幅度的。腹壁较薄的孕妈妈经常可以看到腹部的凹凸变化，那是胎宝宝踢腿、伸胳膊或跳跃时碰触腹壁导致的。

孕6月第3周，孕妈妈的子宫增大将胃肠向上推移，使胃肠蠕动速度降低，从而使胃的排空变慢，所以孕妈妈常有上腹饱足感和胃灼热感。子宫的增大还导致心率加快，孕妈妈有时候会感觉心慌气短。此时，子宫底的高度已经到达肚脐以上两个手指的宽度，体重增加了5~7千克，比以前胖了许多。在孕中后期，孕妈妈可能经常会感觉皮肤干燥，伴有一阵阵的瘙痒感，不抓不快。这是激素在起作用，抓挠解决不了，所以还是不要用力搔抓，以免抓破感染，可以咨询医生外用一些止痒的药物。另外，孕妈妈的鼻腔黏膜此时比较干燥脆弱，加上鼻腔充血、肿胀，鼻子容易出血。发生鼻出血时不要慌张，及时止血即可。

在孕6月末，孕妈妈的腹围更大了，身体越来越沉重；脸上的妊娠斑可能更加明显，面积增大；腹部的妊娠纹颜色也有加重。另外，此时的孕妈妈还会有眼睛发干、畏光的现象，这是正常现象，不必担心。

③ 认真倾听胎心音

1 正常的胎心音

胎心音就是胎宝宝的心跳声，早在孕4月就已经出现了，而在孕6月则听得更清楚了些。准爸爸要学会听胎心音，因为到了妊娠中后期，由于腹部增大，孕妈妈已经不可能自己听胎心音了，特别需要准爸爸给予帮助。

胎宝宝的心跳声很有规律，使用听诊器发现，他的心跳声就像钟表指针走动时发出的"嘀嗒、嘀嗒"声一样。准爸爸听胎心音的时候，可以让孕妈妈取舒适的仰卧位，平躺在床上，双腿自然地平伸，并尽量伸直，准爸爸趴在孕妈妈的腹壁上，直接用耳朵听，也可以用一个木头材质的听筒仔细地听。每次听1分钟时间，每天听1~3次为宜。

一般情况下，胎宝宝的心跳基本维持在每分钟120~160次。胎动通常会加快每分钟心跳的次数，但是胎动一结束胎心音又会马上恢复正常。在没有胎动的情况下，如果胎宝宝的心跳次数每分钟在160次以上或者在120次以下，且跳动很不规律，均属于异常胎心音，通常是胎宝宝在宫内严重缺氧的体现，孕妈妈应立即上医院。胎心音要与子宫动脉及胎盘杂音相区别。子宫动脉杂音是血流通过扩张的子宫动脉时所产生的吹风样低音响，胎盘杂音是血流通过胎盘时所产生，二者的快慢与母体脉搏一致。胎盘杂音范围较子宫动脉杂音的范围大。

2 如何听胎心音

在家里听胎心音，可以借助如下三种工具：听诊器、胎心仪、胎语仪。其中听诊器是最便宜的，但是使用起来不如胎心仪和胎语仪方便。初次听胎心音的时候，准爸爸和孕妈妈有可能找不到准确的胎心位置。孕妈妈去医院做产前检查的时候，可以请医生或医护人员找到具体的胎心位置，在腹部上做好相应的标记，然后准爸爸即可对准标记听胎心音。

在孕4月末，胎宝宝的位置还在脐下正中线附近，随着胎宝宝的生长以及胎位的变化，胎心的位置也会有变化。胎心音大多是从胎背传出的，在胎背靠近肩胛处听得最清楚，故头位的胎头可在下腹两侧听，臀位胎头可在上腹两侧听，横侧位可在脐上或脐下腹中线处听。刚开始，普通的听诊器是听不出来的，因为宝宝太小了，可以用多普勒听诊器来听，或者在专业人员的指导下听胎心。

④ 尴尬的尿失禁

1 提前预防尿失禁

怀孕期间，孕妈妈挺着大肚子，不仅行动能力受到限制，就连吃饭、喝水等普通的生活都会受到影响，不少孕妈妈还会出现尿频、漏尿等尴尬现象。如果是在家的时候倒还好，外出时候就麻烦了，需要多次去卫生间，有时候还会发生尿失禁的尴尬情景。一阵大笑或打喷嚏后出现内裤湿了一大片的情形，别人可能没有任何发现，可是孕妈妈自己早已坐立不安了。

为什么孕妈妈连基本的生理功能都无法控制了呢？这仍然和肚子里的胎宝宝有关。胎宝宝不断长大，导致孕妈妈的子宫也跟着膨胀，从而使孕妈妈的盆骨产生明显的疼痛和不适感，阻碍了孕妈妈的自控能力。一般情况下，孕妈妈可以使用卫生巾，这样可以避免尴尬。如果排尿次数太多，又来不及的话，也可以提前准备成人专用的尿布。到了孕晚期，情况又会变得特殊起来，虽然说孕晚期尿失禁是很正常的现象，但是也有可能是胎膜早破，哪怕真的是尿失禁，也要及时去医院做破水实验，以排除可能存在的危险。

不得不提的是，在预防尿失禁这件事上，孕妈妈也要避免陷入一些误区，例如憋尿和为了避免上厕所而不喝水。憋尿时间太长，会影响膀胱功能，而少喝水，对胎宝宝和孕妈妈来说都是非常不利的，孕妈妈们每天应喝水1600毫升以上。

2 预防尿失禁的锻炼方法

孕妈妈在家里的时候，不妨试着做些运动，让身体机能得到锻炼，以降低尿失禁的发生概率。

（1）锁紧阴道运动：运动之前，孕妈妈先去卫生间排空一次尿液，确保稍后的锻炼不会发生尿失禁的意外。然后平躺在床上，慢慢吸气，同时用力紧缩阴道，注意力要保持集中，持续 5～8 秒。呼气，慢慢放松。接着再吸气，继续做紧缩阴道的训练。重复 5 次之后，身体偏向一侧躺着休息一会儿。

（2）分腿运动：孕妈妈平躺在床上，缓慢呼气，膝盖向上举，然后按住膝盖，并抬起上半身，持续 5～10 秒。吸气，并恢复到平躺的姿势。重复 5 次之后，身体偏向一侧躺着休息一会儿。

（3）骨盆底肌肉锻炼：孕妈妈平躺在床上，双手平放在两侧，身体摆成"大"字形，头部垫高，双膝弯曲，脚底平放于床面，然后像要控制排尿一样，用力地收紧骨盆底肌肉，保持片刻后放松，在重复收紧放松。重复 5 次之后，身体偏向一侧躺着休息一会儿。

5 白带增多要注意

1 孕妈妈应更加注意外阴卫生

白带是女性特有的，它是一种混合物，里面包含了阴道黏膜渗出物、子宫颈腺体、子宫内膜及输卵管的分泌物等，白带的多与少主要受妇女体内雌激素水平的影响。女性怀孕后，卵巢的黄体便会分泌大量的雌激素和孕激素，以维持受精卵的着床和发育。因为雌激素和孕激素始终保持着高水平状态，从而使得外阴和子宫颈的腺体一直分泌旺盛，致使白带增多，这是一种正常的生理现象。

孕妈妈在白带增多的同时，如果颜色、性状也发生了变化，并有不好的气味时，应马上到医院诊查原因。女性带下异常，常见的是白带过多，大多是阴道分泌物过多，质地浓稠，颜色偏黄或黄绿色，有异味，拉丝感差。

孕妈妈必须注意加强外阴的清洁。每天可用温开水清洗外阴2~3次，注意不要清洗阴道内部。孕妈妈的内裤要勤洗勤换，并在日光下晾晒以消毒，防止细菌侵入阴道。为此，孕妈妈应更加注意外阴的卫生，在生活中使用一些措施进行护理：

（1）每次排便后，孕妈妈可以用硼酸水浸泡过脱脂棉块，由前向后对外阴进行擦拭。

（2）出现外阴瘙痒时，不要使用碱性大的清洗剂。

2 预防病理性白带异常

生理性白带异常是指受生理周期的影响，随着女性体内雌激素分泌增加，白带量会增多，且透明如蛋清，甚至可拉成丝状。

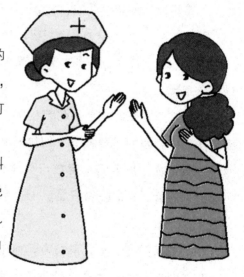

病理性白带异常，往往由一些妇科病引起，白带呈现量多、有异味、颜色为透明或灰黄，甚至呈现泡沫状或凝乳状等不正常现象。这多半是炎症性白带，也就是说孕妈妈感染了某些病菌，可以发展为严重的疾病，需要尽早治疗。因为白带增多，护理不当，则可引起外阴炎和阴道炎，导致胎宝宝出生经过阴道时受到感染。

中医在诊断白带异常的时候，会从另一个角度来看，他们认为这多是由体内湿气过重造成的，湿的特点是重、浊、强、腻，所引起的疾病往往迁延难移。而且湿性趋下，最容易侵袭人体的阴位。湿有外湿和内湿之分，外湿多与所处的气候环境有关，阴雨连绵，空气潮湿的时候，带下病的发病率就很高。所以孕妈妈在保持卫生的同时，也要注意保持肌肤干燥，不给病菌留下生存的空间。

按时检查做做保健

1 孕6月产检项目

孕 6 个月产检，最重要的项目是进行妊娠糖尿病的筛检——糖耐量筛查。

产检次数：第四次产检。

产检时间：怀孕 24 周，孕中期。

产检项目：血压、体重、宫底高度、腹围、胎心率、糖耐量筛查、血常规、尿常规。

产检注意：在做孕 6 月的产检时，除了一些常规检查需要仔细进行，还有一个四维彩超的排畸检查。四维彩超可立体显示胎宝宝的颜色、面、各器官的发育情况，甚至胎宝宝在母体里的状态也可以观察到；对胎宝宝畸形，如唇裂、腭裂、骨骼发育异常、心血管畸形等能早期诊断。这样可以尽早地发现问题，解决问题。

（1）普通检查：心、肺检查，血压，体重等。

（2）腹部检查：主要是触摸子宫的增大情况以及 B 超探听胎儿心跳。

（3）阴道检查：内诊，阴道镜，以及阴道分泌物检查等。

（4）验血及验尿。

有妊娠糖尿病的妈妈也可以生出健康的宝宝，但是为了安全起见，最好遵照医生特别规定的饮食方式来安排膳食。

2 孕六月保健体操

经常做做孕妇体操，能够使行动不便的孕妈妈获得锻炼的机会。为了使接下来的孕晚期及分娩期更容易度过，孕妈妈在锻炼时要注意增强背部、腹部及骨盆肌肉的力量，使之更有力地支托逐月长大的子宫，保护胎宝宝的成长，并维持身体的平衡。

（1）盘腿运动：在墙边放置一块铺垫，背靠在墙上，双腿盘坐，双手抱在膝盖上。托住膝盖，利用手臂的力量帮助双腿往上运动，然后放下，重复进行10次。这种运动可以增加小腿肌肉的张力，伸展骨盆底肌肉群，有助于胎宝宝顺利通过产道。

（2）脚趾运动：坐在沙发上，背靠沙发。在地上放置两块小物体，可以是小石子，也可以是其他物件，伸出双脚，左脚和右脚一起活动，共同夹住小石子，然后向上下、左右方向分别摆动双脚10次，期间不要让石子掉落。若感到难以完成，也可以分次进行。怀孕时因体重增加，往往使腿部和足弓处受到很大的压力，因此应该随时注意足部的运动，以增强肌肉力量，维持身体平衡。

（3）腰部运动：站在椅子旁边，双手扶住椅背，将身体的重心慢慢向双手集中，慢慢吸气，脚尖立起，抬高身体，腰部挺直，使下腹部靠住椅背，然后慢慢呼气，手臂放松，脚还原。可减少腰部的酸痛，还可以增强腹肌力量和会阴部肌肉弹力，使分娩顺利。每日早晚各做5~6次。

（4）竖腿运动：孕妈妈仰卧在床上，尽力抬高双腿，并将双脚靠在墙上，持续3~5分钟。此姿势可以伸展脊椎骨和臀部肌肉，并促进下肢血液循环，在妊娠的任何阶段都可以做。

（5）产道肌肉收缩运动：运动前先排空小便，防止小便失禁。躺坐在沙发上，模拟生产时的姿势，有节奏地收缩腹肌，利用腹肌的收缩，使尿道口和肛门处的肌肉向上提，以增强会阴部与阴道肌腱的弹性，有利于避免分娩时大小便失禁，更重要的是能够减少生产时造成的撕裂伤。

（6）大腿肌肉伸展运动：孕妈妈仰卧在床上，一腿伸直，利用脚趾的收缩紧缩大腿、臀部和肛门的肌肉，然后放松。两腿交替练习，反复进行10次。利用大腿部肌肉的收缩，可减轻小腿和脚的疲劳、麻痹和抽筋。

③ 孕中期练练瑜伽

（1）向侧面俯身：双腿伸直，呈端坐的姿势。双臂举过头顶，吸气。在呼气的同时，向侧面俯身，力度适中，以舒展背部。让腘窝尽量贴近地面，在均匀呼吸的同时保持不动。在不压迫下腹的情况下伸展背部，注意用力适当，不要过于勉强。缓缓抬起上身，并让呼吸变得匀称，彻底地将身体放松。

（2）小幅倾斜：左腿向里侧弯曲，右腿向外侧弯曲。两手交叉，举过头顶，仅让上半身往左边转动。两手在脑后保持交叉的姿势，然后向右倾斜。向头部上方拉伸交叉的双手，并向后倾斜身体。

（3）蹲坐训练：两腿分开与臀部同宽，双手合掌而对。在吸气和呼气的过程中屈膝，顺着墙壁的方向慢慢地坐到呈半蹲的姿势，在臀部碰到垫子的那一刻，把双手放在两膝上，用这样的姿势休息片刻。保持以上的姿势 1～2 分钟，将身体的重心集中在下部，完全放松腰部，深深地吸一口气再呼出，在保持背部靠墙的姿势下缓缓起身。但要注意，在胎宝宝胎位为臀位时不能采用这样的姿势运动。

（4）伸展四肢：平躺，左腿伸直，右腿屈膝。右臂向上伸出，左臂自然地放在身体左侧。开始进行腹式呼吸。长长地吸入一口气，在呼出的时候双臂和双腿的姿势分别互换，重复 5～10 次。

（5）矫正骨盆动作：双脚脚掌相贴，双手抱住脚掌，身体向前倾并下压。两手放在膝盖上，慢慢向前压低上身。挺直腰部，两腿完全重叠并坐下。手放在脚上，慢慢向下压低上身。两条腿交换上下位置。如果发现一侧疼痛，可以增加锻炼次数。

（6）强化伸展：一条腿向旁边伸直，另一条腿向同方向弯曲，接着身体和头部同时转向相反的方向。回复原位，两腿交叉，但不要重叠，小腿保持平行状态。结跏趺坐，即互交二足，将右脚盘放于左脚上，左脚盘放于右腿上，手轻放在皮球上。用鼻子深吸一口气，然后分成 8 拍呼吸，还原，同时将皮球向旁边推出，并将另一侧胳膊向上侧伸展。

④ 母儿血型不合

母体与胎宝宝之间的血型不合，在这种情况下，胎宝宝血液中的红细胞被破坏，引起各种改变，如使孕妈妈发生流产、早产、胎宝宝宫内死亡或新生儿溶血症等，这就是所谓的母儿血型不合。

1 母儿血型不合的类型

最常见的有两种类型：

（1）ABO 型血型不合：孕妈妈血型为 O 型，丈夫血型为 A 型、B 型或 AB 型，当胎宝宝的血型为 A 型或 B 型时，则为 ABO 母儿血型不合，在我国比较常见。但这种血型不合引起的病情较轻，新生儿得重症黄疸的很少，危害性较小。

（2）Rh 血型不合：Rh 也是一种划分血型的系统，分为阳性和阴性。凡是人体血液红细胞上有 Rh 凝集原者，为 Rh 阳性，反之为阴性。如孕妈妈 Rh 因子为阴性，其丈夫为 Rh 阳性，胎宝宝的血型为 Rh 阳性时，就会发生 Rh 血型不合。在我国汉族中 Rh 阴性者仅占 0.34%，因此发生这种血型不合的较少见；但维吾尔族 Rh 阴性者占 4.9%，因而在维吾尔族居住地区 Rh 血型不合的问题就比较突出。

母儿血型不合的后果很严重，是宝宝身体健康的大敌。它会使宝宝出现全身性水肿、黄疸、手足搐动症、眼球运动障碍、听觉障碍、牙釉质发育不全和智力发育障碍等，严重时甚至可能出现心力衰竭，因此不得不防。

2 血型不合怎么办？

母儿血型不合可能导致严重后果，如流产、早产、胎宝宝宫内死亡、新生儿溶血症等，所以对于曾经发生过这几种情况的孕妈妈，就必须进行专门的检查。原则上应当在妊娠 6 个月内查抗体效价，之后再按医嘱定期复查。如果 ABO 血型不合的抗体效价达到 1：512，Rh 血型不合抗体效价达到 1：32

以上时，说明病情严重，及早引产，胎宝宝生下后有可能存活。对 ABO 血型不合的抗体效价达 1 ∶ 32，Rh 血型不合某些试验阳性时，或过去曾经有过生育新生儿溶血症历史的孕妈妈，可以进行药物治疗，或在 24 周、30 周和 33 周时各进行 1 次综合治疗，包括服用维生素 E，静脉注射葡萄糖、维生素 K、维生素 C 及吸氧等，在预产期前两周口服苯巴比妥，以加强胎宝宝的身体素质，减少新生儿溶血症的发生。

胎宝宝经引产或自然分娩后必须迅速切断脐带，以免抗体进入新生儿体内。密切注意黄疸情况，及时诊断，给予相应的处理。目前常用的治疗方法有输入白蛋白，采用波长 425～475 纳米的蓝光照射治疗、药物治疗等，个别严重的还可采用换血疗法，降低间接胆红素的浓度，减少核黄疸的发生。

因此，遇到母子血型不合，不要惊慌失措，要弄清病情的类型，然后根据医生的建议采取相应的治疗方法。

⑤ 妊娠高血压综合征

由妊娠引起的高血压综合征变化，即为"妊娠高血压综合征"。由于血液循环的障碍，会引起孕妈妈高血压。一般高压在 18.6 千帕（140 毫米汞柱）以上，低压在 12.0 千帕（90 毫米汞柱）以上时，就要引起注意了。

妊娠高血压严重影响孕育

妊娠高血压可以对孕妈妈和胎宝宝造成极大的威胁，这种病容易引起胎盘早期剥离、心力衰竭、凝血功能障碍、脑出血、肾功能衰竭，以及产后血液循环障碍等，而这些都可能成为孕妈妈死亡的原因。受到妊娠高血压的影响，胎宝宝在宫内的发育迟缓，出生时体重低于正常的标准，严重者可致胎宝宝死亡。由于孕妈妈病情加重，常常需要提早分娩而造成早产，早产儿的生存能力低。对胎宝宝大脑发育的影响，往往到了学龄期才会充分显示出来，也可能有一些神经系统后遗症，如多动症、脑瘫等。

不过，妊娠高血压也并非不治之症。只要能够及早接受治疗，大部分患者就能平安生下健康的婴儿，而且分娩后也不会留下肾脏机能方面的后遗症，因此孕妈妈必须特别注意自己的血压水平。

❷ 妊娠高血压患者的饮食

患了妊娠高血压的孕妈妈，在日常生活中必须注重饮食上的调理，主要从消肿、降压、增加蛋白质等方面进行安排。

（1）少吃盐：盐能人的血压升高，这是因为食盐中的钠能使血液流通的阻力增大，进而升高血压。一旦患了高血压，饮食中必须减少盐分，每天应控制在 2 克以下。如果水肿严重，可能还要实行无盐饮食。许多食品属于高盐食品，一定要避免食用，如咸菜、火腿、腊肠、咸面包、海带、海蜇等。

（2）少刺激：孕妈妈患了妊娠高血压以后，容易合并出现肾病，导致肾脏功能受损，所以要尽量避免加重肾脏的负担，做菜时不要放酒和辛辣调味品，以及含挥发油、辣素、草酸多的各种蔬菜，如菠菜、韭菜、芹菜、大蒜、蒜苗、香葱、洋葱头、小红萝卜等。

（3）控制脂肪的摄入：高血压患者要控制脂肪的摄入，尤其是动物脂肪，其供热量必须低于10%。如果在孕前就有高血压，还应避免食用高胆固醇的食物，如蛋黄、鱼子、鱿鱼、动物内脏等。

（4）补充蛋白质：妊娠高血压会导致大量蛋白质流失，必须从饮食中补充，最好能多选择优质的动物性蛋白质，如乳类、瘦肉类、鱼虾类等。

（5）补充维生素：维生素 C 和维生素 E 能够降低妊娠高血压的反应，可以多吃各类含维生素丰富的绿叶蔬菜和瓜果、坚果，像西红柿、橘子、鲜枣、杏仁、腰果等。

（6）妊娠高血压的发病和身体缺钙有重要关系，患病后要积极补钙。另据研究，患有妊娠高血压的孕妈妈血锌含量较低，可多吃瘦肉、鱼虾等。

精心打造优质胎教

① 好情绪让宝宝更懂事

1 不要给自己增添压力

到了孕6月，孕妈妈彻彻底底地变成了一个孕妈妈，行动受到很大的制约，这时孕妈妈的心思也全部放到了胎宝宝的身上，会逐渐产生各种各样的猜测和担心，例如宝宝出生后是否会有缺陷？长得像爸爸还是妈妈？以后能不能长成一个聪明健康的小孩……这些担心会挥之不去，给孕妈妈带来很大的心理压力。心态好的孕妈妈会在猜疑中享受做母亲的甜蜜，而心态不好的孕妈妈会在担心中加深心理负荷，从而产生悲观消极的情绪，反而给胎宝宝的成长带来不好的影响。

孕妈妈们或许还没有意识到，但是这时的胎宝宝大脑发育已经趋于完善，并产生了自我意识，还能很快地对外界刺激做出反应，渐渐形成胎宝宝的个性特征与喜、怒、哀、乐、悲、恐、惊等不同的情感，也可以说这时候孩子已经"懂事"了。此时，胎宝宝的肌肉正在加紧形成，胎动的频度更高。从此，孕妈妈应该像对待已出生的婴儿那样对待胎宝宝，要考虑给孩子起个乳名，经常和他对话，并为胎宝宝唱儿歌、放音乐等。这一时期正是胎教任务最重的时期，年轻的夫妇应有明确的"人父""人母"的意识。提高自我修养，不失时机地进行对胎宝宝的情绪教育，让他从小就能拥有良好的情绪和教养。

2 调节情绪的方法

情绪胎教对于培养胎宝宝的发育是非常重要的，那么孕妈妈们要怎么去调节呢？

（1）面对一些让自己感到不愉快的事情，可以这样劝慰自己："这点小事不算什么，我只要有宝宝就很开心了。"

（2）在不良情绪无法排遣的时候，可以主动离开这种让自己感到不舒服的情境，去做一些让自己感到开心的事。

（3）孕妈妈可以经常到环境好的地方散散步，使自己能够消除紧张的情绪，让心情变得舒畅。

（4）不要忘了找找好朋友，将自己置身于朋友的生活圈子里，充分享受友情的美好，感受积极健康的良好情绪。

② 教宝宝认识世界

1 重视对胎宝宝的教育

胎宝宝的各项感官能力都已经有了一定的发育，对外界的刺激也变得更加敏感了，又有了记忆和学习的能力。因此，孕妈妈和准爸爸不能只顾着享受浪漫的二人世界，也要时刻记着胎宝宝的存在，而且经常和他谈话，告诉他这个世界是多么的美好，从小就培养他养成良好的心态。这是十分重要的胎教行为，它能够直接影响到胎宝宝的情绪，更有助于幼儿时期的教育。这一时期主要采用同胎宝宝谈话的方式，逐渐加强对胎宝宝的语言刺激，以语言手段来激发胎宝宝的智力。

胎宝宝最喜欢爸爸的声音，所以准爸爸要经常和胎宝宝进行有意思的对话，这会让他感到安心。通过与胎宝宝之间的讲话，准爸爸可以培养父子间的感情。准爸爸没有做过胎教，常常使新生儿有这种表现：即使不熟悉的女性逗乐也会使他微笑，却对爸爸的逗乐很抗拒，甚至一靠近爸爸就害怕得哭起来。

2 把身边的事物告诉胎宝宝

（1）和宝宝打招呼：准爸爸和孕妈妈每天都要和胎宝宝打个招呼，早上起床的时候告诉他今天是几月几日。还可以带他一起听小鸟的叫声、美妙的歌声、孩子们的欢笑声、周围人说话的声音，孕妈妈应时常聆听有利于心情平静的一切美妙声音。

（2）给宝宝描述景物：外出的时候，试着用简洁的词语去描述你们看到的景物——蓝天、枫叶、季节的变化等，如"宝宝啊，天空真蓝啊，天上飘的云，有的像兔子，有的像棉花，真漂亮""看，这只白色的小猫，毛茸茸的，多可爱啊！"等等。尽管肚子里的胎宝宝不能看到外面的景色，但是他能感受到你们的情绪。

（3）将味道告诉宝宝：胎宝宝对味道的分辨能力不强，也无法闻到外界的气味，但能闻到共同呼吸的孕妈妈的味道。此外，孕妈妈闻到好的气味时心情舒畅，把这种心情用语言表达出来，让胎宝宝也能感受到，使胎宝宝情绪良好。

③ 教胎宝宝唱歌

给胎宝宝唱音符

到了孕 6 月末，胎宝宝的耳蜗的形态和听神经的分化基本完成，这说明他已经有了完整的听觉能力了，而在此之前一直是他的听觉的成长期，因此从 22 周开始，音乐胎教中应该增加孕妈妈和准爸爸教胎宝宝"唱"音符的内容。

唱音符不需要太复杂的旋律，也不需要多么高超的演唱技巧，只需将音符清唱出来即可。具体做法是：孕妈妈或准爸爸练习音符发音。例如"1，2，3，4，5，6，7，i""i，7，6，5，4，3，2，1"反复轻声教唱若干遍，每唱完一个音符停顿几秒钟，正好是胎宝宝复唱的时间。在教唱时，孕妈妈应该充分地发挥自己的想象力，想象着子宫中的胎宝宝已经神奇地张开了小嘴，随着父母的音调跟着唱了。父母还可以选唱一些简单的乐曲。时间一长，音符刺激可以在胎宝宝的大脑中构成记忆，奠定后天的音乐基础。

在教胎宝宝唱音符时，应该尽量选择安静的地方，尽量避免噪音的干扰，尤其是那种发出刺耳声音的地方。每天教唱 1~2 次，每次 3~5 分钟。最好定时进行胎教，并拟订一个施教计划，由夫妻二人交替进行。

2 给胎宝宝唱歌

教过一段时间的音符以后，准爸爸和孕妈妈也可以唱歌给胎宝宝听。唱歌胎教法适合大多数家庭，是一个很不错的胎教方法，有很多好处。一方面，准爸爸和孕妈妈在唱歌时，陶冶了自己的性情，获得了良好的胎教心境。另一方面，准爸爸和孕妈妈在唱歌时产生的声音震动，是一种和谐而平稳的声波，能让胎宝宝感到身心愉悦。

从长时间来看，让胎宝宝在充满音乐气息的环境中成长，对促进其智力发育，以及他和和父母间的关系融合是非常有利的。孕妈妈可以清唱，也可以伴唱，清唱的声音更纯净，有助于胎宝宝分辨，效果会更好。

在歌曲的选择上，准爸爸和孕妈妈应该尽量选择一些旋律轻快、活泼的歌谣，这样比较符合胎宝宝自身的发育特点。

4 给宝宝唱唱童谣

童谣是根据婴幼儿的接受能力而编写的歌谣，具有音节简单、朗朗上口、通俗易懂等显著特点，容易受到婴幼儿的喜爱，因此一直被人们用于胎教。孕妈妈可以在音乐的伴奏下哼唱几首童谣给胎宝宝听。

摇摇船

摇，摇，摇，摇到外婆桥。

外婆对我笑，叫我好宝宝。

糖一包，果一包，

吃完饼儿还有糕。

打老虎

一二三四五，上山打老虎。

老虎没打到，见到小松鼠。

松鼠有几只？让我数一数。

数来又数去，一二三四五。

一只小蜜蜂

一只小蜜蜂，飞到花丛中呀！飞呀！飞呀！

两只小老鼠，跑到粮仓里呀！吃呀！吃呀！

三只小花猫，去抓小耗子呀！追呀！追呀！

四只小花狗，去找小花猫呀！玩呀！玩呀！

五只小山羊，爬到山坡上呀！爬呀！爬呀！

六只小鸭子，跳到水里面呀！游呀！游呀！

七只小百灵，站在树枝上呀！唱呀！唱呀！

八只小孔雀，穿上花衣裳呀！美呀！美呀！

九只小白兔，竖起长耳朵呀！蹦呀！蹦呀！

十个小朋友，一起手拉手呀！笑呀！乐呀！

⑤ 给胎宝宝取名字

早在怀孕之前，夫妻双方或许就已经有了给宝宝取名的打算，但是大多数父母到现在也没有做好决定，他们有着各种各样的顾虑。此时，可以好好考虑为宝宝取名这件事了，不要觉得时间还早，因为取名字是个麻烦事儿，要考虑到方方面面，可能还会经历诸多"迂回"，必要时可以发动双方父母以及亲戚朋友集思广益，以免等到办理出生证时还举棋不定，那可就来不及了。

起名的时候，需要注意以下事项：

（1）宝宝的名字要朗朗上口，听起来顺耳，看起来也不怪异，也不会引发一些不好的联想，这样就能获得大家的喜爱。

（2）名字要有意义，有的名字能够寄托父母对孩子的期望，或是期望他健康成长，或是期望他事业有成；有的能够见证妻子和丈夫之间爱情的名字，如从自己和丈夫的籍贯、姓氏或名字里各取一个字；有的从一些具有纪念意义的事件或人物的名字里取名。这些名字都有一定的意义，等到宝宝长大了，了解自己的名字背后的意义时，内心会产生一种归属感。

（3）取的名字要适合宝宝，取个对你或丈夫来说有精神寄托或象征意义的名字，或能够延续家谱的名字，因为家谱是我国特有的文化遗产，许多人都比较看重这一点。

（4）不要取太另类的名字，有些孩子的名字生僻到连老师都会念错写错，这恐怕不适合你的孩子。给孩子起名字时，一定要考虑简单易记，语音流畅，笔画匀称，独具韵味，这才是衡量好名字的标准。

（5）取名的时候避免雷同，有些父母取名的时候非常随意，甚至直接拿别人的名字给宝宝命名，或者从一些非常流行的名字里选择一个，以引起别人注意。要知道，这也许会让你的孩子感到很困扰。

（6）取名要结合家庭的情况，如果你不喜欢家族的辈分排名，但你的丈夫或孩子的爷爷奶奶又比较传统守旧，可以找个可替换的字，或意义相同的名字。你可以通过翻阅一些不错的命名书来查找，相信最终一定有适合你的孩子的好名字。

饮食营养合理搭配

1 孕6月营养细则

在孕6月，胎宝宝的生长速度依然十分迅速，到月末增长速度逐渐稳定，此时是胎宝宝的大脑发育最关键的时期，若孕妈妈营养不良，胎宝宝脑及神经系统的发育会受到严重影响。微量元素和维生素缺乏会导致胎宝宝先天畸形。孕妈妈这时要补充足够的热能和营养素，才能满足自身和胎宝宝迅速生长的需要。

（1）蛋白质：到了孕中期，孕妈妈对蛋白质的需求量在不断上升，现在她们每天至少应该补充 9 克优质蛋白质，这相当于 300 毫升牛奶或两个鸡蛋或 50 克瘦肉。在孕妈妈的膳食安排中，动物性蛋白质应占全部蛋白质的一半，另一半为植物性蛋白质。

（2）热量：随着胎宝宝的成长，孕妈妈的行动越来越不方便，但是她每天消耗的热量却越来越多，大约比孕早期增加 200 千卡。多数女性孕中期工作减轻，家务劳动和其他活动也有所减少，所以热量的增加应因人而异，根据体重的增长情况进行调整。建议孕妈妈用红薯、南瓜、芋头等代替部分米、面，可以在提供能量的同时，起到供给更多矿物质的作用。

（3）脂肪：孕妈妈孕 6 月每日食用的植物油以 25 克左右为宜，总脂肪量为 50~60 克。

（4）维生素：孕妈妈对维生素的需要总体没有太大的变化，依然需要注意对 B 族维生素的补充，因为 B 族维生素无法在体内存储，必须有充足的供给才能满足机体的需要。孕妈妈要多吃富含维生素的食品，如瘦肉、肝脏、鱼类、乳类、蛋类、新鲜水果及绿叶蔬菜等。

（5）矿物质：此时还应强调钙和铁的摄入量，另外碘、镁、锌、铜等对孕妈妈和胎宝宝的健康也是不可缺少的。

（6）水：每天孕妈妈至少喝 6 杯开水，相当于 1500 毫升。有水肿的孕妈妈晚上少喝水，白天要喝够量。多喝水能够保证排尿畅通，是预防尿路感染的有效方法。

② 多吃海藻类食物

孕妈妈每天能够接触的蔬菜品种有很多，它们大体可以分为以下几种：叶菜类（如青菜、菠菜等），根茎类（如毛豆、扁豆等），瓜果类（如冬瓜、番茄等），菌藻类（如蘑菇、海带等）。蔬菜类别不同，所含的营养成分也有所差异。例如，在绿叶蔬菜中，维生素 C 的含量较为丰富，而根茎类蔬菜中含有较为丰富的胡萝卜素，菌藻类蔬菜中所含的核黄素和无机盐（如碘、镁等）则要比其他蔬菜多，因而吃蔬菜也要品种均衡。

与其他种类的蔬菜相比，藻类食物同样具有它自己的特点，例如高蛋白、低脂肪、富含钙、铁、碘等矿物质，这些是其他蔬菜比不了的。现代科学研究发现，每天吃 100 克藻类食物，不但可以提供一定量的蛋白质，还可以提供一个成人每天所需维生素 C 量的 67%。藻类食物还具有一定的保健功能，能够满足不同人的不同健康需求。

在生活中，最常见的藻类蔬菜莫过于海带和紫菜了，而它们中间也有略微的不同：

（1）海带：海带中含有多种营养元素，例如蛋白质、氨基酸、维生素、无机盐等，特别值得一提的是，海带中碘的含量非常丰富，是人体摄取碘的良好来源。碘是人体必需的微量元素，如果缺乏，容易患呆小症或甲状腺肿。妇女在孕 10～18 周时如果缺碘，就会导致胎宝宝大脑发育不全，影响智力。如果婴儿出生后缺碘仍未得到补充，会使婴儿生长发育停滞，形成呆小症。因此，妊娠期及哺乳期妇女需要补充足够量的碘元素，以满足生理上的需要。一般来说，孕妈妈每天补充的碘量应达到 175 微克。碘宜从食物中摄取，而海带是含碘最高的天然食物。

（2）紫菜：海带中的营养元素，紫菜中大多也有，但是紫菜在维生素方面更占优势，特别是维生素 B_{12} 和维生素 B_1，这两种营养元素有活跃脑神经、预防衰老和记忆力减退、改善忧郁症的功效。此外，紫菜富含可以预防人体衰老的 EPA（二十碳五烯酸）和 DHA（二十二碳六烯酸），并含有保护肝脏的牛磺酸，让人保持精力充沛。1 片紫菜的牛磺酸的含量为 30～50 毫克，相当于 3～4 只牡蛎的牛磺酸含量。

孕妈妈平时在制定食谱时，不妨试着加入一些藻类植物，让自己能够经常补充一些不容易补充到的微量元素，让胎宝宝能够更健康地成长。

③ 妊娠糖尿病的饮食

患有妊娠糖尿病的患者在日常饮食中应注意以下几点：

（1）注意碳水化合物的补充：人体从食物中吸收的碳水化合物（糖分）能够转化为热量，而孕妈妈在妊娠初期不需要特别增加热量，中、后期必须依照孕前所需要的热量，每天再增加300千卡，还要注意孕期中不宜减重。

（2）注意餐饮分配：糖尿病患者在平时要尽量避免暴饮暴食，避免在短时间内摄入过多的糖分，因此餐饮的分配非常重要，这是维持血糖值平稳及避免酮血症发生的重要因素。因为一次进食大量食物会造成血糖快速上升，且母体空腹太久时，容易产生酮体，所以建议少量多餐，将每天应摄取的食物分成5~6餐。睡前要补充点心，避免晚餐与隔天早餐的时间相距过长。

（3）正确对待糖类：人们摄取糖类是为了提供热量，维持代谢正常，而不是为了解馋。所以孕妈妈也不能曲解了糖类的作用，不能完全不吃饭，而是应尽量避免饮食有蔗糖、砂糖、果糖、葡萄糖、冰糖、蜂蜜、麦芽糖等含糖量高的饮料及食品，如有需要可加少许糖，但应选用对胎宝宝无害的成分。尽量选择纤维含量高的主食，可更有利于血糖的控制。妊娠糖尿病孕妈妈早晨的血糖值较高，因此早餐淀粉类食物的含量必须较少。

（4）注重摄取蛋白质：许多高蛋白食物中也包含大量糖分，因此在食用的时候要多个心眼。如果在孕前已摄取足够营养，则妊娠初期不需增加蛋白质摄取量，妊娠中期、后期每天需增加蛋白质的量各为6克、12克，其中一半是来自蛋、牛奶、红肉、鱼类、豆浆及豆腐等豆制品的蛋白质。每天至少喝两杯牛奶，以获得足够钙质，但不能将牛奶当水喝，以免血糖过高。

（5）多摄取纤维质：膳食纤维能够促进人体的新陈代谢，因此也能平衡糖分的代谢，可在摄取的饮食范围内，多摄取高纤维食物，如：以糙米或五谷饭取代白米饭，增加菠菜的摄取量，吃新鲜水果而勿喝果汁，如此可延缓血糖的升高，帮助血糖的控制，也比较有饱足感，但不可无限量地吃水果。

4 孕妈妈不宜过量吃糖

不仅妊娠糖尿病患者不能过量补充糖分，就连普通孕妈妈也没有必要再额外地摄入糖分，因为平时的饮食已经能够满足孕妈妈对糖分的需求。孕妈妈如果吃甜食过多，对自身还有腹中宝宝都是有很大影响的。

过量吃糖对健康的影响

（1）过量吃糖可导致血糖异常：人体摄入的糖分，主要可以分为单糖和双糖，其中单糖可以被人体直接吸收并转化为人体所需，双糖则不会被人体直接吸收，要经过胰蛋白酶转化为单糖，才能被人体吸收利用。如果摄取了过多的糖分，就可能导致血糖快速上升。另外，糖分的过多摄入，也会导致体内储存的能量无法消耗掉，只能转化为脂肪，所以它又会使孕妈妈变得肥胖。

（2）过量吃糖影响眼睛发育：人体在平时摄入糖分，将这些糖分代谢出去的时候，需要大量的维生素来帮助完成，如果过量摄入糖分就会使体内的维生素消耗过大而导致不足，从而影响眼部视细胞的发育。因此如果孕妈妈摄入过多的糖分，就会导致晶体发育环境异常，眼轴发育过快，从而加速近视的发生。

（3）过量吃糖增加难产的可能：吃糖过多可能导致妊娠糖尿病和肥胖，而这两种情况都会增加生育的难度。不但影响母体的身体健康，还会影响胎宝宝的生长发育，有可能会导致胎宝宝先天性畸形、新生儿血糖过低、呼吸窘迫症候群，甚至有导致早产、死胎等危害。

藏在生活中的糖

（1）看标签：我们平时在商场里购买食品的时候，只要有标签，就应该拿起来看一看，看看它的能量有多少，含有多少糖分。如果白糖、砂糖、蔗糖、果糖、葡萄糖、淀粉糖浆、果葡糖浆、麦芽糖、玉米糖浆等排在成分表的前几名，就是含有大量"隐形糖"的食物，不宜过量摄取。

（2）认清加工食品：可以说，不含糖的加工食品几乎没有，因为加糖能够改进风味，让人更容易接受，从而促进商品的销售量。果冻、果汁、绿茶、酸奶中白糖添加量为 10% 左右，有的甚至达到 15% 或以上；沙拉酱、番茄酱、烧烤汁等调味酱里，每百克大概含 15 克糖；街边的豆浆、罐装咖啡、水果罐头等都为了追求口感，添加了大量糖分；有些吃起来不甜，甚至酸得掉牙的话梅、凉果等零食，出于防止变质的目的，厂家在加工时也会加入大量的糖抑制细菌生长；加工的肉制品，如肉干、果脯也含有不少糖。

（3）重点关注多糖菜肴：许多人做菜时，都会把白糖作为日常调味品，例如在蔬菜或汤中加糖，来增加鲜味。餐厅中也有很多食物含糖，如包子、馒头、白面包等为了膨胀的口感，也加入了一定量的糖。红烧排骨、红烧鱼、鱼香肉丝一般加 25 ~ 30 克糖，红烧肉则要加 40 ~ 50 克糖，在享受这些美味时，要控制好量。

5 解决馋嘴的方法

进入怀孕中期，尤其是这个月以来，孕妈妈可能会发现，自己突然变得食量大增，胃口大开，饭量明显增加还饿得特别快。俗话说，一人吃，两人补。即使在怀孕前注重节食的人，也往往会放开胃口，听任自己的食欲，放开去吃。更有不少人会发现，以前自己并不喜欢吃或者不多吃的东西，近来也总是吃得很香，很有味道。

事实上，一般在怀孕期间并没有饮食禁忌，除了那些会对自己和孩子的健康形成隐患的食物，例如熏肉，生鸡蛋，快餐食品以外，不要限定自己不吃这、不吃那。而且，越是告诉自己不能吃什么，越会让自己对这种食物产生更强烈的好奇心，总会惦记着它，想早日品尝以便解馋。让自己吃的食物多样化和适量化，每一样都吃点，每一样都不要吃太多，"博吃"众食物之长，"点"到为止。

饮食要多样化，在日常的三餐中合理、均衡的进食，摄取足够的营养，才是正确的巧吃和会补。当然，通过学习，孕妈妈需要了解什么食物有益、什么食物有害，也只是学习营养知识的第一步。但如果怀孕以后，仍然把面包加熏肉看作是高营养食品，还认为冰淇淋仅仅是"冰的糖水"，甚至总是以"解馋"为借口，放纵自己，上瘾般吃这些垃圾食物，那么，食物营养知识的普及，对你来说已经至关重要了。

如果早已懂得吃什么有益，什么不好，所要做的就只是制订一份饮食计划，监督自己每天吃进足够品种、分量的营养食物。

在怀孕期间，孕妈妈们大多懂得主动服用维生素来补充营养，但是这并不意味着大家不必注意饮食中的维生素摄取。产前补充的维生素制剂，并不能满足怀孕期间所有的营养需要，多样化的食物才是确保得到所需全部营养的关键。如果总是重复地吃某一类食物，有偏食、挑食的习惯，则会失去重要营养的摄入，尤其是在孕期。

本月推荐食谱

冬菇炒鲜笋

原料 水发冬菇、胡萝卜各50克，熟鲜笋125克，土豆150克，食用油150克，白糖、精盐、米醋、姜末、味精各适量。

做法 ①把土豆和胡萝卜煮熟，然后去皮，碾成泥；鲜笋切成细丝，冬菇切成丝。②炒锅放油，待油热后，放入土豆、萝卜泥煸炒，炒至起酥，再与冬菇、鲜笋同炒，随后加入白糖、精盐、味精、姜末，稍加煸炒，最后淋少许米醋即可。

功效 清热化痰，益气和胃，缓解腿肿。

奶油番茄

原料 番茄250克，牛奶30克，味精、精盐、淀粉各适量。

做法 ①把番茄洗净，用开水冲烫，去皮，然后切成6~8瓣。②将牛奶、味精、精盐、淀粉共同调成汁。③锅内放入适量水，水开后放入番茄，再次煮至水沸腾，慢慢倒入调好的汁，不断推转，收汁即可。

功效 生津止渴，健胃消食，清热解毒，提高食欲。

笋尖炖肉

原料 五花肉150克，嫩春笋尖（或冬笋）125克，熟油（烹饪油）5毫升，料酒5毫升，精盐3克，味精适量。

做法 ①把五花肉煮熟，切成3厘米见方的小块；把嫩春笋尖切成长方形小块。②在锅里放清水少许，煮沸以后，将肉块及笋块同时放进锅中，加入料酒。③煮沸后，把锅移到微火上煮，待肉烂笋熟时，加入味精及精盐，浇上少许熟油即成。

功效 滋阴润燥，消渴解肿，促进消化。

鲤鱼粥

原料 鲤鱼1条，芝麻根15克，糯米50～100克，葱白、料酒、花椒、味精、生姜、醋、香菜、精盐各适量。

做法 ①将鲤鱼去鳞、去内脏，洗净后切成块。②将鲤鱼块同葱、姜、花椒、精盐、料酒一起放入锅内，加水适量，以武火烧沸，然后转为文火。③另取一锅，加水，煮芝麻根，去渣取汁，加入鲤鱼汤。④用文火煮鱼汤的时间不宜超过40分钟，以免将鱼肉煮散；⑤出锅前加入醋和味精。

功效 清肝利湿，活血消肿，健脾养胃，通乳安胎。

生活中的各项准备

1 布置良好的居室

在怀孕期间，孕妈妈可以和准爸爸商量着改变一下居室里的环境，营造出一种更好的居家环境，让孕妈妈更容易获得幸福感，能够更加容易地走出抑郁心理。

对居室环境的改变，可以从色彩开始，房间里的色彩应该是简洁、温柔、清淡的，例如乳白色、淡蓝色、淡紫色、淡绿色等，白色给人一种清洁、朴素、纯洁的印象，淡蓝色、淡青色等给人一种高洁、安静的感觉。孕妈妈从繁乱的环境中回到宁静优美的房间，内心的烦闷便会趋于平和、安详，心情也会稳定。这些颜色会给人一种健康活泼、充满希望的感觉。孕妈妈从原先沉闷的色彩中得到解脱，从紧张的工作状态中回到轻松愉悦的生活环境中，紧绷的神经可以得到松弛，体力也可以得到恢复。

居室里也可以进行一番绿化装饰，可以摆放生机盎然的盆景、插花，也可以悬挂大幅的山水画。装饰品应以轻松、温柔的格调为主，无论盆花、插花装饰，均以小型为佳，不宜用大红大紫，花香也不宜太浓。孕妈妈在被花朵装饰得温柔、雅致的房屋里，一定有舒适轻松的感觉，这有利于消除孕妈妈的疲劳，增添情趣。可爱的房间会使孕妈妈产生许多美好的遐想，形成良好的心理状态。另外，悬挂一些景象壮观的油画也是有益的，它不仅能增加居室的自然色彩，而且能使人的视野开阔。试想，茂密的森林、淙淙的流水、高高的蓝天、暖暖的白云……多么令人神往。即使紧张劳累了一天，孕妈妈也可以在这优美的环境里得到很好的休息。

在这优美的环境里，孕妈妈可以培养自己更广泛的兴趣，喂养一些漂亮的小鱼等。这些都能够陶冶孕妈妈的情操，感到那种旺盛的生命力是无处不在的，进而产生美好的联想。

② 做家务时要小心

▌不必和家务说"再见"

每一天早上，当准爸爸出门前往公司上班的时候，家里可能只剩你一个人了，就这么干巴巴地坐上一整天，什么事也不做，可能不是一个好选择。你可以做一些简单的家务，以此打发时间，同时还会产生一种建设美丽新家园的心情。

在这个时间段，孕妈妈不会像即将分娩的产妇那样没有什么行动能力，她们仍然有做家务的能力。孕妈妈不要把做家务看成一件很劳累的事情，对孕妈妈来说，做家务有以下几个好处：

（1）做家务时的运动能促进新陈代谢和血液循环，有助于消化。

（2）能够增强肌肉力量，提高腰腹盆底肌肉的柔韧性，有利于自然分娩。

（3）还能减轻或消除怀孕带来的不适症状，如腰酸背痛、下肢静脉曲张等。

2 小心谨慎做家务

在做家务时，你也要有所选择，那些需要伸展肢体及弯腰、下蹲等容易压迫到肚子的家务，还是不做为好，如搬运提拿重物、擦玻璃等。而像买菜、洗菜、做饭、用洗衣机洗衣服、叠衣被之类的家务，不需要太大的肢体动作，也不用多大的力气，不会太累，可以适当做一点。

（1）做家务时最好不要弯腰，打扫时要避免蹲下或者趴下，到孕晚期更不可弯腰干活，还要防止滑倒。

（2）不要勉强踮着脚或登高从高处拿取物件，晾衣时也不可勉强伸长胳膊，最好使用可以升降的晾衣架，或者请准爸爸代劳。

（3）洗衣服时不要压迫腹部，不要把手直接浸入冷水中，尤其是在冬春季节更应注意。孕妈妈着凉、受寒有诱发流产的危险。

（4）将放在地上的东西拿起或放下时，要屈膝落腰，完全下蹲，单腿跪下，然后侧身拿住东西，伸直双膝站起。

3 孕妈妈洗澡有讲究

在妊娠期间，孕妈妈体内的内分泌水平会多次发生改变，总体呈现出新陈代谢逐渐增强的趋势，汗腺和皮脂腺分泌旺盛，比常人更需要沐浴，以保持皮肤清洁，预防皮肤病和尿路感染。不过，在妊娠期洗澡时，孕妈妈需要注意方法，避免一些可能对母体和胎宝宝的健康造成影响的因素。

在整个妊娠期的沐浴都要注意，严格掌握水温、时间、姿势和防滑四项要素。

（1）水温：洗澡水的温度不宜太高，因为温度太高会给人的皮肤及神经系统造成负面影响。孕妈妈体温比正常值上升2℃，会使胎宝宝的脑细胞发育停滞；如果上升3℃，则有杀死脑细胞的可能。因此而形成的脑细胞损害，多属不可逆转的永久性损害，胎宝宝出生后会出现智力障碍，甚至畸形，还可能导致癫痫。一般来说，沐浴时水的温度越高，持续时间越长，损害越重。所以，妊娠期沐浴水温应当掌握在38℃以下，最好不要坐浴，避免让热水浸没腹部。

（2）时间：在浴室内，空气中充满了水蒸气，所以呼吸起来更不方便，孕妈妈有可能出现头昏、眼花、乏力、胸闷等症状。因为浴室内空气逐渐减少，温度较高，氧气供应相对不足，加上热水的刺激，引起全身体表毛细血管扩张，使孕妈妈脑部供血不足。母体如果供血不足，胎宝宝会出现缺氧，胎心率加快，严重的还会使胎宝宝神经系统发育受到不良影响。所以，时间应当控制在20分钟以内。

（3）姿势：妊娠期，母体自然防御机能降低，水中的细菌和病毒容易进入阴道、子宫，导致阴道炎、输卵管炎或尿路感染，出现畏寒、高热、腹痛等症状，势必增加孕期用药机会，留下畸胎和早产隐患。因此，在整个妊娠期间，最好避免坐浴、盆浴，以淋浴为佳。

（4）防滑：浴室的地板上都是湿漉漉的，孕妈妈一定要当心，不要滑到，所以最好不要使用浴缸，在浴室的地板上做好防滑措施，例如安装防滑垫，也可以在直接坐在椅子上进行淋浴。孕妈妈在洗浴的时候，准爸爸也要多个心眼，帮她排除各种可能出现的危险。

④ 孕妈妈感冒区别对待

由于各种原因，孕妈妈在孕中期的时候有可能会感冒，而感冒之后，很多孕妈妈都会惊慌失措，唯恐对胎宝宝造成不良影响。那么，就让我们来了解一下感冒对胎宝宝有哪些影响吧。

如果感冒的程度很轻，例如刚刚出现疲倦、头昏等，孕妈妈就不用太担心，这种程度是感冒刚刚出现的表现，只需保证休息，喝点热水补充热量和水分，再饱饱地睡一觉，就能凭借身体的自愈能力轻松击败感冒。一般感冒的主要症状为打喷嚏、鼻塞，但不发烧，症状较轻，不用服感冒药，一个星期左右就能自行痊愈，这种情况下孕妈妈感冒对胎宝宝是没有什么影响的。

如果孕妈妈得的不是一般感冒，而是比较严重的流感，可能会表现出高烧持续不退的症状，那么就有可能对胎宝宝造成影响。流感对胎宝宝会造成影响，是因为流感病毒可通过胎盘进入胎宝宝体内，在胎宝宝器官系统分化完成之前很容易造成发育畸形或者引起流产，所以孕早期的流感对胎宝宝影响非常大。

若孕妈妈感冒有发烧状况，并且发烧在39度以上，只有在孕早期对胚胎的影响比较大。到了孕中晚期，只要不是太严重的流感，也不用太担心。

孕妈妈感冒后所服用的抗病毒药物对胚胎有致畸作用，要慎重服用。不过到了孕中晚期，胎宝宝的各种器官已经都发育，所以感冒基本上对胎宝宝影响不大，如果感冒症状很严重的话，最好去医院看一下，在医生的指导下服用一些毒副作用轻微的中成药，如板蓝根颗粒、银翘解毒颗粒、感冒清热颗粒等。

⑤ 关注辐射与甲醛

女性怀孕后，待在室内的时间明显增多，尤其是怀孕早期和怀孕晚期，孕妈妈外出会有流产和早产的危险，不宜外出。这就要关注室内环境对孕妈妈和胎宝宝是否会带来危害。室内的家用电器带来的辐射和装修用的甲醛造成的污染，都会威胁母子的健康和生命。

以下是几种有效防辐射的方法：

（1）防护手机辐射：手机是人们最常使用的电子设备，但怀孕期间，孕妈妈肯定不能天天泡在手机上了，每天使用手机最好不要超过30分钟。如在孕期无法减少手机使用时间，在家中或办公室，可用固定电话作为通信设备，外出时再使用手机。另外，研究显示，手机在接通的瞬间及充电时辐射最强，因此，最好在手机响过一两秒之后再接听，充电时不要接打电话。

（2）减少电脑的辐射：首先，尽量别让屏幕的背面朝着有人的地方，因为电脑辐射最强的是背面，其次为左右两侧，屏幕的正面反而辐射最弱。其次，水是吸收电磁波的最好介质，可在电脑的周边多放几瓶水。不过，必须是塑料瓶和玻璃瓶的才行，绝对不能用金属杯盛水。另外，很多人喜欢在不用电脑时让其待机，待机状态的电脑也会产生辐射，所以不用的时候就关掉。

（3）其他家用电器的使用诀窍：不要把家用电器摆放得过于集中或经常一起使用，特别是电视、电脑、电冰箱不宜集中摆放在卧室里，以免使自己暴露在超剂量辐射的危险中。在使用时，除了电脑和手机，很多家用电器都有辐射，比如烤箱、微波炉、电磁炉、电视机、冰箱、空调等，孕妈妈必须小心使用。孕期不宜用电暖器，即便要用，也不要靠近。不要使用电热毯，如果冬季天气寒冷，可采用最古老的取暖方法，找个热水袋，灌入热水，放到感觉冰冷的地方。

（4）预防室内甲醛：对于孕妈妈来说，甲醛就像是危害胎宝宝的魔鬼。尤其是刚刚装修过的新屋，要开窗通风两个月，室内甲醛的浓度降低后，孕妈妈再入住。为降低甲醛污染，在装修时，室内装饰可选用乙烯墙纸，以防止甲醛的挥发。此外，还可采用氨熏蒸消毒法降低甲醛浓度。具体方法是：把装满氨水的塑料盘放在房间内，同时使室内保持在 27℃ 左右，熏蒸 12 小时以上，即可有效消除甲醛气体。还有一些绿叶植物可以吸收室内的甲醛，如绿萝、吊兰等。

6 孕期继续性生活

医学界普遍认为，妇女在妊娠的前 3 个月里要避免性生活。因为在这期间，胎盘还没有完全形成，发育初期的胚胎在母体子宫内的附着还不牢靠，此时性交由于性冲动及性交的机械性刺激可引起盆腔充血和子宫收缩而诱发流产，尤其有流产史的妇女，应绝对禁止性生活。因此，凡有过流产、早产史或宫口松弛的孕妈妈在整个妊娠期都应避免性生活。

在孕期最初的三个月里，孕妈妈对于性的欲望也没有那么强烈，因为强烈的早孕反应已经使她们身心俱疲啦，躺倒在床上的时候，早已睁不开眼了，当然没有浓厚的"性趣"了。得知怀孕的消息以后，孕妈妈的心理变化也有可能削弱"性趣"，她们认为此时自己不该有享受性爱的权力。通常这心理会自动消失。在孕4~6个月时，她们的性欲开始回升，有一些女性甚至称此时的性爱比以往任何时候都令她们满意。这是因为此时女性的荷尔蒙产生循环的速度加快了，使得她们更容易受到性的刺激，也比非怀孕期更快进入高潮。孕期女性的性器官，包括乳房、乳头和生殖器官会快速地生长，这增强了她们的性敏感度。最后要指出的是，她们根本不需要担心受孕。

妊娠中期，即妊娠4~7个月，可有节制地过性生活。虽然妊娠中期流产机会减少，但是，仍须注意性交时动作不要强烈、粗暴，因这时胎宝宝发育快，羊水量增多，胎膜张力也增大，若性交过多或动作强烈、粗暴，易使胎膜破裂，导致流产。

也有的人担心，在怀孕期间性爱会伤害胎宝宝，其实这种担心是过度担心了。只要姿势正确，不要对胎宝宝造成外力的压迫，就不会造成伤害。在孕妈妈的子宫颈处有一些黏液抵御着外来的细菌侵害，当然在极少数情况下，胎宝宝会受到伤害，通常这是由于缺少必要的生理卫生知识或在孕期和多个伴侣发生关系引起的。在子宫内流动的羊水也会保护胎宝宝，使它不被外界压力压扁。避免过激的行为，因为这会令你不适，尽管对胎宝宝来说没有什么妨害，正常、健康的性爱不会导致任何问题。

除了妊娠早期以外，妊娠晚期也是不适合进行性生活的。在怀孕的最后3个月内，应严格禁止房事，因为此时性交极易引起子宫收缩，引起早产。而且性交还有可能将细菌带入阴道，从而导致感染，尤其易发生产后感染。据统计，在分娩前3个月有性交史的孕妈妈，有20%的概率发生严重的产褥感染，在分娩前1个月内性交者，这一比例则提高到了接近50%。

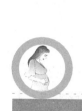 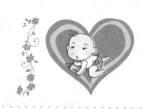

孕 7 月

每一天都要精心·照顾

 ## 孕妈妈和宝宝的变化

1° 宝宝的生长情况

胎宝宝长到 7 个月的时候，已经比较成熟了，他现在的身长大约有 30 厘米，体重约 600 克，在妈妈的子宫中占据了相当大的空间，即将充满整个空间。宝宝的身体比例此时开始匀称，宝宝皮肤薄而且有很多的小皱纹，几乎没有皮下脂肪，全身覆盖着一层细细的绒毛。25 周的胎宝宝舌头上的味蕾正在形成，所以胎宝宝在这时候已经可以品尝到食品的味道了。男胎的睾丸还未降至阴囊内；女胎的大阴唇也尚未发育成熟。

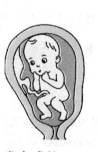 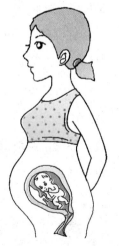

在这个月，胎宝宝的大脑发育又将进入一个高峰期，大脑细胞在这时候迅速增殖分化，体积也在增大，这个时候胎宝宝的大脑对触摸已经有了反应，

而且胎宝宝的视觉也有了发展，他的眼睛已能够睁开了。如果用手电筒照射腹部，胎宝宝就会自动把头转向光亮的来处，这说明胎宝宝视觉神经的功能已经在起作用了。孕妈妈在此时可以多吃些健脑的食品，如核桃、芝麻、花生等。

孕26周，胎宝宝的体重在800克左右，身长约为32厘米。皮下脂肪开始出现，但并不多，胎宝宝还是显得瘦瘦的，全身覆盖着一层细细的绒毛。此时胎宝宝开始有了呼吸动作，当然并不会真的吸入空气，胎宝宝的肺部尚未发育完全。

到了27周，胎宝宝的体重将会达到900克左右，身长大约达到35厘米。很多胎宝宝此时已经长出了头发。外生殖器也逐渐清晰，男宝宝的睾丸尚未降下来，而女宝宝的小阴唇已经突起。这时胎宝宝的听觉神经系统也已发育完全，同时对外界声音刺激的反应也更为明显。你可以继续为他讲故事或者给他听音乐，这都会让你和胎宝宝感到平静和愉快。胎宝宝的气管和肺部这时还未发育成熟，可是他已经开始学习呼吸动作了，只是这个动作是在水中而不是在空气中完成的，这对他将来真正能在空气中呼吸的确是一个很好的锻炼。

到了孕7月末（孕28周），胎宝宝身长约38厘米，体重约1100克，面部也更像人脸了。尽管这么说，但由于皱纹很多，相貌却像个老人似的。头发已长出许多，全身被细细的绒毛覆盖着。眼睑的分界清楚地出现。吸乳的力量还不充分，气管和肺部还不发达。如在这个时期早产，尽管有浅浅的呼吸和哭泣，但是很难存活下来。不过，随着科学的发展，早产儿存活的概率越来越大。

② 孕妈妈的身心变化

在孕7月，仍然会有一些状况让孕妈妈的身体感到不舒服，如妊娠纹、妊娠斑加重，腹部沉重，皮肤瘙痒，腰腿痛，小腿有时会抽筋，也有可能出现静脉曲张等，走起路来笨拙极了。

这个阶段，妈妈的子宫底大约位于脐与胸骨下端之间，距耻骨联合 25 厘米，比起 20 周和 21 周时高出 4 厘米。随着子宫体积的增大，孕妈妈的腹围也逐渐增加，经常感到腰酸背痛。由于子宫的位置、活动度和腹壁的紧张度不同，有些孕妈妈的子宫偏向一侧。有些孕妈妈的子宫坠落在下腹部，外观形态也不相同，这都属于正常情况。

随着时间的推移，孕妈妈的肚子越来越大，子宫底的高度也逐渐上升，一直来到肚脐以上，不仅下腹部，连上腹部也大起来，挺着的肚子感到很不舒服。子宫越来越大，压迫下半身的静脉，因此会出现静脉曲张。而且由于子宫压迫骨盆底部，便秘和长痔疮的人也多起来了。挺着大肚子走路，为取得重量的平衡，就要昂首挺胸，这就更容易引起后背和腰部的疼痛。因受激素的影响，髋关节松弛，有时会出现股部颤抖，寸步难移。

孕妈妈的身体此时出现了更多的不适，在白天行动不便，到了晚上则有可能觉得心神不安，睡眠不好，经常做一些十分清晰的梦，这是孕妈妈在怀孕阶段对即将承担的母亲的重任感到忧虑不安的反应，这是正常的，孕妈妈也不必为此自责。孕妈妈应该为了胎宝宝的健康发育保持良好的心境，可以向丈夫或亲友诉说内心感受，他们也许能够帮助孕妈妈放松下来。

在众多常规检查之中，孕妈妈一定不要忘记再做一次血液检查，一些孕妈妈会在此时发生孕期糖尿病或贫血症状加重，应该根据医生的建议进行防治。在饮食上除了应该注意多吃一些含铁丰富的食物外，还应注意多吃一些含维生素 C 较多的食品，以帮助身体吸收更多的铁质。在这个阶段，孕妈妈的子宫接近了肋缘，因此孕妈妈有时候会感觉气短，这是正常的现象，不必担心。距离孕晚期越来越近了，适当地看些关于分娩的录像，参加些分娩课程，可以帮助孕妈妈减轻生产前的精神负担。

需要引起注意的是脱发问题。如果只是少量脱发，可以不必在意，如果大量脱发，可能是因为贫血或营养不足引起的，要给予足够的重视，及时检查治疗。

③ 联系母子的胎盘

在妈妈的子宫里，有一个部位被称作胎盘，它是胎宝宝和母体进行物质交换的重要器官。宝宝在妈妈子宫成长发育的 10 个月里，所有的吃、喝、拉、撒都是通过胎盘来传递的。我们知道，一个人的生长发育所需的基本物质是蛋白质、脂肪、水、矿物质等，这些物质以很小的形式存储在妈妈的血液中。当妈妈的血液流经胎盘时，这些物质就通过胎盘供给胎宝宝了。而宝宝在得到这些物质时也将自己产生的代谢废物通过胎盘传递给妈妈，再由妈妈通过自己的呼吸、泌尿系统将废物排出体外。

胎盘本身还能合成物质，在怀孕早期，孕妈妈们使用验孕棒得知怀孕的结果，就是利用了胎盘合成的绒毛膜促性腺激素（HCG）。除了 HCG 以外，胎盘还能生成胎盘促乳素（HPL）、雌激素、孕激素等。HCG 是维持正常妊娠的非常重要的激素。HPL 能促进乳腺发育，增加蛋白质的合成。雌激素、孕激素保证了妊娠期母体各脏器的正常变化，为分娩及产后的哺乳做好准备。

胎盘并不是固定不变的，它和胎宝宝一样，也有生长发育的过程，医学上称为"胎盘成熟度"。到了孕 7 月时，B 超检测单上就会有"胎盘分级"的字样：孕 28 周的级别为 0 ~ Ⅰ 级，36 周为 Ⅰ ~ Ⅱ 级，40 周就会显示 Ⅱ ~ Ⅲ 级。如果出现Ⅲ级字样，那么说明该器官已经成熟了，并且开始走下坡路，逐渐老化。这时需要格外注意，胎盘的能力已经达到极限，难以保证孩子吸收到足量的营养物质，要经常检查，时刻监测胎宝宝的情况。

胎盘作为联系胎宝宝和母体的重要器官，其功能的正常与否关系到胎宝宝发育甚至胎宝宝的安危。凡母体、胎宝宝或胎盘异常时，均可能引起胎盘功能不全。

引起胎盘功能不全常见的因素有：母体方面，当母亲患高血压、妊娠高血压综合征、糖尿病、肾脏疾病、心肺疾患、贫血、营养不良、子宫肌瘤等疾病或吸烟、长时间仰卧等，可致胎盘血管痉挛、变形而阻碍胎盘血循环，或致子宫胎盘血流量减少引起胎血功能不全；胎宝宝方面，常见于多胎妊娠、胎宝宝畸形等；胎盘方面，小胎盘、前置胎盘、胎盘血栓栓塞、胎盘早期剥离、绒毛膜羊膜炎、感染等。

胎盘脱离母体以后，它的使命也就到此画上了终点，它的价值便进一步降低，尤其是过期的胎盘，除了含有雌激素外，并无其他黄金元素。而且新鲜胎盘容易被病菌感染，可能隐藏着极大的危险，所以国家药监部门禁止把胎盘作为药材使用。

4 孕育胎宝宝的羊水

孕妈妈整天挺着一个大肚子，里面却只有一个小小的家伙，他就像一条生活在海里的鱼，被包裹在羊水中，静静地生长。羊水存在于子宫羊膜腔内，可别以为它没有用处，在整个怀孕过程中，胎宝宝的生存都离不开羊水。有人说人类是另一种类型的"两栖动物"，胎宝宝时期住在水中，出生后生活在陆地上，而孕育胎宝宝的神奇之水便是"羊水"。

羊水的成分并不是固定的，随着胎宝宝的生长，羊水的来源也各不相同。在孕早期，羊水主要来自母体血清经胎膜的透析液；之后，随着胚胎的器官开始成熟发育，其他诸如胎宝宝的尿液、呼吸系统、胃肠道、脐带、胎盘表面等，也都成为羊水的来源。羊水中也含有葡萄糖、脂肪和有机物。医学上常通过化验羊水中的某些成分来了解胎宝宝的健康状况。

羊水的含量会随着怀孕时间推移而增多，在孕 20 周时，平均是 500 毫升；到了 28 周左右，会增加到 700 毫升；在 38 周时最多，约 1000 ~ 1500 毫升；其后又逐渐减少。

（1）羊水过多：在临床上，人们一般把 300 ~ 2000 毫升之间规定为羊水的正常范围，除了一些特殊情况，例如孕妈妈的身高和体重超过人均水平，那么她体内的羊水可能更多。妊娠期羊水量超过 2000 毫升时就是羊水过多，羊水过多大都发生在妊娠 7 ~ 10 个月，发生得愈早愈严重。胎宝宝先天畸形往往伴有羊水过多，约占羊水过多总数的 40%。此外，在妊娠高血压、妊娠合并糖尿病及双胎时，可发生羊水过多。羊水过多，使胎宝宝在宫腔内过于浮动，容易发生胎位不正。破水时，有发生脐带脱垂的危险。

当发现羊水过多时，应尽快查明原因，针对具体情况进行治疗。如果症状较轻，就不需要特殊治疗，大多数在短时间内可自动调节。如果羊水急剧增加，孕妈妈应请医生诊治，同时减少食盐的摄入。中度羊水过多，可通过忌盐饮食、利尿药物应用、中医中药治疗以缓解病情，也可在医院通过穿刺的办法减少羊水。

（2）羊水过少：若足月时孕妈妈体内的羊水含量少于300毫升，就是羊水过少的表现，孕妈妈常无自觉症状，只有医生做腹部触诊并进行 B 超检查后才能诊断。

胎宝宝的尿液是羊水的组成部分，当胎宝宝出现泌尿系统的疾病，如先天性肾脏缺损、肾脏发育不全等，可致胎宝宝尿少或无尿，羊水量也就少了。过期妊娠也可能羊水过少，由于胎盘缺血缺氧，功能减退，引起胎宝宝血液重新分配，使胎宝宝尿液减少，因此羊水量减少。

如果在孕早期发生羊水过少，可能会造成意想不到的后果。当羊水过少时，胎膜和胎体可能发生粘连，这会造成胎宝宝严重畸形。如果发生在孕中期，子宫四周压力直接作用于胎体，易引起胎宝宝斜颈、曲背、手足畸形及肺发育不全等。发生在孕晚期时，常导致胎宝宝宫内窘迫，新生儿窒息及围产儿死亡等。

在检查以后，要是排除了各种可能的疾病，例如胎宝宝没有畸形，孕妈妈也没有严重并发症，患者可在大夫的指导下，通过快速饮水的办法增加羊水量。凡足月未临产而又属缺乏羊水的孕妈妈，可在 2 小时之内饮水 2000 毫升，可重复进行。这种办法安全性高，见效又快，也没有不良反应。

5 脐带——胎宝宝的生命线

什么是脐带

我们知道胎宝宝和妈妈之间是通过胎盘完成营养交换的，那么胎宝宝和胎盘之间又是通过什么联系起来的呢？答案是脐带，脐带是连接胎宝宝和胎盘的管状结构，是由羊膜包卷着卵黄囊和尿膜的柄状伸长部形成的。它是胎盘的一部分，通常由 2 条脐动脉与 1 条脐静脉组成，这 3 条血管呈螺旋状排列，就好像是 3 根绳子旋转束在一起一般。脐带最外层是一层柔软的胶状物质和半透明的薄膜，足月脐带直径为 0.8~2.0 厘米。

对于胎宝宝来说，胎盘的作用就好比一座不断供给饮食的粮仓，而脐带就是一条介于两者之间的运输线。胎宝宝通过脐带和胎盘与母体连接，进行营养与代谢物质的交换。脐静脉将胎宝宝排泄的废物运送至胎盘，脐动脉将氧气和其他营养物质运送给胎宝宝。这样，通过脐带，胎宝宝和母体间就完成了营养物质和代谢产物的相互交换。

2 脐带异常危及胎宝宝健康

脐带是胎宝宝赖以生存和发育的生命线，任何影响到脐带发挥正常功能的因素都会危及胎宝宝的健康。

（1）脐带过短或过长：脐带的长度因人而异，或长或短，平均长度大约为 55 厘米，超过 70 厘米为脐带过长，不足 30 厘米为脐带过短。脐带太长容易发生脐带打结、脐带绕颈等问题，导致胎宝宝缺氧；脐带太短则会因为没有弹性空间，过度拉扯而导致胎盘早剥、脐带内出血或分娩后子宫外翻。

（2）脐带脱垂：破膜时脐带从胎头先露部位脱出，受到挤压而使血液循环受阻，导致胎宝宝缺氧，严重的会令胎宝宝窒息。这种情况多由羊水过多、胎位不正或早产引起，是一种产科急症，需要进行剖宫产。

（3）脐带打结：脐带打结有两种情况，分别是真结和假结。脐带真结比较少见，大多发生于脐带相对过长的孕妈妈身上，开始时脐带缠绕在胎体上，后来胎宝宝可穿过脐带套环形成真结。脐带假结可以是脐静脉比脐动脉长，脐静脉形成迂曲形结构，外形像打结一样，或者是脐血管的长度比脐带更长，血管卷曲的时候就像打结一样。一般来说，脐带假结没有实际危害，真结有一定的危险性，但若没有拉紧，也不会出现明显的症状，只有当脐带拉紧、脐血管阻塞时才可能对胎宝宝造成危险。

按时检查做做保健

① 孕7月产检项目

这个月的孕28周要进行第五次产检，主要是常规体检项目，另外还要抽血检验乙型肝炎以及检查宝宝的胎位，妈妈的骨盆，为分娩做准备。而且，从这次产检开始，检查的次数会更加频繁，孕8月、9月每两周做1次产检，到孕10月就要每周检查了。

产检次数：第五次产检。

产检时间：怀孕28周，孕中期。

产检项目：血压、体重、宫底高度、腹围、胎心率、产科B超检查、血常规、尿常规。

产检注意：孕7月的产检项目没有发生多大变化，主要的项目仍然是常规检查。这时期贫血发生率增加，孕妈妈务必做贫血检查，若发现贫血要在分娩前治愈。从怀孕28周开始，产检变为每两周1次，第五次和第六次产检都是常规项目的检查。

（1）量血压时一定要放松，因为紧张的心情会导致测量出来的数值不准确。孕妈妈经过长时间的行走，或是感到心里紧张，容易使量出来的血压有些失常。碰到这样的情况，医生会建议你先休息15分钟，安静下来以后再进行测量。

（2）检查时可能发现胎位不正，不过无需担忧，只要胎动正常就行。接下来还有两个多月的时间可以慢慢纠正过来，采取适当的方法，就能完成顺产。

（3）做B超之前不需要禁食，不过要保持平和的心态。

2 坚持做孕妈妈操

从孕 7 月开始，孕妈妈仍然可以继续做孕妇体操，因为这能给身体带来很多好处，能够防止由于增加体重和重心变化引起的腰腿疼痛，能够松弛腰部和骨盆肌肉，为分娩时胎宝宝顺利通过产道做好准备，还可以增强自信心，在分娩时能够镇定自若地配合医生，使胎宝宝平安降生。但是做操时动作要轻，要柔和，运动量以不感到疲劳为宜，不必勉强自己完成一些高难度的动作。如果出现流产先兆时，应询问医生后再决定是否坚持。

（1）脚部运动：孕妈妈可以站在椅子或床旁边，手扶住椅子或床，两脚并拢，平放地面上。脚尖使劲向上翘，待呼吸 1 次后，再恢复原状。将一条腿放在另一条腿上。上面腿的脚尖慢慢地上下活动，然后换腿进行。通过脚尖和踝骨关节的活动，增强血液循环和脚部肌肉，防止脚部疲劳。每次可以做 3~5 分钟。

（2）对掌盘坐：脚掌心相对，屈腿而坐，不必勉强腿部与地面贴齐，可以在膝盖下放 1 个枕头。脚与身体保持舒适的距离，双手置于膝盖上，头部端正，身体坐直，感觉脊柱和腿的轻微伸展。呼气，轻柔地下压膝盖。吸气，还原，重复 5 次。这组训练可以帮助骨盆扩展，提高髋关节弹性，放松盆底肌。

（3）扭动骨盆运动：孕妈妈仰卧在床，双膝并拢，两腿与床成 45 度。慢慢扭动身体，带动双腿左右摆动。摆动时两膝好像在画一个椭圆形，要缓慢地、有节奏地运动。双肩和脚底要紧贴床面。左腿伸直，右腿保持原状，右腿的膝盖慢慢向左倾倒。右腿膝盖从侧面恢复原位后，再向左侧倾倒，此后两腿交替进行。这项运动可使骨盆关节和腰部的肌肉保持柔软，减少疼痛，每个动作各做 10 次。

3 赶走难看的妊娠纹

为什么会形成妊娠纹

妊娠纹是孕妈妈的正常生理现象，这是宝宝在你肚皮上留下的幸福痕迹，不必耿耿于怀。它的产生和人体的结构有关，人的腹部从外到内有许多层，它们分别是皮肤、皮肤弹性纤维、皮下脂肪层、腹直肌、腹膜前脂肪层和腹膜。当女性怀孕超过 3 个月时，增大的子宫突出于盆腔，向腹腔发展，腹部开始膨隆，受增大的子宫影响，皮肤弹性纤维与腹部肌肉开始伸长。当超过一定限度时，皮肤弹性纤维发生断裂，腹直肌肌腱也发生了不同程度的分离。于是，在腹部的皮肤上出现了粉红色或紫红色的不规则纵形裂纹。产后，虽然断裂的弹性纤维逐渐得以修复，但难以恢复到以前的状态，而皮肤上的裂纹也会渐渐褪色，最后变成银白色，即妊娠纹，尤其是怀孕 6 个月后更加明显。

2 控制妊娠纹的方法

（1）控制饮食：妊娠纹的产生是由于皮肤的拉伸，那么控制妊娠纹的最直接的办法就是提高肌肤的弹性，而甜食及油炸食品会破坏皮肤的弹性，所以在怀孕期间要避免过多摄取。应均衡摄取营养，尤其不能忽略了那些微量元素，以便改善皮肤的肤质，并让皮肤变得较有弹性。

（2）控制体重：孕期要注意保持腹部皮肤和肌肉的弹性，避免脂肪的过度堆积。要合理饮食，若孕妈妈营养过剩，不仅腹部皮下沉积大量脂肪，而且会使胎儿长得过大，加重腹部膨胀，使其皮下弹性纤维易于断裂，还可能会造成难产。孕妈妈在整个孕期的体重增长，每个月增加不宜超过 2 千克，整个怀孕过程中应控制在 11 ~ 12.5 千克。

（3）使用除纹霜：孕妈妈需要用一些柔和的护肤品，采用按摩的方法使护肤品中的营养物质深入皮肤，来护理出现妊娠纹的部位。市场上售有除纹霜，在消除妊娠纹上能够发挥一定的作用，其中的胶原蛋白成分，可补充真皮层的胶原蛋白，预防纤维断裂，这是一般乳液或是甘油类的保湿剂无法达到的效果。涂抹之后要充分按摩，持续 10 分钟以上，到浑身发热为止。

（4）进行适当的锻炼：针对妊娠纹，孕妈妈可以进行适当的锻炼，增加皮肤对牵拉的抵抗力。对于局部皮肤，可以在锻炼后使用除纹霜进行适当的按摩，促进局部血液循环，以增加皮下弹力纤维的弹性。孕前就应加强身体锻炼，特别是腹部的锻炼，如仰卧起坐、俯卧撑等，使腹部肌肉更加结实，皮肤充满弹性，孕期皮下弹性纤维就不易断裂，减少妊娠纹的出现。

④ 怀孕带来的五官不适

人们都说"一孕傻三年"，其实怀孕对孕妈妈身体的影响远远超过你的想象。孕妈妈的身体机能，如内分泌、血液、心血管、免疫和新陈代谢等方面，都会发生种种改变，对孕妈妈的眼耳鼻等感觉器官造成程度不同的影响，甚至带来一些类似于疾病的表现。

怀孕可能导致眼睛不适

（1）干眼症：怀孕期间，孕妈妈可能感到有时眼睛非常干涩、疼痛，你或许以为这是没有休息好的缘故，其实是泪液膜受到了影响。正常人眼睛有一层泪液膜，覆盖在角膜及结膜之前，起到保护眼球及润滑作用。妊娠晚期，约80%的孕妈妈泪液分泌量会减少，孕期受激素分泌的影响，泪液膜的均匀分布遭到破坏。泪液膜减少和质量不稳定，容易造成干眼症。

（2）眼角膜水肿：眼角膜水肿是和干眼症相反的一种病症，干眼症是眼球缺少水分，而眼角膜水肿则是水分过多。正常人眼睛角膜含有70%的水分，孕期因黄体素分泌量增加和电解质的不平衡，容易引起角膜及水晶体内水分增加，形成角膜轻度水肿，眼角膜的厚度平均增加约3%，而且越到怀孕晚期越明显。由于角膜水肿，敏感度会有所降低，常会影响角膜反射和保护眼球的功能。这种现象一般在产后6~8周即恢复正常。

（3）屈光不正：屈光不正包括远视、近视、散光等多种症状，主要表现就是无法清楚地看清事物。如果原来近视的话，此时眼睛的近视度数则会增加。这种异常现象多在产后5~6周恢复正常。因此，如果出现远视或近视度数加深的情况，不必忙着更换眼镜，可以在分娩一个多月后再验配，那时候验出的度数才相对准确。

② 怀孕对其他感官的影响

（1）对听力的影响：怀孕以后，孕妈妈的耳朵也受到一定的影响，细胞的内外液中雌激素浓度差异较大，导致渗透压改变，从而内耳水钠潴留，影响到听力。从怀孕早期开始，孕妈妈的低频区听力会有所下降，并在孕中、晚期继续加重，产后 3~6 个月会恢复正常。

（2）对嗅觉的影响：准确来说，怀孕不会降低孕妈妈分辨味道的能力，而是会影响鼻子的健康，可能间接影响到嗅觉。这是因为怀孕后体内雌性激素水平增高，引起鼻黏膜的超敏反应，导致小血管扩张、组织水肿、腺体分泌旺盛，出现鼻塞、打喷嚏、流涕等症状，这叫"妊娠期鼻炎"，怀孕 3 个月以后更明显。一旦分娩后，鼻炎会随之痊愈，不会留下后遗症。目前，对"妊娠期鼻炎"尚无十分有效的预防措施，只能通过适当治疗减轻症状。

（3）对口腔的影响：孕妈妈体内激素的变化，还会促使许多毛细血管发生扩张、破裂，引起出血，牙龈出血就是其中之一。妊娠期可能出现牙齿松动、龋齿、水肿、增厚，刷牙时牙龈易出血，有的人还有唾液增多和流涎等尴尬事情发生，这些改变，都会随着妊娠的终结而恢复。所以孕期应当特别注意口腔的清洁卫生，以免口腔感染给胎宝宝和自己的健康造成危害。

⑤ 孕妈妈慎用止咳药

有时，孕妈妈可能生病，就算保养得再好，也难免咳嗽两声。出现了咳嗽，我们还不能判断孕妈妈究竟是什么病，可能是感冒，也可能是气管炎、支气管炎、肺炎、肺结核、肺癌等众多呼吸系统疾病的其中一种。现在临床上止咳药类药物又较多，各种药物的药理作用不同，孕妈妈毕竟和普通人不一样，她的肚子里还有一个小人儿呢，因此孕妈妈要慎用止咳药，以利病情好转。

人们大多以为中药没有副作用，所以咳嗽的时候就吃中药。其实中药也有副作用，光是古代的医书里，就明确写出了"十八反""十九畏"之类的食用禁忌。例如，现代医学研究认为，远志是中药里的上品，用在止咳糖浆里，有很好的止咳祛痰效果，但是由于远志能节律性地兴奋子宫，引起阵发性的宫缩，甚至会引致流产，孕妈妈应禁服。另外，含杏仁的止咳药也不宜用，因苦杏仁经水解后能产生微量的氢氰酸，可危害胎宝宝的发育甚至生命。此外，涤痰丸、礞石滚痰丸、大金丹等止咳中成药，孕妈妈也应禁服。

在西药制剂方面，得益于现代医药学的快速发展和全面研究，药物的副作用方面显示得较为明确，孕妈妈可以清楚地看到该款药物对自己的影响。如孕妈妈有高血压或心脏功能不全、痰多、肺淤血等病症，应禁用咳必清（喷托维林），这种药服用过后会对呼吸道黏膜产生麻醉作用，造成孕妈妈呼吸不畅，甚至呼吸道

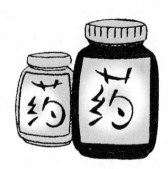

阻塞，致使胎宝宝发生缺氧和窒息。患有消化性溃疡和结核病灶活动的孕妈妈也应禁用碘化钾，以防加剧病情。可待因、复方甘草合剂（含阿片）等吗啡类止咳药，可抑制胎宝宝的呼吸，危害胎宝宝脑神经的正常发育。同时，这种药物还能对抗催产素的兴奋子宫作用，延长产程。

因此，孕妈妈有病而咳嗽，应请医生查清咳嗽原因，在医生指导下，选择服用药性较为温和的止咳药，如蜂蜜、甘草流浸膏、糖浆等呼吸道黏膜保护性的镇咳药，或以冰糖炖雪梨、白糖浸萝卜为食疗，以利优生。

6 促进孕妈妈的睡眠

影响孕妈妈睡眠质量的因素

（1）尿频：怀孕以后，随着胎儿的生长，孕妈妈的子宫变大，对膀胱的压力也会增大，导致孕妈妈的小便次数增多，容易影响夜里的睡眠。

（2）疼痛：随着怀孕时间的推移，孕妈妈会发现身体经常出现疼痛，有

时是腿抽筋，有时是后背痛，这些都是身体负担过重所导致的。孕妇自身的体重不断增加，腿部受到了更大的压力，长时间的站立或走动又加重了腿部的负担，导致肌肉出现痉挛。再加上胎儿的骨骼发育所需要的钙质全都来源于母体，孕妇如果不加大对钙的摄入，很容易因缺钙而抽筋。

（3）贫血：在怀孕中期，孕妈妈对营养的需求量更高了，容易出现贫血，而贫血也可能导致失眠。日常生活中一定要积极预防和治疗贫血。防治孕妇贫血首先得考虑怎么给身体摄入更多的铁质。在膳食平衡的基础上，可适量多吃些含铁丰富的食物。比如：动物肝脏、猪血、枸杞、牛肉以及蛋类、豆制品等。红枣、阿胶也是健康的补血保健品，患有贫血的孕妇可以用来熬汤饮用。

2 练习小技巧，拥有好睡眠

（1）营造良好的睡眠环境：孕妇不要开灯睡觉，以免灯光影响睡眠。灯光长时间照射人体，可引起神经功能失调，使人烦躁不安。日光灯缺少红光波，且以每秒钟50次的速度抖动，当室内门窗紧闭时，可与污浊的空气产生含有臭氧的光烟雾，对居室内的空气形成污染；白炽灯光中只有自然光线中的红、黄、橙三色，缺少阳光中的紫外线，不符合人体的生理需要；荧光灯发出的光线带有看不见的紫外线，短距离强烈的光波能引起人体细胞发生遗传变异，可诱发畸胎或皮肤病。

（2）放松心情：学习一些放松心情的办法，比如看看世界名著，听一听轻音乐或是做做深呼吸。如果是担心睡眠不足而睡不着的话，不妨请几天假，在家里放松一下，没有了工作带来的压力，可以让人睡得更踏实。

（3）做做轻量级运动：睡觉之前，不妨做做舒缓的运动，比如用木梳轻轻梳梳头、按摩按摩手脚、在小区里散散步等，经过这么一折腾，你也许会感觉疲劳而容易入睡了。放松心情躺在床上一边关注自己的呼吸一边想一些美好的事情，也可以缓解你的紧张。

如果经过以上的措施还是失眠的话，就要向你的医生求助了，如果产科医生无法给你有效的意见，有过生育经验的朋友或是心理医生应该可以给你帮助。

精心打造优质胎教

1 别对胎教感到灰心

胎教是一件需要长期坚持的事情，但是孕妈妈无法亲眼看见胎宝宝的每一点变化，也就很难知道自己所做的胎教到底有多大作用。于是，很多孕妈妈做过一段时间之后便会失去耐心，热情也就降低了，往往半途而废。但是这样一来，胎教就肯定不会成功了。在日常生活中，信心不足是很难把事情做成功的，这同样是胎教的大敌。

当你发现自己对胎教已经失去信心的时候，不妨试着从以下几个方面重新思考：

正确认识胎教

孕妈妈首先要对胎教的作用有所了解，胎教的目的只是使未出世的胎宝宝具有良好的先天素质，为出生后的成长提供更多的可能性。爸爸妈妈不妨仔细看看出生后的宝宝，他那可爱的小脸，动人的表情，机灵的神态，无处不显示出爸爸和妈妈的长处。实际上，只要孩子继承了夫妇双方的全部优点，青出于蓝而胜于蓝，就完全能够说明胎教是成功的、孩子是优秀的，但是不要苛求孩子是个神童，那是不现实的。因此，孕期父母应从个人和家庭环境的具体情况出发，放弃对胎教的奢望，实事求是地看待胎教。这样就决对不会感到失望，而只会使你的心情舒畅，家庭洋溢着幸福的满足感，胎教的产物——那个让你感到骄傲和自豪的宝宝，也将在爱的氛围中慢慢成长。

2 树立信心

孕妈妈要树立持之以恒的信心，要做的事，就坚持到底。知道自己是没有耐性的人，一定在做事情之前，告诫自己坚持始终。胎教的过程，也是孕妈妈自身性情磨炼、修养提高的过程。胎教是一门"性""命"双修的课程，"命"是指人的活动机体；"性"是指人的品性，即一个人的性格品质，道德修养。胎教提倡孕妈妈首先自身修身养性，然后才能对胎宝宝施以积极的影响。换句话说，胎教的过程，同时也是孕妈妈在不断克服自身缺点和不足的过程。

3 寻求帮助

如果孕妈妈确实想要把胎教坚持下去，却又对坚持下去感到信心不足，不妨向准爸爸寻求帮助，别忘了准爸爸可是能在胎教过程中发挥重大作用的人。准爸爸可以鼓励妻子适时地进行胎教，同时激发妻子进行胎教的热情。准爸爸还要积极参与胎教，每天与妻子一道进行胎教，用自身的信心和持之以恒的精神带动妻子把胎教进行到底。最后，丈夫要帮助妻子克服掉一些不良的习惯和毛病。

② 带着宝宝去旅行

趁着孕妈妈还有行动能力，夫妻二人可以商量着进行一些短暂的旅行。外出活动不仅能够有效地转变孕妈妈的心情，对分娩也有帮助。更重要的是，在户外能使孕妈妈充分吸入氧气，胎宝宝是通过脐带来摄取氧气与营养的，如果母亲能充分地吸入氧气，胎宝宝的大脑就会因为充足的氧气而变得活性化。所以，孕妈妈适量的活动可使胎宝宝的头脑更灵敏，但剧烈的运动效果适得其反，反而会抑制胎宝宝大脑的发育。而且户外的美丽山水会通过孕妈妈的身心愉悦传递给胎宝宝，让肚子里的宝宝也和爸爸妈妈一同享受大自然的美景，这本身也是胎教的一部分。

在正式出行之前，准爸爸和孕妈妈要事先做好旅行计划，要从胎宝宝和孕妈妈的承受能力上考虑，行程不要安排得太紧，行程不要过于劳累。事实上，旅行对孕妈妈是否会产生不良影响，要根据孕妈妈的身体状况来看。当孕妈妈身体发生问题时，恐怕将带来不良的结果。所以在出行前，还是要好好地跟医生商量、讨论。即使孕妈妈的一切条件都准备得很好，非常适合旅行，为了保证绝对的安全，也要做到面面俱到不可疏忽。在制订旅行计划时，一定要考虑到胎宝宝，行程不要安排得太紧，行程不要过于劳累。一般而言，最好离家不太远，空气清新、宁静的地方最理想，如有绿色的草地、湖泊则是最佳的选择。孕妈妈如感到心旷神怡的话，胎宝宝也会从中受益。

外出旅游并不是在任何时间都可以进行的，妊娠第 6 个月或夏秋之交是最适宜孕妈妈短途旅行的时机。这时，胎宝宝渐渐安定，你离生产还有一段时间，身体还比较便于活动，不妨选一个好天气，与胎宝宝、准爸爸一起享受一下外出度假的乐趣。

出游的时候，肯定要选择风和日丽的天气。多带几件宽松舒适的衣裤，还要准备平底防滑的鞋子，以免造成意外伤害。如果条件允许，可以带一只符合自己心愿的小枕头或软垫供途中使用。最好不要长时间乘坐飞机、船或车子等交通工具，对孕妈妈而言，这些并不是很好的选择。特别是团体观光旅行，更应该避免，能自我控制行程的自助游是最理想的旅游方法。

对于旅行地点的选择，应尽量遵循短途、方便的原则。在附近的自然环境中呼吸新鲜空气，并且散散步，就已经有很好的效果了。在旅行过程中，孕妈妈规则的子宫收缩运动，对胎宝宝是最快活的皮肤刺激，同时也可以促进胎宝宝脑部的发育。在寄情山水的同时别忘了告诉肚子里的宝宝：爸爸和妈妈带你来到了一个什么样的地方，这是什么，它长得什么样，那是什么……这些经验和过程将会成为你们日后最美好的回忆，而你们温馨快乐的心情也一样可以传递给宝宝。

③ 声情并茂地讲故事

如果你曾经和孩子进行过交流，你肯定知道用什么方法最能吸引他们的注意力，那就是讲故事。无论在西方还是东方，无数家庭的孩子是伴随着睡前故事入眠的。怀孕 7 个月的胎宝宝有明显的听觉和感受能力，不仅能对准爸爸妈妈的言行做出一定的反应，还能在脑子里形成记忆。父母用充满感情的语言给胎宝宝讲故事，可以促进胎宝宝大脑的发育。

在讲故事的过程中，孕妈妈可以舒舒服服地躺在沙发上，轻轻翻开故事书，将每一页所展示的幻想世界的大门打开，用富于情绪的话语传递给胎宝宝，从而促进胎宝宝心灵健康地成长，有助于培养孩子的想象力、创造力以及进取精神。讲故事时，母亲应取一个自己感到舒服的姿势，精力要集中，吐字要清楚，声音要和缓，既要避免高声尖叫，又要防止平淡无味的声音，应该绘声绘色地讲述故事的内容。母亲一定要把感情倾注于故事情节中去，通过语气声调的变化，将喜怒哀乐传递给胎宝宝，使胎宝宝受到感染，单调和毫无生气的声音是不能唤起胎宝宝感受的。

在具体的阅读过程中，还应注意以下事项：

（1）在讲故事的时候要有感情地阅读，但是不要过度情绪化，那会让胎宝宝感到莫名其妙，为了能和胎宝宝达到最好的交流，最好能够保持注意力的集中。

（2）如果时间不是很充裕，只能匆匆地念故事给胎宝宝听，至少也要选择一页图画仔细地告诉胎宝宝，尽量将书画上的内容"视觉化"地传达给胎宝宝。

（3）孕妈妈可以根据自己的喜好选择书籍，但是最好扩大阅读面，尽量广泛阅读各类书籍。

（4）在念故事前，最好先将故事的内容在脑海中形成影像，以便传达给胎宝宝生动形象的故事。

（5）给胎宝宝讲故事的方式也不一定要局限在书本上，除了书本以外，生活中还有很多精彩的故事，孕妈妈可以根据具体情况而定。内容可以任意发挥，讲随意编就的故事，也可以读故事书，还可以给胎宝宝朗读一些轻快活泼的儿歌、诗歌、散文等。

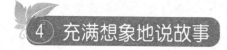

4 充满想象地说故事

童话和寓言故事是人类艺术的瑰宝，其中蕴含着人类智慧的精华，经常讲讲童话和寓言故事，更符合宝宝认知世界的方式。

星星银元

从前有个小女孩，从小父母双亡，她穷得没有地方住，也没有床儿睡，除了身上穿的衣服和手里拿的一块面包外，什么也没有了，就是那面包也是个好心人送的。她心地善良，待人诚恳，但她无依无靠，四处流浪。

一次，她在野外遇到了一位穷人，那人说："行行好，给我点吃的，我饿极了。"小姑娘把手中的面包全部给了他。往前走了没多久，她又遇到了一个小男孩，哭着哀求道："我好冷，给我点东西遮一遮好吗？"小女孩听了，取下了自己的帽子递给他。然后她又走了一会儿，她看见一个孩子没穿罩衫，在风中冷得直发抖，她脱下了自己的罩衫给了他。再走一会儿又有一个小女孩在乞求一件褂子，她把自己的褂子给了她。

最后，她来到了一片森林，这时天色渐渐暗起来了。走着走着又来了一个孩子，请求她施舍一件汗衫，这个善良的小女孩心想："天黑了，没有人看我，我完全可以不要汗衫。"想着就脱下了自己的汗衫给了这孩子。当她就这样站着，自己一点东西也没有时，突然有些东西从天上纷纷落了下来，一看尽是些硬邦邦、亮晶晶的银元。虽然她刚才还把汗衫给了人，现在身上却穿着一件崭新的亚麻做的汗衫，小女孩马上把银元拣起装在了兜里，终生不再缺钱用。

小熊的苹果树

小熊种了一棵苹果树，小伙伴们全都主动来帮忙，小猴子帮他浇水，小花鹿帮他施肥，小绵羊帮他捉虫子。看着树上的青苹果，小熊乐呵呵地说："等秋天到了，我请大家吃大大的红苹果。"

有一天，天上下起了冰雹，噼里啪啦地把苹果都砸落了。小熊望着一地的苹果，伤心得哭了。小猴子、小花鹿和小山羊听见哭声都跑来安慰他。大家说："小熊，小熊，不要伤心，明年树上肯定还会长出苹果的。"

说着，大家开始动手，帮着小熊清理地上的树枝和落叶。小熊呢？小熊忽然愣住了，原来在一片叶子底下，还藏着一个嫩嫩的小苹果。

"苹果，苹果！"小熊高兴得大声喊出来："这儿还有一个苹果！"大家扒开密密的叶子，开心地笑着，笑得小脸通红，就像红红的大苹果。

⑤ 做做益智小测验

孕妈妈有空闲的时间就做做益智题吧，妈妈多动脑，开拓思路，也是在带动胎宝宝思考，可以使胎宝宝更聪明。看看下面的脑筋急转弯你能答对几道题吧：

1. 贝贝的生日在 3 月 30 日，请问是哪年的 3 月 30 日？

2. 布和纸怕什么？

3. 9 月 28 是孔子诞辰，那么 10 月 28 日是什么日子？

4. 报纸上登的消息不一定百分之百是真的，但什么消息绝对假不了？

5. 为什么女人穿高跟鞋后，就代表她快结婚了？

6. 每对夫妻在生活中都有一个绝对的共同点，那是什么？

7. 怎样才能让一只蚂蚁从北京爬到纽约？

8. 什么东西往上升永远掉不下来？

9. 王先生在打太极拳时金鸡独立，站多久看上去都那么轻松，为什么？

10. 一本书放在地上，为什么你无法从书上跨过去？

11. 火柴盒内只剩一根火柴棒。A 先生想点亮煤油灯，还想使煤炉起火，然后烧热水，应该先点何物较佳？

12. 女人为什么喜欢买包？

13. 读一年级的东东没有学过外文，为什么也会写外国字？

14. 电影院内禁止吸烟，而在剧情达到高潮时，却有一男子开始抽烟，整个房间烟雾缭绕，却没有任何一位观众出来抗议，这是为什么？

15. 一艘船的绳梯悬挂在船的一侧，正好触及水面，这绳梯为每级梯蹬 8 英寸，那么当水位上升 4 尺时，绳梯会不会被水淹没？

答案：

1. 每年的三月三十日。

2. 布（不）怕一万，纸（只）怕万一。

3. 孔子满月。

4. 报纸上的日期。

5. 因为穿高跟鞋走得慢，很容易被追上。

6. 同一天结婚。

7. 让蚂蚁从地图上爬。

8. 年龄。

9. 在照片里。

10. 放在墙角。

11. 先点火柴棒。

12. 因为包治百病。

13. 东东写的是阿拉伯数字。

14. 男子是电影里的人物。

15. 不会。当水位上升 4 尺时，船和绳梯都随着上升，所以不会有水漫出梯级的。

饮食营养合理搭配

1 速冻食品不宜多吃

在今天这样一个时代，生活变得越来越便利，而速冻食品的出现加大了这种便利性。越来越多的美味"速冻"，越来越多这样的食品被习惯快节奏生活的人接受，然而这些看似方便的速冻食品，背后却也隐藏着不少卫生和安全方面的隐患，孕妈妈在购买的时候最好保持谨慎。

1 速冻食品容易流失营养

食物只有在恒定的温度下才能将原本的美味保存下来，高温或低温都会破坏这种美味。通过急速低温（－18℃以下）加工出来的速冻食品，食物中的水分和汁液不会流失，但是食物的内部组织已经遭到一定程度的破坏，口感和风味方面的变化难以避免。速冻后，食物中的脂肪会缓慢氧化，维生素也在缓慢分解。所以，速冻食品的营养价值无法和新鲜的鱼、肉等相比。食用这样的速冻食品并没有进行营养的补充，如果过多地食用此类食品，会造成孕妈妈和胎宝宝营养的缺乏。速冻食品一般要求在－18℃的环境中储存，但是超市的冰柜是敞开的，人们翻来翻去，温度不可能一直保持－18℃。买回家的路上，环境温度要比冰柜高，产品虽然没有完全融化，但温度也会随之升高，这就会导致维生素大量损失和微生物快速繁殖。

即便是买回了家中冷冻，冰箱的温度也难以保证适度，而食物在－8～－1℃之间存放时，很多维生素的损失比在0～4℃之间还要快。

2 速冻食品也不能避免污染

相对于常温条件下保存的食物，人们更愿意相信速冻保存的食物更加卫生，至少看上去是这样。散装的速冻食品在销售人员拆除大包装散卖和顾客挑选过程中，都不可避免与人的接触，易造成细菌污染。散装食品与空气接触面积大，还会造成水分蒸发，产品干裂与油脂的氧化、酸败等现象，空气中存在的微生物、病毒等很可能污染食物，导致食用不安全。

3 速冻食品也有高脂肪和高盐分

在速冻食品中，有些是新鲜宰杀的肉类和鱼类，也有一些是经过加工的鱼丸、肉丸等，很多人喜欢这些食物的口感，但是好口感是用高脂肪和高盐分换来的。冷冻水饺、馄饨等的脂肪比例也很高，肉馅多的品种其含油量可达68%。另外，这些速冻食品中都加入了不少味精和高鲜调味料。煮过速冻食品的人都知道，不用放盐，丸子和汤也会有咸味，这就是因为速冻食品在制作过程中已经放了较多的盐分调味料。这种高脂肪、高盐分的食物对孕妈妈来说是有危害的。

2 温热补品易造成难产

在怀孕期间，尽管孕妈妈服用了很多大补的食品，好像比以前更有精神了，但是有时却会出现一些莫名其妙的症状。例如口腔溃疡、牙龈出血等。其实，这是不了解进补原则造成的。由于周身血液循环系统的血流量明显增加，心脏负担加重，子宫颈、阴道壁和输卵管等部位的血管也处于扩张、充血状态，加上孕妈妈内分泌功能旺盛，醛固醇分泌增加，容易导致水钠潴留而产生水肿、高血压等病症。再者，孕妈妈由于胃酸分泌量减少，胃肠道功能减弱，会出现食欲不振、胃部胀气、便秘等现象。这些，用中医的说法，统称为"内热"。

按照中医的理论，女性在孕期处于阴血偏虚的状态，此时月经停闭，脏腑经络的气血流注到冲脉和任脉，以安心养胎。而阴虚生内热，阳气相对偏盛，孕妈妈常出现口干、口苦、大便秘结等症状。中医主张宜清热凉血，而甘热大补的补品则完全相反。人参属大补元气之品，久服或用量过大致阴虚阳亢、气盛阴耗，阴虚则火旺。人参还有抗利尿作用而引起机体水潴留。所以如果孕妈妈滥用人参，可产生或加重妊娠呕吐、水肿、高血压或阴道流血或流产，甚至有死胎的危险。桂圆有益心脾、补气血、安神的作用，但其药性属甘湿大热，极易攻血动胎。孕妈妈食后，易导致腹痛、漏红而流产。

除人参、桂圆这两种大补、大热的药物外，还有荔枝、核桃、鹿茸、鹿胎胶、鹿角胶、羊肉、狗肉等也属温热大补之品，孕期不宜服用。势必导致阴虚阳亢、气机失调、气盛阴耗、血热妄行，引起鼻出血、口干、口腔溃疡等症状，还可能加剧孕吐、水肿、高血压、便秘等，发生见血，甚至流产或死胎等。例如，"黄芪炖鸡汤"是一道传统的滋补益气药膳，是气虚者很好的补品，但是中医就认为临产的孕妈妈应慎食，因黄芪有升提、固涩作用，且有助气壮筋骨、长肉补血之功效，加上母鸡属高蛋白质食品，两者起协同滋补作用，尤其孕晚期孕妈妈食后可引起过期妊娠、胎宝宝过大而致难产、给孕妈妈增加分娩痛苦，还可能对胎宝宝造成损伤，所以孕妈妈应忌吃。

另外，孕妈妈忌多食山楂。临床证实，山楂有收缩子宫作用。孕妈妈大量食用山楂及其制品，会刺激子宫收缩，导致流产。

糯米甜酒理论上也属于温补类的食品，它和一般的白酒一样含有一定比例的酒精，只是酒精浓度低一些而已，但仍可以毫无阻挡地经胎盘进入胎宝宝体内，对胎宝宝可能带来损害，如某些器官畸形，或脑细胞发育障碍而致中枢神经系统发育异常。我国一些地区孕妈妈喜欢吃糯米甜酒，认为其补母体、壮胎宝宝，这是毫无科学道理的。

孕期进补，应该尽量避免温热的过度郁积，本着"产前宜凉"的原则，在医生指导下酌情服用一些清补、平补之品，如北沙参、百合、生白术、白芍、藕粉、莲子等。对于脾胃功能好、食欲正常者还可适量服些阿胶，以养血安胎。

③ 多吃黑色食物

食物的营养不仅和食物的种类有关，和食物的颜色也有一定的关联。不同颜色的食物所含的营养成分不同，按照色彩来搭配食物，对健康更加有利。番茄、红辣椒、西瓜等红色食物富含抗氧化的番茄红素；柑橘、菠萝、胡萝卜等橙、黄色食物富含胡萝卜素、维生素 C；菠菜、芹菜等绿色食物富含叶绿素、叶酸等；黑芝麻、黑豆等黑色食物中的蛋白质的含量都比较丰富，微量元素含量也很高，尤其是锌的含量十分惊人。

（1）乌鸡：含有丰富的优质蛋白质，脂肪中含有不饱和脂肪酸。中医认为乌鸡有养阴退热，补肝益肾等功效，适用于虚弱、瘦弱、潮热、脾虚等症。

（2）黑豆：黑豆突出的优点是蛋白质含量高且质量好，每100克黑豆含有高达45~50克的蛋白质。黑豆还含有丰富的不饱和脂肪酸、钙、磷、铁及胡萝卜素、B族维生素等。

（3）黑芝麻：含有丰富的不饱和脂肪酸、蛋白质、钙、磷、铁等营养素，还含有多种维生素。黑芝麻作为食疗品，有益肝、补肾、养血、润燥、乌发、美容作用。黑芝麻的神奇功效还在于它维生素 E 的含量居植物性食品之首。

（4）黑木耳：黑木耳不但是一种天然的滋补剂，而且有排除人体肠道中的杂质、减少血液凝块、防治高血压等作用。黑木耳的功能为益气、润肺、补脑。它含蛋白质、脂肪、糖类和钙、磷、铁等营养物质以及胡萝卜素、烟酸、维生素 B_1、维生素 B_2、磷脂等多种营养素，还含有对人体有益的植物胶质。

4 合理搭配，营养翻倍

人体对各种营养的需求是不同的，对有些营养的需求量较大，平时就得多补充；对有些营养的需求量很小，只需偶尔补充就能满足身体的需求。人们根据营养的这种特点，制定了"营养金字塔"，这其实是一种表格，仔细观察就可以发现，合理搭配营养，就能提高补充营养的效率。

（1）饭中有豆：谷物是中国人的主食，其中就包括了豆类。传统农业中的五谷包含稻、黍、稷、麦、菽，其中的菽就是豆类的总称。经过精细打磨的大米和白面流失了很多营养，尤其是表层所含的维生素、矿物质、膳食纤维等营养素。饭中有豆，即是指在煮饭的同时搭配豆类食品，以达到粗细搭配的效果。

（2）肉中有蘑：肉类食物能够为人体补充优质蛋白质和脂肪，同时也是许多脂溶性维生素和矿物质的优质来源，但是肉类同时含有饱和脂肪酸和胆固醇，摄入过多对健康不利。而以蘑菇为代表的菌类食物具有低脂肪、低热量、高膳食纤维等特点，又富含钙、铁、锌、硒等矿物质成分，正好能弥补肉类的不足。

（3）汤中有藻：紫菜、海带等海藻类食品是做汤的好原料，它们提供了陆地食物少有的营养成分，而且营养较为均衡，大多含有丰富的碘、钙、钾、铁、硒、胆碱等，有增强记忆力，促进牙齿和骨骼健康等功用。

（4）谷物为主：人体需要量最大的营养是蛋白质、脂肪、碳水化合物这三大营养素。饮食中的谷物，也就是米、面等主食中所含的碳水化合物，可以给宝宝的成长活动提供足够的能量，若摄入量过少，会造成大脑能量供给不足，影响反应能力。

（5）乳类为辅：乳汁是宝宝接触的第一种食物，在他刚刚迈入人类社会的前期，乳类食品会一直伴随着他。乳制品中富含的蛋白质不仅是大脑组织细胞的构成成分，它还能分解为氨基酸，作为神经递质参与大脑活动中神经信号的传输。需要提醒的是，脱脂奶和低脂奶只适用于肥胖和高血脂的孩子，一般孩子要喝全脂奶。

（6）果蔬不少：果蔬提供的三大营养素含量很少，却含有大量维生素，会参与大脑的代谢和发育，若摄入不足，极易影响大脑活动。

（7）鱼肉适量：鱼肉中含有DHA，深海鱼的含量更高，DHA作为一种必需脂肪酸，对脑神经的生长发育极为有利，而且可增强记忆与思维能力，提高智力。

本月推荐食谱

冬笋炒鹌鹑

原料 鹌鹑肉100克，冬笋10克，水发口蘑35克，黄瓜15克，鸡蛋1个，酱油、料酒、花椒水、盐、水豆粉、味精、上汤、烹饪油各适量。

做法 ①鸡蛋打开，取蛋清；将鹌鹑肉洗净，切成薄片，用鸡蛋清和水豆粉拌匀。②冬笋、口蘑、黄瓜洗净，切片。③炒锅内放入烹饪油，烧至五成热时放入鹌鹑肉片，炒至肉变色，盛出。④锅内留余油，放入汤，加入盐、料酒、花椒水、酱油、冬笋、口蘑、黄瓜和炒熟的鹌鹑肉片，烧开后，去除浮沫，放入少许味精调味。

功效 宽中补气，强筋健骨，利水消肿。

土豆烧牛肉

原料 牛肉、西红柿、土豆各50克，洋葱25克，食用油5克，精盐、白糖各适量。

做法 ①牛肉洗净切块，放入清水锅中用大火煮开，然后改用小火煮熟，捞出备用。②土豆洗净，去皮切块，入牛肉汤中煮熟；西红柿洗净切块；洋葱剥皮，洗净，切块。③锅内加油，油热后煸炒西红柿，加入洋葱再煸炒片刻，倒入牛肉、土豆，加精盐、白糖再炒1～2分钟即可出锅。

功效 补中益气，滋养脾胃，强健筋骨。

蜜汁山药

原料 山药500克，淀粉10克，蜂蜜、白糖和桂花各适量。

做法 ①将山药洗净，削去皮，放入清水中泡10分钟，洗去黏液，切成滚刀块。②将山药放入大碗内，撒上白糖，加水没过山药，上笼蒸熟。③将炒锅置于火上，加入蜂蜜、白糖、桂花熬沸，用水淀粉勾芡，浇在山药上即成。

功效 促进消化，健脾止泻。

鲫鱼蒸蛋羹

原料 鲫鱼1条，鸡蛋4个，料酒、精盐、味精、酱油、葱花、姜末、香油、上汤各适量。

做法 ①将鲫鱼清理干净，然后在鱼两侧划上几刀，入沸水锅焯一下，捞出放汤碗内。②用精盐擦鱼身，再加入料酒。③另取一碗，将鸡蛋磕入碗中，放入精盐、味精、上汤，搅打均匀。④倒入鲫鱼碗内，上屉蒸至蛋羹成豆腐状取出。⑤锅内放入酱油、香油、上汤、姜末、葱花，烧沸后浇在蛋羹汤碗内即可。

功效 和中补虚，温胃进食，补中益气。

生活中的各项准备

1 拍个美美的大肚照

孕期是女人一生中最难忘的时段，不少孕妈妈会选择在自己挺着大肚子的时候拍摄一套"大肚照"。准爸爸最好也加入拍照的活动中，将来宝宝才知道当初爸爸妈妈因为自己的到来是多么辛苦、多么幸福。拍孕妇照最好选择在孕25～30周之间进行，太早了肚子还没有凸出来，太晚了肚子太大，超过孕32周之后就不要再拍了，那时行动不方便，容易发生意外，而且拍出来的照片也不好看。

不过，为了让拍照过程顺利愉快，拍照之前要做好一些准备工作：

（1）提前预定时间，选择在影楼的生意不是太忙的时候去拍。

（2）如果拍照的时间比较长的话，最好提前预定好餐馆，中途补充一点饮食，并好好休息一下。

（3）最好选择专门给孕妈妈拍照的影楼，这些地方有很多孕妈妈服装可以选择，更加适合拍摄孕妇照。

（4）带上自己的安全化妆品，跟化妆师沟通好自己想要的妆容。

（5）拍摄的时候，千万别害羞，遮遮掩掩的，既然是拍大肚照，一定至少要有一组露出肚子的照片。顺便还可以涂些亮亮的橄榄油，大胆地秀出自己的肚子。

（6）在拍摄的时候，摄影师会尝试引导孕妈妈，试着将你进入角色中去。所以，孕妈妈在拍摄的过程中，要注意表现出身为人母的姿态，应该拍出幸福感。

（7）外出取景要戴上墨镜，既能做道具还能保护眼睛。

（8）如果自己喜欢的话，孕妈妈也可以在家里拍，不一定要去影楼拍，而且在家里更自由、更方便，想怎么拍就怎么拍。拍完后在电脑里修一下图，再拿到打印店里打印出来，就能留作以后的纪念了。

2 适时使用托腹带

托腹带是孕期好帮手

孕妈妈现在整天都在挺着大肚子，不仅行动时不方便，就是在平时一动不动，也会感到坠胀，这时不妨试着使用一种工具——托腹带。托腹带是一条有弹性的宽带子，使用时，围在孕妈妈的腰腹部，可以从下腹部微微倾斜地托起增大的腹部，阻止子宫下垂，保护胎宝宝，并能减轻腰部的压力。使用托腹带，可以减轻孕妈妈身体上，尤其是腰、腿部的重力负担。还能对付令人望而生厌的妊娠纹，托住腹部，免得下坠的腹部使皮肤裂开。

使用托腹带的时间并不固定，或早或晚，具体的使用时间要看孕妈妈的身体情况。有些情况可以提前使用，比如多胞胎或胎宝宝过大、有非常明显的骨盆或腰部酸痛，托腹带都能起到帮助作用。如果一切正常，怀孕六七个月以后，可以考虑开始使用。但如果孕妈妈心存疑虑，最好在医生的指导下使用。

托腹带的最大特点就是它的弹性，恰到好处的弹性，让它能够托起坠胀的腹部，从而阻止子宫下垂，保护胎位，并能减轻腰部的压力。可调式托腹裤集内裤与托腹带于一身，方便实用，而且此类物品大多用弹性纱编织而成，不会对上腹部造成压迫感，黏带设计，方便穿脱。

2 选购和使用托腹带的细节

在一般情况下，孕妈妈的身体或许很好，到了孕7月也没有强烈的坠胀感，也就没有使用托腹带的必要。但是有些情况下必须考虑使用：有过生育史，腹壁松弛而成为悬垂腹的孕妈妈；多胞胎，胎宝宝过大，站立时腹壁下垂比较严重的孕妈妈；连接骨盆的各条韧带发生松弛性疼痛的孕妈妈；胎位为臀位，经医生做外倒转术转为头位后的孕妈妈。

在使用托腹带时，也要注意一些细节方面的问题，例如使用的时候不能包得太紧，否则会产生负面效应，晚上睡觉时应该解开；尽量选择穿戴方便的，最好能随腹部增大调整长度和松紧度的；挑选透气性好的，特别是夏季不会造成过度闷热，否则容易引起疾病或过敏。

3 给孕妈妈的开车建议

孕期开车不是一件容易的事情，尤其是在孕妈妈已经挺着大肚子的情况下，就更不适合开车了。如果遇到必须要开车的情况，请一定要遵守以下几条原则：

（1）尽量避免在孕早期和孕晚期开车：在孕早期，孕妈妈有着严重的早孕反应，对汽油味很难忍受，有可能在开车的过程中就泛起恶心，非常想呕吐，而开车需要高度集中注意力，这种情况下显然是不适合开车的。到了孕晚期，孕妈妈的腹部已经变得很大，极易撞上方向盘或仪表板，造成损伤。

（2）将车里的空间好好地布置一番：汽车里的空间是比较狭小的，尤其是对孕妈妈这样行动不便的人而言，更是连挪动腿脚都不方便。驾驶位的座椅椅面要调成前高后低的状态，靠背也要向后略微倾斜，这样在制动时孕妈妈就不会滑落。开车时要穿舒适的平跟鞋，并在脚下铺一块柔软的脚垫，同时准备一些舒适的靠垫放在背后。另外，还要带好手机并保持电量充足，在遇到危险情况时可以及时求助。

（3）学会系安全带：安全带是生命安全的保障，就算是行动极其不方便的孕妈妈，也不能为了贪图舒适而将自己置于危险之中。孕妈妈身材特殊，只有系安全带才能真正保护胎宝宝。安全带的系法也要恰当，肩带应置于肩胛骨部位，而不是紧贴脖子，中部要从胸部中央穿过，腰带应置于腹部下方，固定在髋部，避免压迫到隆起的肚子。身体姿势要尽量坐正，以免安全带滑落压到胎宝宝。

（4）开车时间不宜太长：长时间开车很容易使人感到疲倦和劳累，长时间地固定在单一的姿势下，孕妈妈的腰部和髋部承受了太大的压力，腹压过大可能引发流产。同时，长时间处于震动和摇晃之中，对孕妈妈来说过于疲劳，可能会引起胎动异常和腹痛。因此，孕妈妈是不适合开长途车的。在平时开车的时候，也要尽量避免疲劳驾驶，每开一段时间车就要下车活动活动，顺便好好休息一下，以保持良好的血液循环。

（5）开车不斗气：路上的交通状况十分复杂，谁都有判断失误的时候，有时挡住了别人的路，有时忘了关大灯，甚至有时和别人的车发生了碰撞。遇到这些情况，一些脾气火爆的人就瞬间爆发了，但是孕妈妈千万要控制自己的情绪，千万不要与他人赌气，否则会气伤身体，而且开"斗气车"也容易发生交通事故。

④ 不该运动就别逞强

人们都说生命在于运动，但是也有些人是不适合运动的，例如有的孕妈妈身体患有疾病，运动的时候容易发生晕倒，那就肯定不能像普通人一样运动了，逞强可能会造成意想不到的后果。孕期有以下病症的人不宜强做运动：

（1）曾经或正在患有子宫颈无力症：子宫颈无力症是指子宫颈管变得松弛无力，不到成熟期便扩张开来，造成流产、早产。这种病不会自动痊愈，再次怀孕后仍会一次又一次地发生，所以在确诊之后（妊娠 4 个月以后），可运用各种手术方法将子宫颈缝合起来，至孕足月拆除缝线使胎宝宝自然分娩。有该病史的孕妈妈不宜运动，以避免流产，早产。

（2）妊娠初期高血压：人在运动的时候，身体内的血压也会升高。如果孕妈妈的血压与基础血压（通常以第一次产前检查为准）相比，收缩压高出 4 千帕，舒张压高出 2 千帕，就必须加以重视，注意休息，及时治疗，也要避免运动。初期的妊娠高血压如果不及时控制，很容易发展为严重的妊娠高血压疾病，先兆子痫，危及母子生命。

（3）多胎妊娠：孕妈妈肚子有了一个胎宝宝，生活就已经变得非常困难了，如果再多来几个胎宝宝，孕妈妈的压力会成倍增长。孕妈妈负担变重的时候，患高血压、贫血等妊娠并发症的风险也比单胎妊娠更大，因而不宜参加运动。

（4）患有心脏病方面的疾病：患此病的孕妈妈更不宜参加运动，运动避免不了增加"带病工作"的心脏负担，容易出现心力衰竭的情况。

（5）先兆子痫：先兆子痫的表现是眩晕头痛、突然昏倒、不省人事、手脚抽搐，盲目参加运动，势必容易发展成子痫，进而威胁胎宝宝生命。

（6）阴道出血：在流产、早产症状出现时，卧床静养是唯一明智的选择，不适当的运动只能加重出血。

5 准爸爸要学会沟通

准爸爸是家庭里的顶梁柱，是孕妈妈的大靠山。在等待小宝宝的过程中，准爸爸也经历了一段很不容易的过程，此时需要极强的耐心与包容心，既要照顾好妻子和宝宝，又要处理好工作上遇到的各种事情，即便感觉劳累，也不愿意把压力分担给妻子。于是，有些准爸爸可能也有一点忧郁的心理。实际上，准爸爸所做的一切妻子都看在眼里，宝宝有什么状况也是两个人共同的问题，所以夫妻俩要尽可能地多沟通，两个人一起摸索，学习如何做好父母，这样的家庭才更健康、更稳固。

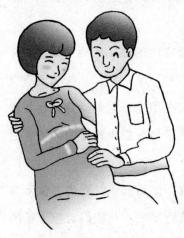

准爸爸可以上网多搜集一些资料，看一看和孕产有关的知识，或者买几本口碑很好的孕产书，去书店买一些关于胎教的书，或是订一份孕产时尚杂志，和妻子一起学习，将理论和实际联系在一起，要知道怀孕就是需要两个人共同努力的造人工程。

孕妈妈可能感到很害怕，她的脑子里总想着生孩子有多痛，或者担心孩子可能遇到各种各样的危险，心情当然不会好了。准爸爸要帮助妻子转移注意力，别总是和她谈论宝宝性别、长相的问题，只是告诉她"男孩女孩我都喜欢，长得像谁都很好看"，或是随时把话题转移到孕妈妈比较感兴趣的事情上，也可以偶尔准备一个小礼物，不在于贵重，重要的是让孕妈妈感到幸福和惊喜。

无论在生活中遇到什么样的困难，都不能击倒夫妻两人的信心，互相陪伴，相濡以沫。情绪波动是怀孕女人的"专利"。想一想，孕妈妈为了宝贝牺牲了那么多，偶尔发发脾气也是可以原谅的吧！要把因担心而哭泣的她搂在怀里说："不要怕，有我呢。"怀孕也许会让原来温柔、善解人意的妻子脾气大了起来，稍不如意就怒气冲冲、泪如泉涌，做丈夫的先把错误承认下来，或者开个玩笑把话题转移一下，再不行就干脆让妻子自己安静一会儿。只要准爸爸足够宽容，孕妈妈过后会认识到自己乱发脾气是不对的。当她为身材完全走样而焦虑不安时，当她为宝宝是否健康而担心时，安慰她并告诉她即使她变成河马你也爱她，或是讲讲笑话，想方设法地逗她开心。

6 驱蚊也要有方法

1 驱蚊方法应安全

准妈妈最好不要用风油精或清凉油驱蚊，其中的冰片可能会超出准妈妈的承受力，很容易造成早产。

蚊香等化学驱蚊剂要慎用，若一定要使用的话，最好严格按照一定的顺序来操作，即点上蚊香后立即回避1～2小时，回来后立即打扫并开窗通风，以防准妈妈和胎宝宝中毒。

购买蚊香时，要到正规的超市购买，不可贪图小便宜，还要注意蚊香的一些成分标志，一般含有机氯、有机磷等成分的蚊香不宜使用。

2 如何避免蚊虫叮咬

（1）准妈妈最好不去或尽量不去蚊子多的地方，如电影院、图书馆等。

（2）适量运动后及时冲澡，随时保持皮肤的干爽洁净，避免汗液长时间留在体表。

（3）准妈妈应拒绝使用气味较重的化妆品或洗浴产品，以免招惹蚊子。

（4）晚上睡觉时最好使用蚊帐。

7 孕妈妈为什么多汗，应注意什么

孕妈妈常有多汗现象。这是因为妊娠期血中皮质醇增加、肾上腺皮质功能处于亢进状态，再加上身体的基础代谢增高、自主神经功能改变，引起血管舒缩功能不稳定，皮肤血流量增加，于是出汗增多。

出汗多在汗腺较多的部位，手脚掌面、腋窝、肛门、外阴及头面部。到妊娠晚期可能还会发生多汗性湿疹。这种现象可一直延续到产后数天。为此，准妈妈在保健上应注意以下问题：

（1）多饮水，多吃水果，以补充水分和电解质。

（2）避免过多的体力活动，以免增加出汗。

（3）出汗影响身体卫生，准妈妈要常换洗衣服，并宜穿宽松肥大利于散热的衣服，内衣要穿棉织品以利吸汗。

（4）准妈妈不要怕出汗而吹电风扇或长时间呆在空调房里，以免引起感冒。

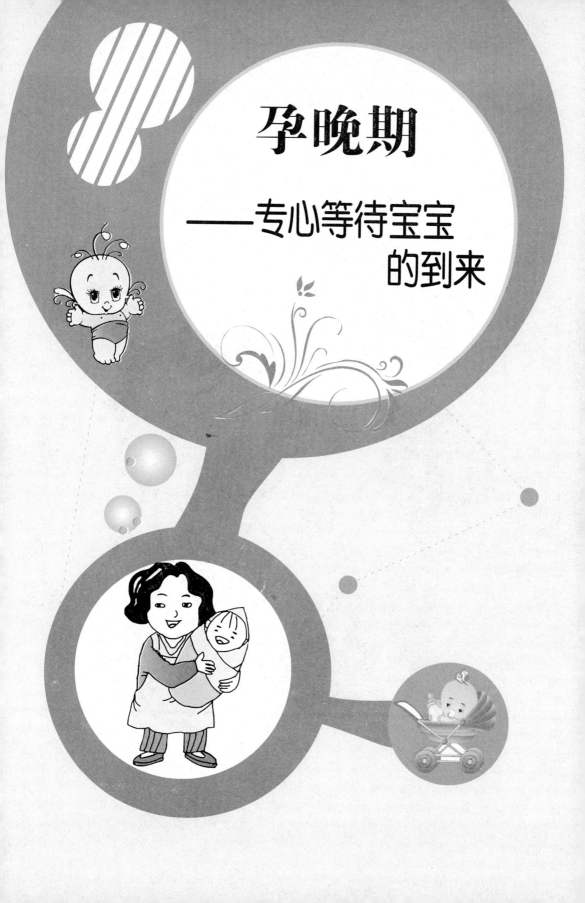

孕晚期

——专心等待宝宝的到来

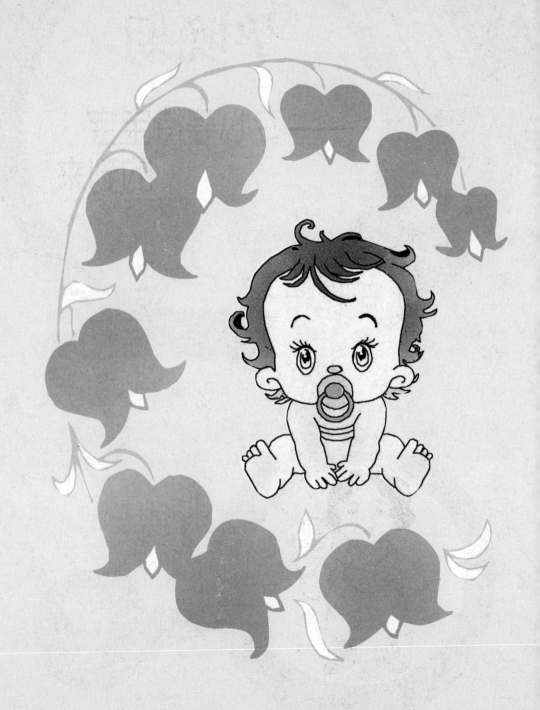

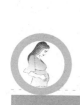

孕 8 月

 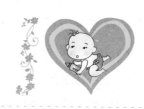

做好十足的万全准备

孕妈妈和宝宝的变化

1 宝宝的生长情况

从孕 8 月开始，孕妈妈就可以正式宣布进入孕晚期了。在这个阶段里，"安心静养"会成为孕妈妈经常听到的词语，此时的胎宝宝仍在发育，但是离成熟已经不远了。从怀孕满 28 周到怀孕 40 周，这是理论上的孕晚期，但是实际时间可能更长一些，有些孕妈妈会延长到 42 周。

在孕 29 周的时候，胎宝宝的体重大约已有 1250 克，如果他能够站起来，就可以达到 40 厘米高了。此时胎宝宝还会睁开眼睛并把头转向从妈妈子宫壁外透射进来的光源。现在胎宝宝的皮下脂肪已初步形成，手指甲也已能看得很清楚了。和过去相比，宝宝看上去胖了很多，这是因为他的皮下脂肪已初步形成。

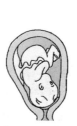 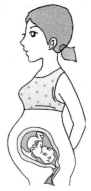

孕 30 周，胎宝宝的体长会再长大约 1 厘米，可别小看这 1 厘米，他

的体重将会增加 200 克，也就是可以达到接近 1500 克。男孩的睾丸正在向阴囊下降，女孩的阴蒂已很明显。这周胎宝宝的眼睛可以自由开闭，大概能够看到子宫中的景象，孩子还能辨认和跟踪光源。胎宝宝现在在 0.85 升羊水里漂浮，有足够的空间移动，因此不必担心，他现在是否处于一个奇怪的胎位上。

孕 31 周，胎宝宝的身长大约为 44 厘米，体重约为 1800 克。随着胎宝宝的逐渐长大，孕妈妈的子宫开始变得狭小，活动空间越来越小了，胎宝宝的活动能力也就变得不那么频繁，胎动就会有所减少。他再也不会像原来那样在肚子里翻筋斗了。别担心，只要你还能感觉得到胎宝宝在蠕动，就说明他很好。只是因为胎宝宝身体长大了许多，孕妈妈子宫的空间已经快被占满了，他的手脚活动不开了。这时的子宫已上升到了横膈膜处，孕妈妈会感到越发呼吸困难，喘不上气来，有些孕妈妈会出现心悸或呼吸困难的现象。不过大约 34 周左右，胎宝宝的头部开始下降，进入骨盆，那时，你会觉得呼吸顺畅多了。

到孕 8 月末期（孕 32 周），胎宝宝身长约 46 厘米，体重约 2000 克。胎宝宝的皮肤变得光滑并呈现淡红色，指甲已长至指尖，皮下脂肪日渐增多，皮肤的皱褶逐渐减少，到这个月末时，胎宝宝看起来更像一个婴儿了。

胎宝宝仍然在发育，他的身体器官还没有完全发育成熟，却已经初步具备了某些能力，例如呼吸能力和分泌消化液的能力。胎宝宝喝进羊水，经膀胱再排泄在羊水中，这是在为他出生以后的小便功能进行锻炼。一旦遇到强烈的声音刺激和震动，胎宝宝就会大惊失色，张开双臂似乎要抓住什么，做出非常惊愕的样子。

2 孕妈妈的身心变化

怀孕 8 个月的时候，孕妈妈的子宫已经变得非常大了，除了胎宝宝以外，还有羊水的因素。在这段时间内，孕妈妈的体重可增长 1300~1800 克。宫底上升到胸与脐之间，宫底距趾骨联合处高度为 26~32 厘米，孕妈妈的身体越来越笨重，会给孕妈妈带来诸多不舒服，比如稍微多走点路，就会感到腰痛和脚跟痛；经常出现便秘和烧心感；升到上腹的子宫顶压膈肌和胃，孕妈妈因胃受到压迫而饭量减少；有时孕妈妈还会觉得胸口上不来气。不过这种情况不会持续很久了。大部分孕妈妈到了孕 34 周胎头入盆后，这种紧迫感就会有所缓解。

在这段时间，孕妈妈时常感到疲倦，而且休息不好，加上行动不便，所以常常会感觉不耐烦，有时候情绪会不佳。建议孕妈妈忍耐一下，孕育过程很快就要结束了，这是孕妈妈能够将孩子随身携带的最后一个阶段了，好好珍惜吧。

此时大多数孕妈妈可以明确地从肚皮上看到胎动。胎宝宝会时不时把肚皮顶得这里一个包、那里一个包，孕妈妈会为此而忘记身体的很多不适。胎动虽然有所减少，但胎宝宝整体来说还是比较好动的，有时候会让孕妈妈哭笑不得。孕妈妈醒着的时候，想逗他玩一会儿，他呼呼大睡，一动不动，让孕妈妈不忍心打扰他；但当孕妈妈累了想睡一会儿，他却醒了，活力四射，让孕妈妈无法入睡。

此时，孕妈妈的身体发生了巨大的变化，也可能出现相应的征兆，例如宫缩，只是这个时候的宫缩仍然是假性宫缩，可能感觉清晰而频繁。认真感受，便于有异常及时发现。另外，现在产检的频率需要提高，每 2 周做一次，孕妈妈要认真对待，这对保证孕妈妈和胎宝宝的健康都是很有必要的。这个时期，孕妈妈一旦发生不规则宫缩应立刻卧床休息。最好能每天中午睡个午觉。

子宫的不断增大，使得孕妈妈的肚子绷得很紧，妊娠纹也更加明显了，甚至出现浅红色或暗紫色的纹路，有的孕妈妈乳房及大腿部也会出现。并且，由于激素的作用，有的孕妈妈体内黑色素分泌增多，面部可出现怀孕斑，同时乳头周围、下腹部、外阴部皮肤颜色也逐渐发黑，属正常现象。此期下肢水肿者增多，出现其他疾病的可能性加大，要做好及时求诊的准备。

③ 注意缓解胃灼痛

在孕晚期，孕妈妈的胃口很好，每天都能按照原先制定的计划补充营养，胎宝宝的身体也在快速生长，一切看起来都是那么的完美。但是，有时孕妈妈也会感觉到，每餐吃完之后，总觉得胃部有烧灼感，烧灼感有时甚至会逐渐加重而成为烧灼痛，尤其在晚上，胃灼热会影响到睡眠。这种胃灼热通常在妊娠后期出现，分娩后消失。

孕妈妈之所以会出现胃灼热，仍然是和怀孕有关的，也就是说内分泌的变化才导致胃灼热的出现。孕激素的变化使得括约肌松弛，致使胃酸反流，胃内酸性物流到食道、喉咙以及嘴巴里，刺激黏膜而引起胃部灼热的现象。此外，妊娠时巨大的子宫对胃有较大的压力，胃排空速度减慢，胃液在胃内滞留时间较长，也容易使胃酸反流到食管下段。

为了避免胃酸的反流，孕妈妈在孕晚期应该尽量避免吃得太饱，高脂肪的食物也不宜吃得太多，不要吃口味重或油煎的食品，这些因素都会加重胃的负担。临睡前喝一杯热牛奶，也有很好的效果；睡觉时还可多用几个枕头。未经医生同意不要服用治疗消化不良的药物。

另外，孕妈妈也要注意，吃东西的时候速度要放慢一点，把食物充分咀嚼，特别是对一些难消化的东西，更是要完全嚼碎以后再咽下去。觉得嘴里不太舒服的时候就可以喝少许的水，不仅可以补充水分，还可以稀释胃酸。

如果孕妈妈在孕前就有频繁胃痛的经历，而自己也说不清其中的原因时，最好还是去医院仔细检查一下，看看是否有器质性疾病，尽早采取治疗，防止自我诊断错误的情况发生。

④ 缓解妊娠瘙痒症

缓解瘙痒的方法

有的孕妈妈或许会发现，自己身上总是出现莫名其妙的皮肤瘙痒，有时痒得难以忍受，只能用力抓挠，结果给皮肤上留下了明显的抓痕，甚至抓破结痂，医学上称此病为妊娠瘙痒症。

妊娠瘙痒是妊娠期肝内胆汁淤积症的其中一种表现，有时可能与黄疸一同出现。在人体内，肝和胆之间的关系非常密切，中医认为二者互为表里，所以总是把它们相提并论。当人体发生此病时，胆汁不能正常地排出体外，而是淤积在身体某些部位。淤积在末梢血管的胆汁刺激神经末梢，因此引起痒感。

妊娠瘙痒症可不是皮肤发痒这么简单，它的病源是胆汁淤积，对胎宝宝有非常严重的潜在危险。胆汁淤积在胎盘，使胎盘的绒毛间隙变窄，胎盘血流量减少，孕妈妈与胎宝宝之间的物质交换和氧的供应受到影响，可引发早产、胎宝宝宫内发育迟缓、胎宝宝窘迫甚至胎宝宝死亡。一般追问家族病史可知，患有妊娠瘙痒症的孕妈妈的母亲怀孕时也曾发生过持续的皮肤瘙痒，因为此病有一定的家族遗传倾向。

那么如何预防或缓解妊娠瘙痒呢？

（1）家族中有类似病史的妇女怀孕后饮食要清淡，不吃辛辣刺激食物。

（2）内衣裤以蚕丝类衣料为好。研究人员发现：蚕丝类内衣裤可以有效防止妊娠瘙痒。

（3）防止皮肤干燥，尤其秋冬季节要做好皮肤保湿。室内空气不可太干燥，否则容易诱发或加重瘙痒感。

（4）出现皮肤瘙痒时，尽量使用外用药，口服药对胎宝宝有不良影响。如果外用药效果不好，瘙痒实在难忍时，应在医生指导下，选择副作用小、无明确致畸作用的药物，如苯海拉明、扑尔敏等，不可自行决定服药，且服药时间和剂量要严格遵照医嘱。

2 妊娠瘙痒症红色警报

如果在孕期出现皮肤瘙痒时，还存在下列情况，就可能为妊娠瘙痒症，必须及时就医确诊：

（1）普通的皮炎、皮损引起的瘙痒持续时间很短，最多在几天之内就会结束，而妊娠瘙痒症的病源是在身体内部的，除非病源解除，否则瘙痒会一直持续下去，在没有治疗的情况下，妊娠期瘙痒症通常会持续到分娩结束。所以当瘙痒持续3天仍没有消失时，必须去医院检查确诊。

（2）如果发现瘙痒的部位有一些小疹子，说明可能是由病菌入侵导致的皮肤病，而妊娠期瘙痒症没有类似的损害，对皮肤的损害通常是由你的指甲造成的。

（3）妊娠期瘙痒症的另一个表现是黄疸，不过一般黄疸的程度很轻，不容易觉察，你可以看看自己的角膜，是否有轻微的黄染，以及小便是否发黄等。

（4）如果曾经有过失败的怀孕经历，孕妈妈就更应该警惕了，想一想你上次怀孕的过程中是否也发生了皮肤瘙痒，然后不明原因的胎死腹中？据医学统计，上次怀孕发生了妊娠瘙痒症，今后怀孕再发生的概率很大。

5 预防早产的发生

1 避免走入早产的雷区

怀孕满28周但不足37周的分娩叫早产。早产儿的存活率低，即使成活，也容易发生各种疾病，其后天的体质、智力等一般情况下都比不上足月儿。早产儿一般在37周就出生了，如果是在32周就出生了的婴儿则称为极度早产儿。

在生活中，有多种原因可能导致胎宝宝早产：

（1）孕妈妈的年龄太小（小于20岁）或太大（大于35岁）。

（2）如果孕妈妈曾有反复流产、人工流产、流产或引产后不足1年又再次怀孕等经历的话，最有可能导致早产。

（3）双胎或多胎妊娠、胎位不正、胎宝宝畸形、前置胎盘等也是导致早产的常见因素。

（4）孕妈妈身上的一些病症或异常也会导致早产，例如子宫畸形、子宫颈松弛、子宫肌瘤等，妊娠合并急性传染病或某些内、外科疾病，如风疹、急性肝炎、心脏病、妊娠糖尿病、妊娠高血压等。

（5）不良的生活习惯也极易导致早产，如过度劳累、孕晚期频繁性生活、过度吸烟酗酒、严重营养不良等。

若想避免早产，应及早进行产检，找出容易引发早产的危险因素，并积极进行调理。

2 早产儿需要特殊护理

胎宝宝的成长有一定的规律，出生的时间太早，胎宝宝的发育被中断，各项身体指标达不到平均标准。早产儿出生体重大部分在2500g以下，头围在33cm以下，除了消化和吸收能力不如足月新生儿以外，吸吮和吞咽能力也差，常常无力吃奶或不会吃奶。因此，早产儿需要更细心的照顾。

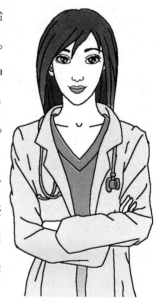

早产儿更需要母乳喂养，因为母亲的乳汁中含有各种营养物质和免疫因子，对于宝宝来说，这些都是非常必要的。母亲的乳汁更有利于早产儿的消化和吸收，还能提高早产儿的免疫能力，对抗感染有很大作用。

在喂养奶粉时，早产儿也有特殊的需求。早产儿的消化功能不完善，对脂肪的消化能力较弱，所以奶中的脂肪含量不宜过高。另外早产的宝宝肾脏没有发育完善，如果奶的浓度过高，对宝宝的体重增长会带来影响。因为早产儿的体内含水量很高，一般新生儿的含水量占人体的70%，而早产儿达到了80%～85%，身体对水的需求量高了，面临的最大问题就是容易脱水。如果奶水浓度太高，从小便中带出的水分也越多，即便吃得再多，水分也会从小便中溜走，体重增长也会非常缓慢。早产儿的奶水浓度应是2∶1，即2份奶，1份水，相比之下，足月新生儿的奶水浓度则是3∶1。早产宝宝应该按照2∶1的比例一直吃到满月，再逐渐过渡到3∶1，直至全奶。

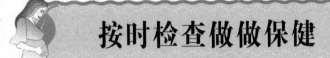

按时检查做做保健

1 孕8月产检项目

踏入孕晚期，需要密切关注胎宝宝的发育情况，孕8月要每隔两周做一次产检，所以你在这个月要进行第六次和第七次产检。第六次产检只是常规检查项目，而第七次产检，除常规项目外，会开始增加胎心监护项目。

产检次数：第六次、第七次产检。

产检时间：怀孕30周（第六次产检），怀孕32周（第七次产检），孕晚期。

产检项目：血压、体重、宫底高度、腹围、胎心率、胎位、血常规、尿常规、胎心监护（怀孕32周）。

产检注意：在35周前要每2周做1次产前检查，36周后每1周做1次产前检查，具体检查内容如下：

（1）一般检查了解病史，测血压、数脉搏、听心肺等，观察有无贫血，检查下肢有无水肿。

（2）阴道检查了解产道有无异常。

（3）腹部检查测量腹围、宫高，检查胎位、胎心，胎头是否入骨盆，估计胎宝宝大小。

（4）骨盆测量了解骨盆的大小，以准确估计能否自然分娩，是否需要剖宫产，以便医生及孕妈妈都能心中有数。

（5）肛门检查了解骨盆有无异常。

（6）检查血、尿、便常规，肝、肾功能。

（7）超声波检查帮助了解胎位，了解胎宝宝发育是否正常。前置胎盘也需用超声波诊断。

2 运动以缓慢为原则

孕妈妈此时不宜再做剧烈的运动了，事实上，孕妈妈也没有能力再像以前一样奔跑、跳跃了，此时的她只能做做简单的运动了。

（1）孕晚期运动宜缓：孕妈妈临近产期，此时的运动应以缓慢为原则，建议选择舒展运动，加强盆底肌肉训练，同时加强腿部、手臂等肌肉训练，为分娩做好体能和肌肉训练。如散散步、做做孕妇体操等，动作要慢，时间也不宜过长，避免剧烈运动导致胎宝宝早产。

（2）心急也不能跑步：跑步属于激烈运动，震动性较大，剧烈的颠簸是早产的致命因素。所以这时候孕妈妈千万不能再跑步了，无论是在平地上还是在跑步机上。即使在有些紧急情况下，比如赶公车，也不能像孕前那样争先恐后了，要时刻为腹中的胎宝宝着想。

（3）攀高不适合孕妈妈：一定要避免爬上爬下的运动，比如踩着凳子从高处拿东西或晾晒衣物，一是容易摔倒，二是腰腹受到拉扯容易伤及腹中的胎宝宝。另外，爬楼梯也属于攀高运动，所以孕妈妈在上下楼时也要特别小心。至于爬山等运动，孕妈妈就想也不要再想了。

（4）拒绝瞬间爆发力：羽毛球、网球、乒乓球等运动都属于瞬间爆发力极大的运动，突然用力会引起胎动不安，严重的会导致流产。此外，像骑车、滑雪等需要用到腰腹力量的运动，也不适合孕妈妈。

（5）散步时也要讲究技巧：产前经常散散步，对身体很有好处，虽然看起来很简单，但是里面也有很多技巧。在散步之前，应该使全身放松，适当地活动肢体，调匀呼吸，平静而和缓，然后再从容地散步。全身放松是增强锻炼效果的重要步骤。当身体处于拘束和紧张的状态下，动作就很容易出现不协调，肌肉和关节放松的效果也不好，更不宜于头脑清醒。

③ 坐卧行走好姿势

孕妈妈的腹部增大以后，不仅给日常的行走和活动带来了困难，甚至连平时的坐下和躺着都变得不舒适了，特别是在妊娠末期，如果孕妈妈仍采用平躺的姿势躺一段时间，那么胎宝宝的重量将会使分布在背部的大血管受到压迫。孕妈妈有必要学习一些新的姿势，让自己从痛苦中解脱出来。

下面介绍几种舒适的姿势：

（1）躺姿：侧躺，躺下的时候，不能一股脑地往床上一瘫，而是应该缓缓地侧身躺下，大腿和手臂向上弯曲，另一只手臂放在体侧。如果在膝部和大腿下面垫上一个或几个软垫，那么，孕妈妈会觉得这种姿势更为舒适。平躺下，在臀部垫些软垫，离墙大约45厘米。伸起双腿，倒放在墙上。双腿伸直并尽量分开至觉得舒适为止。孕妈妈只要感到舒适，可以平躺，在双膝下垫上些垫子，就是一种非常好的休息姿势，尤其是如果背部有些不适感更应如此。

（2）靠姿：孕妈妈如果身体沉重侧身躺着还不能休息的话，那么可以用一种向后斜的姿势，需要多少枕头就用多少。把一些枕头放在膝部下面，这样有助于孕妈妈双膝能柔和屈曲。

（3）坐姿：保持坐姿虽然让你感到很不舒服，但是它有助于加强背部肌肉。你可能会发现，在腰背部垫上一块软垫会更舒适，特别是驾驶汽车时更是如此。为了在工作时得到休息，将双脚平放在与髋部等高的位置。孕妈妈如果使双腿屈起，就可增强小腿背后的肌肉。你可以盘腿而坐，或者将双脚放在一起，挺直背部，张开腹股沟，使大腿内侧绷紧。轻轻地将大腿向下压以增加这种伸展，能在分娩期间更好地使双腿张开。偶尔也可以变换一下坐着的姿势，借以放松肌肉。肩膀和背部垂直，叉开双腿坐着，这对脊柱、大腿内侧和腹股沟都有好处。屈起双脚会感到沿着大腿有紧张感，双膝和脚趾一定要朝上。

（4）站姿：孕妈妈正确的站姿是前腭不要向前突出。整个身体有被向上牵引的感觉。放松肩部，两足平行，外出时要穿舒适的平底鞋。

（5）上下楼：按照先脚尖、后脚跟的顺序将一只脚置于台阶上，同时挺直腰部。将重心后移，用后脚向前推整个身体。

4 预防难产的体操

过了容易流产的时期后，无论是体力还是精力，对于孕妈妈来说，都是个活力四射的时期，因此，要做些预防难产的体操，为将来的分娩热热身。

（1）强化骨盆肌肉：平躺在床或地板上，左腿伸直，右膝弯曲，并向左方慢慢倾倒，同时做一次呼吸，然后还原。接着，右膝向右外侧翻倒，尽量挨到地板为止，同时做一次呼吸，再还原。交换，右腿伸直，左膝弯曲，方法及要领如上。做完上面一个回合后，接着将两脚并拢，膝盖弯曲，肩不要离开地板，再两脚交替倒向左右方向。这项运动能够加强骨盆关节和腰部肌肉的柔软度。早上起床后、饭后或睡前做效果会更好。

（2）锻炼骨盆和腰部关节：仰卧，双膝直立，腿心与掌心平放床上，腹部呈弓形向上突起，约10秒钟，还原。这项运动除了松弛骨盆和腰部关节外，还可使产道出口肌肉柔软，并强健下腹部肌肉。运动时间选在早晚最好，以5~10次为宜。

（3）放松骨盆肌肉：单膝曲起，膝盖慢慢向外侧放下，左右各10次。这组体操能够放松骨盆的关节与肌肉，使其柔韧，利于顺产，可以于每天下午进行，此时体温最高，活动能力最强，而且不容易受伤。

（4）盘腿运动：孕妈妈保持笔直的坐姿，同时双脚合成十字。用手拉向身体，双膝上下颠动 10 次。保持同一姿势，吸气伸直脊背，呼气身体稍向前倾 10 次。这组体操能够放松耻骨联合与股关节，伸展骨盆底肌肉群，确保胎宝宝可以顺利通过产道。

（5）防止骨盆充血：跪在床上或地板上，两手和膝盖支撑身体，背部弓起保持圆弧的样子，头放低。头向上举，臀部不动，背部稍向下凹，做完一次呼吸后，恢复原来的样子。反复数次。这个运动同时具有锻炼支持背部和骨盆肌肉的作用，每天早晚做一次就可以了。

⑤ 纠正异常胎位

1 什么是胎位不正

有的人或许会问：什么是胎位呢？其实胎位就是指胎宝宝在子宫内的位置和姿势。羊水中的胎宝宝，由于头比身体重，所以呈头下臀上的姿势。正常的胎位应该是胎头俯屈，分娩时头部最先进入骨盆，医学上称之为"头先露"，这种胎位分娩一般比较顺利。为什么呢？做个小小的试验你就明白了。现在请你保持立正的姿势，你会怎么做？肯定是双腿站直，手臂垂下，这种姿势肯定比高举双手和劈叉更舒服。其实胎宝宝也是一样，在生产的时候，胎宝宝的头部先出来，胳膊和腿就能顺其自然地一起出来了。

除此以外的所有其他胎位，就是胎位不正了，包括横位、臀位等。胎宝宝横卧在宫腔，称横位；臀在下方，坐在宫腔里，叫臀位。横位和臀位，都是胎位不正。即使胎头向下，但胎头由俯屈变为仰伸或枕骨在后方，也是胎位不正。

通常情况下，在孕 7 个月前胎位不正，只要加强观察便可。因为宫内羊水较多，胎宝宝有活动余地，会自行纠正胎位。若孕 30～32 周胎位仍不正，便要纠正了。

2 胎位纠正的有效措施

（1）胸膝位纠正法：排空膀胱，双膝着地，胸部轻轻地贴在地上，尽量抬高臀部。双手伸直或折叠置于脸下均可。每日 2 次，每次保持 15 分钟，连做 1 周后请医生复查。

（2）仰卧位纠正法：仰卧，臀部抬高 30 厘米，臀部下方可垫个靠垫，每次保持 10 ~ 15 分钟。

做过纠正操后，孕妈妈可以躺下来休息 30 分钟左右。休息时可采用侧卧，上面的腿向前，膝盖轻轻弯曲，这样可以让胎宝宝背部朝上。如有不适要立即停止。孕妈妈在做胎位不正纠正操时一定不要过于勉强，以自己的身体感觉为准，如有不适，请立即停止。

6 特殊身材的保养

通过对各种数据的分析和观察，我们能够清楚地发现，那些身材特殊的孕妈妈，例如身材明显肥胖、瘦弱、矮小的孕妈妈，与身材正常的孕妈妈相比，非正常分娩和胎宝宝异常的发生率显著增加。产科临床统计资料表明，孕妈妈的身材与异常分娩有一定的因果关系。所以，这些身材明显特殊的孕妈妈更要加强自我保健。

1 肥胖孕妈妈

这里说的肥胖，是指孕妈妈的身高和体重的比例超过了标准比例的 20%，属于显著肥胖。这类孕妈妈有合并发生妊娠毒血症，分娩时宫缩无力和流血过多以及妊娠合并糖尿病、静脉炎、贫血、肾炎的可能，出现巨大胎宝宝和围产期胎宝宝死亡率的概率也明显高于一般孕妈妈。

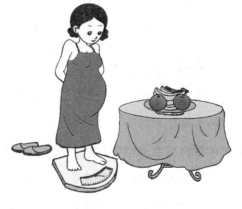

如果孕前已经明显肥胖了，就应该在怀孕前就采取有效措施，进行有效

地减肥，想要拖延到孕期再减肥明显是异想天开。如果是症候性肥胖，也就是说她们的肥胖是由某些疾病引起的，应在医生指导下使用某些药物治疗；如是单纯性肥胖，应进行饮食控制，采取低热量饮食，每日热量限制在 1200 ~1500 千卡为宜。但在妊娠第 28 ~32 周，孕妈妈血浆蛋白最低，不可限制蛋白质，一日不得少于 40 ~60 克，同时适当限制脂肪和糖。在饮食品种上，应多吃蔬菜、水果和一些粗粮，少吃动物脂肪。食盐限制在每日 6 克，主食减半，并停止吃零食，注意补充各种维生素和铁质。

② 瘦弱孕妈妈

相比之下，这一类的孕妈妈比肥胖孕妈妈更幸运，因为增肥总是比减肥更容易。孕妈妈过于瘦弱，可能导致贫血、低钙和营养不良的倾向性明显增加，对胎宝宝的危害更为严重、流产、早产，胎宝宝发育不良乃至畸形者，均多于正常孕妈妈。因此，瘦弱孕妈妈自怀孕前应该先对自己的健康状况进行一次全面、系统的检查，如瘦弱是由疾病引起，必须认真治疗，治愈后方可怀孕。如是瘦弱型体质，应加强营养和坚持锻炼。怀孕后要比一般孕妈妈重视营养的补充，除了保证食物的质量，满足优质蛋白、钙、磷、铁等矿物质和多种维生素外，还要经常变换食品花样，尽量增加孕妈妈的食欲。体形过于瘦弱者，应请医生指导，辅以一些营养药物和适当的补品。产前检查要按期进行，以便及时发现异常及时处理。

③ 矮小孕妈妈

现代的女性大多在 150 厘米以上，若身高不足 150 厘米，身材明显矮小，就称为矮小孕妈妈，她们发生难产的概率高于一般孕妈妈。因此，矮小孕妈妈的保健重点是预防难产。应坚持适应的锻炼，增强腹肌和其他与分娩有关肌肉的力量，以利于正常分娩。加强产前检查，认真进行骨盆和胎宝宝大小测量，判断胎宝宝能否顺利分娩，如需剖宫或其他助产，应提前一周左右入院待产。

精心打造优质胎教

1 简易体操胎教法

在孕 8 月，胎宝宝的活动热情有所下降了，他不像以前那样活泼好动了，更多的时候只是静静地待在那里。孕妈妈可以通过每天的体操活动，告诉胎宝宝：快来和妈妈一起锻炼身体吧。

1 床上体操胎教法

用简单的体操动作，再配合轻松流畅的旋律，所有的孕妈妈都能够轻松快速地学会，而其特色是简单易学，节奏和胎内音相同，一听即能跟上节拍。这套优美的体操动作具体地将紧抱、捧抱、背抱、呵护等姿态编入其中，直接把孕妈妈的温馨关爱传达给胎宝宝。做这套体操时不要拘泥于规定的动作，要愉快轻松地律动，了解动作的要领之后也可加入有自己风格的动作，也是乐趣无穷。

自然地坐在床上，两腿前伸成 V 字形，双手放在膝盖上，上身右转。保持两腿伸直，足趾向上，腰部要直，目视右脚，慢慢数至 10；然后再转左边，同样数至 10，恢复原来的正面姿势。

仰卧床上，膝部放松，双足平放床面，两手放在身旁。将右膝抱起，使之向胸部靠拢，然后左腿做同样运动。

仰卧，双膝屈起，手臂放在身旁，肩不离床，滚向左侧，用左臀着床，头向右看，恢复原来的姿势。然后滚向右侧以右臀着床，头向左看。动作可以反复做上几次，以活动颈部和腰部。

跪床，双手双膝平均承担体重。背直，头与脊柱成一直线，慢慢将右膝抬起靠近胸部，抬头，并伸直右腿，然后改用左腿做这一动作。

这是一套简单的床上体操，清晨和晚上都可进行。

2 简易抬脚体操

有的时候，孕妈妈或许感到身体很不舒服，一点儿也不想动弹，那么这时就不必勉强自己挣扎着爬起来做一些难做的体操了，不妨就躺在床上，活动活动腿脚，把这个当成简易体操。

把一条腿搭在另一条腿上，然后放下来，重复 10 次，每抬 1 次高度增加一些，然后换另一条腿，重复 10 次。

两腿交叉向内侧夹紧、紧闭肛门，抬高阴道，然后放松。重复 10 次后，把下面的腿搭到上面的腿上，再重复 10 次。

2 带着宝宝听音乐

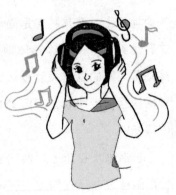

许多准爸爸和孕妈妈没有接受过系统的音乐教育，对传统音乐没有清晰的印象，看见别人选择的曲子都是古典音乐，自己却一点都听不懂，因此内心会产生困惑。其实，古典音乐和现代轻音乐都可以用于胎教，记住一定要是节奏缓和的轻音乐，而不能是嘈杂的摇滚、DJ 之类的。音乐胎教不仅能陶冶孕妈妈的性情，还有助于胎宝宝安宁、平和，有助于其生长发育。本月的胎教音乐最好选择节奏平缓、流畅、柔和的音乐。曲目不宜太多太杂，曲调要稳定，反复聆听最喜欢的几支曲子。

（1）《爱之梦》——李斯特：匈牙利作曲家李斯特的《爱之梦》，主旋律表达的是：爱吧，能爱多久就爱多久。这和孕妈妈对胎宝宝的心情是一样的。

赏析：旋律一开始就呈现出甜美的主题，满含着爱的柔情和愉悦。这一旋律重复一遍后，乐曲随着情绪的波动变得更加热情，旋律渐渐上扬，充满了幸福的味道。最后在梦一般魅力的旋律中，恋恋不舍地结束。

欣赏时间：此时的音乐只是让你舒缓心情。早起，午睡前或是晚饭后，都可以享受这甜美的旋律。

（2）《春江花月夜》——古曲，作者不明。《春江花月夜》原本是古代的乐府诗名，古人为其填诗作曲。

赏析：现在流传最广的则是唐代诗人张若虚创作的同名诗："春江潮水连海平，海上明月共潮生。滟滟随波千万里，何处春江无月明……"听着乐曲的时候，想象一下诗中描绘的美景：黑夜到来之前，天空尚且能够看见暗暗的青色，这时一轮明月伴随着潮水的声音渐渐升了起来……春江花月夜，多么美好的景色。乐曲通过婉转的旋律、流畅多变的节奏、恰到好处的配器、巧妙细腻的演奏，描绘了月夜春江的迷人景色，让人仿佛看到一副色彩柔和，清丽淡雅的山水画卷。

欣赏时间：尤其适合在晚上，和准爸爸携手并肩在乐曲中欣赏夜空，想象曲中美景，并努力把这种美好的想象传达给腹中的胎宝宝。

（3）《摇篮曲》——勃拉姆斯：德国作曲家勃拉姆斯的《摇篮曲》是勃拉姆斯为祝贺维也纳著名歌唱家法贝尔夫人第二个孩子出生，在她唱过的一首圆舞曲上加以变化创作出的名曲。

赏析：乐曲洋溢着母亲温暖安详的融融爱意，伴奏声部表达了摇篮的晃动感，到曲子结束有一个小小的跳跃，仿佛希望之光瞬间来临。

欣赏时间：这首曲子旋律清晰，你可以在夜晚跟着它的主旋律哼唱歌词，也可以跟着乐曲的节奏轻柔地在肚皮上打拍子，像在哄宝宝入睡一样。

3 妈妈动脑，宝宝聪明

妈妈带着宝宝动脑筋

在孕晚期，宝宝的大脑细胞分裂进入第二个高峰期，这个时候往往也是孕妈妈饮食无忧的时候，能够供给胎宝宝丰富的物质和精神营养，脑细胞的分裂可以趋于顶峰，为宝宝的高智商奠定基础。

伴随着营养的提供，孕妈妈也要赶紧催促胎宝宝开动脑筋，让脑子转起来。今天我们来玩一玩脑筋急转弯的游戏吧。不仅可以开发智力，激活脑细胞，还可以让脑筋得到锻炼，提高想象力。

2 开始，让脑子转起来

1. 冬瓜、黄瓜、西瓜、南瓜都能吃，什么瓜不能吃？

2. 盆里有6个馒头，6个小朋友每人分到1个，但盆里还留着1个，为什么？

3. 你能以最快速度，把冰变成水吗？

4. 老王一天要刮四五十次脸，脸上却仍有胡子。这是什么原因？

5. 有一个字，人人见了都会念错。这是什么字？

6. 小华在家里，和谁长得最像？

7. 鸡蛋壳有什么用处？

8. 不必花力气打的东西是什么？

9. 什么事每人每天都在认真地做？

答案：

1. 傻瓜。

2. 最后一个小朋友把盆一起拿走了。

3. 把"冰"字去掉两点，就成了"水"。

4. 老王是个理发师。

5. 这是"错"字。

6. 自己。

7. 用来包蛋清和蛋黄。

8. 打哈欠。

9. 睡觉。

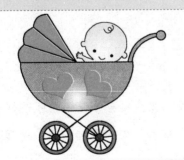

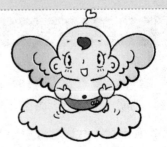

4 准爸爸也要坚持胎教

到了孕 8 月，准爸爸或许已经对胎教感到不耐烦了，他们或许会想，整天对着一张大肚皮，能有多少话好说呢？其实丈夫应与妻子一道坚持下去。对小宝宝进行胎教，最简单的方法就是坚持每天对胎宝宝讲话。准爸爸坚持每天对子宫内的胎宝宝讲话，让胎宝宝熟悉准爸爸的声音，这种方法能够唤起胎宝宝最积极的反应，有益于胎宝宝出生后的智力及情绪稳定。尽情地说吧！因为人的大脑一生（包括胎宝宝时期）可以储存 1000 万亿个信息单位。

孩子喜欢妈妈是天然的反应，因为他们从一开始就和妈妈是一体的，他们是听着妈妈的心跳声长大的，但是对准爸爸的感情就完全是后天培养的了。为了消除孩子对准爸爸的隔阂感，妊娠 5 个月后准爸爸应对胎宝宝讲话。以平静的语调开始，随着对话内容的展开再逐渐提高声音，不能一下子发出高音而惊吓胎宝宝。准爸爸在开始和结束对胎宝宝讲话的时候，都应该常规地用抚慰及能够促使胎宝宝形成自我意识的语言对胎宝宝讲话。

很多准爸爸和胎宝宝对话，总是高兴的时候就说两句，感到无聊的时候就一言不发，很少能够做到每天坚持。研究表明，经过对话胎教的胎宝宝出生后一定要坚持对话，这是促进胎宝宝大脑发育，开发智力潜能的重要方法。

其实坚持胎教真的没有那么难，只是一件很小很小的事情而已，它本身的难度很低，考验的是你的耐心。每天读一则童话故事，或者读两篇寓言，丰富而生动的内容，也会令准爸爸和孕妈妈感到快乐。给腹内的宝宝讲故事，会使他感到安心和高兴。而重复讲同样的故事，会培养胎宝宝敏感的语言意识，对事物的好奇心和理解家人对他的爱心。

准爸爸讲故事的时候，是否在讲到某些特殊句子时，听到妻子说胎宝宝在踢肚子？当然，这并不表示胎宝宝理解句子的意思，也许只是他对不同声调的反应。换个故事读，看看胎宝宝的反应会不会起变化？但是，不要过分期待胎宝宝的反应，更不必因为胎宝宝没有回应而担心。应该相信，每天传给胎宝宝声音，必然会一点一滴地提高胎宝宝对语言的感受性。

饮食营养合理搭配

① 孕8月需要高营养

1 对钙的需求

在妊娠的整个过程中，孕妈妈都缺不了钙，而且需求量越来越大，到了孕晚期，一方面母体钙的储备增加，另一方面胎宝宝的牙齿，骨骼钙化加速。从妊娠7个月开始，胎宝宝骨骼的钙化速度就骤然加快，这时候胎宝宝需要大量钙质，你需要每天摄入1200毫克钙。胎宝宝每1千克体重需要100～150毫克钙，才能保证骨骼的正常钙化。胎宝宝体内的钙一半以上是在妊娠期的最后2个月贮存下来的。孕妈妈奶粉和鲜牛奶都含有丰富的钙质，当然，一杯标准冲调（比如40～50克孕妈妈奶粉加水冲制成250ml的配方奶）的孕妈妈奶粉的钙含量通常比同量的鲜牛奶要高。孕妈妈不仅应多吃含钙丰富的食物，还应多摄入维生素D，促进钙的吸收。但不可过量，以免引起中毒。含维生素D丰富的食物有动物肝脏、鱼肝油等。

2 摄入足量的B族维生素

B族维生素很容易流失，所以需要持续补充，以免引起身体的异常反应，例如维生素 B_1 不足，容易引起呕吐、倦怠、肌体无力，还可影响分娩时的子宫收缩，使产程延长，分娩困难，所以孕妈妈要注意摄取粗纤维食品。

3 提高饮食多样性

在孕晚期，胎宝宝的发育基本成熟，最重要的是保持营养的多样性，对食量的需求慢慢降低，以免给分娩增加困难。因此，妊娠晚期的食品，应该以量少、丰富多样为主。采取少食多餐的方式，多吃富含蛋白质、无机盐和维生素的食物，但热量不能增加过多，以免体重增长过快。此时还容易有贫血症状，要摄取足量的铁质，避免进食盐分太重的食物。含防腐剂、人工色素、味精的速食面、加工食品等更要少吃。同时，也不宜多吃含水分太多的水果，避免引起浮肿症状。

2 孕晚期可多吃菌类

在过去，人们在说起"山珍海味"的时候，都忍不住流口水。山珍，指的是生长于山林中的美味，而菌类正是其中的代表。菌类的营养种类十分丰富，孕妈妈食用之后可以补充营养、增强免疫力。

常见的菌类有平菇、香菇、茶树菇、牛肝菌、杏鲍菇等，它们都适合孕妈妈食用。夏季和秋季，蘑菇成了人们在市场上寻找的美味。如果说市场上什么蘑菇最好？那绝对是采菇人走到大森林里一个一个亲自采摘来的最好，是绝对的

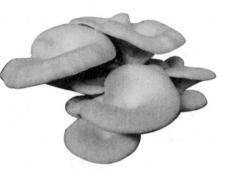

绿色食品。但是我们自己最好不要随便采摘，自然界中的毒蘑菇种类着实不少，实在令人难以辨别。

菌类的营养成分种类十分丰富，几乎每一种菌类都有自己的特长。从总体上看，菌类含有丰富的单糖、双糖和多糖，多糖分子可以显著提高机体免疫系统的功能。

菌类的蛋白质含量占干重的30%～45%，大大高于其他普通蔬菜，通过吃菌类摄入蛋白质还避免了动物性食品的高脂肪、高胆固醇危险。

菌类含有多种维生素，尤其是水溶性的B族维生素和维生素C，脂溶性的维生素D含量也较高。

菌类中的铁、锌、铜、硒、铬含量较多，经常食用野山菌既可补充微量元素，又克服了盲目滥用某些微量元素强化食品而引起的微量元素流失。

菌类含有丰富的食物纤维，能帮助孕妈妈缓解便秘，防止肥胖。

菌类食物口感好，怎样烹饪才能获得最好的营养呢？其实菌类很容易烹饪的，适合做菜或做汤，常见的菌类食物，随意与肉类搭配，炖鸡、炒鱿鱼、炒肉丝等均可。个头小、味道甜的茶树菇、杏鲍菇、袖珍菇等最适合炒制；个大、肉厚、味道清淡的菇类则适合炖制，如平菇、百灵菇等。

3 冬吃萝卜好处多

按照中医的理论，生姜辛热，萝卜甘凉，俗语中却让人们在炎热的夏季吃姜，寒冷的冬季吃萝卜，岂不是火上浇油，雪上加霜吗？但是，既然是有人这么说，其中是不是有它的道理呢？如果用西医的理论去解释，医生们会说这两种食物中分别包含什么有益成分，但是西医毕竟是西医，和中医是两套差别很大的理论系统，而关于这其中的道理，西医用什么维生素呀、酶呀等等人们根本不知道是什么东西的术语来解释一大通。实际上，用中医的理论来解释，更加通俗易懂一些。

冬天寒冷，体表温度低，本身就形成一种外冷内热的状况。加上冬天天气干燥，特别是有暖气或者空调的屋子里面，更是干燥，就容易造成体内的燥热。而且一到冬天，人们就开始大鱼大肉使劲吃，肥腻的肉食在胃里最容易生热，要是再一吃多，消化不良，情况就更严重了。正是"十一月之时，阳气在里，胃中烦热，以阴气内弱，不能胜热，故欲裸其身。"

且说这萝卜，《本草纲目》中记载了很有意思的一个故事：昔有婆罗门僧东来，见有麦面者，惊云："此大热，何以食之？"又见食中有芦菔，乃云："赖有此以解其性。"说是过去，印度婆罗门僧来到中国，看见人们把麦面弄来吃，十分吃惊地喊道："这个东西是大热的，如何吃它？"再看面中伴有萝卜，这才安下心来，原因就在于这萝卜能够解面的热性。

冬季，吃萝卜清热排毒去燥热，把内热的局面稍微通调一下，是再好不过的。这是中国养生里面的基本原则。

尽管萝卜只是一种极普通的根茎类蔬菜，但是，营养及药用价值却很高。它富含木质素，能够大大增强身体内巨噬细胞的活力。同时，萝卜中的钙、磷、铁、淀粉酶及维生素 A、维生素 B_2、维生素 B_1、叶酸等，都是有益于妊娠的营养素。

青萝卜所含维生素 C 比苹果高 6 倍。胡萝卜富含维生素 A，可以防治夜盲症及胆结石。淀粉酶能够分解食物中的淀粉及脂肪，有利于人体充分吸收。但是，萝卜不宜与水果同食。两者的营养物质相遇，可加强硫氰酸抑制甲状腺的作用。

萝卜食疗作用多多。取萝卜汁拌入蜂蜜冲饮，可以防治妊娠高血压；用萝卜汁漱口，可治疗满嘴烂疮；萝卜汁加少许姜汁口服，可治疗咽喉炎及失声不语；取萝卜汁少许滴入鼻内，可治疗鼻衄；取萝卜汁外洗，可治疗滴虫性阴道炎；用萝卜煮鸡蛋，可治疗慢性支气管炎；萝卜含有吲哚，能够大大地降低结肠癌的发生；萝卜子又称为莱菔子，是镇咳祛痰的中药。总之，孕妈妈常吃萝卜可以获得防病健身的佳效。

4 食用薯类食物需谨慎

人在潮湿的环境里容易生痰，所以不宜在潮湿的环境里久留，但是南方的很多地区总是潮湿多雨的，此时就应多吃些祛湿的食物，如山药、白术、马铃薯、红薯、芋头等薯类食物。这类食物所含营养素丰富，其所含的蛋白质和维生素 C、维生素 B_1、维生素 B_2 比苹果高得多，钙、磷、镁、钾含量也很高，尤其是钾的含量，可以说在蔬菜类里排第一位。薯类中含有大量的优质纤维素，有预防便秘和防治癌症等作用。

那么，孕妈妈怎么吃薯类才能吃好呢？

（1）保质保量：每天吃薯类食品（马铃薯、白薯、芋头等）大约应在80克左右。其次是荤素搭配好，只要搭配好，可以在享受美食的同时，达到保持苗条身材的目的。在吃薯类时，要相应地减少主食的摄取，可按照薯类与主食 4：1 ~ 3：1 的比例控制。如果每天吃 80 克左右的薯类食品，可能有助于降低中风的危险。

（2）拒绝油炸食品：对于快餐中的土豆泥、炸薯条，在加工过程中被氧化，破坏了大量的维生素 C，使营养成分大大降低。而对于炸薯条来说，易增加脂肪的摄入量，而且炸薯条的油很难判断是否是新鲜的，加上反复高温加热，产生聚合物，如有毒物质环状单聚合物，是一种致癌物质，所以要尽量少吃。

（3）不宜过量食用：薯类食品中含有较多的生物碱，孕妈妈不适合过量食用，否则这些生物碱蓄积在体内就可能导致胎宝宝畸形。当然，人的个体差异相当大，并非每个人食用了薯类都会发生异常，但是孕妈妈最好还是控制一下薯类的食用量，特别是不吃长期贮存、发芽的薯类，这一点对处于妊娠早期的妇女来说尤其重要。

本月推荐食谱

当归生姜羊肉汤

原料 羊肉 650 克，当归、生姜片各 20 克，精盐、料酒、味精适量。

做法 ①将当归洗净，切成片，备用。把羊肉剔去筋膜，放入沸水锅内焯去血水后用清水洗净，用刀斩成小块，备用。②砂锅内加入适量清水，置于火上，用旺火煮至水开，加入当归片、羊肉块、生姜片、料酒，用文火煲 3 ~ 4 小时。③加入精盐、味精调味即可。

功效 补气养血，温中暖肾。

猪肉荠菜馅水饺

原料 面粉 100 克，猪肉、荠菜各 50 克，香油 10 克，酱油、姜末、精盐各适量。

做法 ①面粉加水，和成面团，放置 30 分钟。②把面团分成小份，分别擀成饺子皮，中央部分稍厚。③把肉洗净剁成泥，荠菜洗净切碎，加入香油、酱油、姜末、精盐调成肉馅。④包成水饺，在汤锅煮熟即可。

功效 凝血止血，保护心血管。

牛奶豆浆小米粥

原料 小米 50 克，牛奶 1 杯，蜂蜜适量。

做法 ①将小米加水煮沸，用小火熬 15 分钟，使米汤入味。②将牛奶倒入小米粥中，小火煮 5 分钟。③加入蜂蜜即可。

功效 健脾和胃，补益虚损，和中益肾。

槐花猪肚汤

原料 猪肚 200 克，木耳 15 克，红枣 10 个，槐花 20 克、生姜、盐、料酒、味精适量。

做法 ①将猪肚用盐擦洗掉黏液，然后冲洗干净，切成块；木耳浸软去蒂；红枣冲洗干净；槐花洗净后煮水，去渣留汁。②将猪肚放入煲锅内，加适量清水，大火煮沸后加木耳、槐花汁、生姜，煮至猪肚软熟。③加入盐、料酒、味精调味即可。

功效 开胃健脾，补脑益智。

生活中的各项准备

1 宝贝物品购买指南

相信孕妈妈早已迫不及待要与宝贝见面了，不过现在还不是最佳时刻，孕妈妈还需再等上一段时间。在这段时间内，趁着自己还能行动，不妨着手为宝宝准备必需品。

不过，在开始购买之前，你要先做一些准备工作。要弄清楚自己究竟要买什么，最好列出一份清单，先分成几大类，比如衣、食、住、行，然后在这些类目下面再细细划分，食可以分为食物和餐具，衣可以分为内衣、外衣、冬衣、夏衣，住可以分为成人用品和婴儿用品，行又包括了产妇用品和宝宝用品。

327

在购买物品的时候，你可以参照下面这些条例，仔细地选择物品：

（1）注意时效性：在购买物品的时候，要考虑到物品的使用时间，优先购买出生后即刻就要使用的东西。以后的东西，等宝宝出生后再买不迟。有时，你也会收到很多礼物，如成套的婴儿服、婴儿车，以及年龄大的宝宝才能玩的玩具等，这时你就可以省下一笔开销了。

（2）考虑天气因素：看看宝宝会在哪个季节出生，先买几件当季能穿的衣服，再买几件大一点且能应付即将到来的季节的衣服，必须要考虑到宝宝长大点后还能穿。

（3）考虑性别因素：若事先不知道宝宝的性别，可尽量买些中性颜色衣物，如红色、蓝色、海军蓝、白色、奶油色等都可以。等宝宝出生后再买适合的颜色。

（4）用具要以安全为主：在为宝宝购买用具时，安全性才是第一位的，其次是实用性，这两样远远胜于外观。一些漂亮的婴儿用品固然能让人看着高兴，但是离开了安全性和实用性，它们只能被丢进垃圾堆。

（5）购买清洁用品时注意查看成分：宝宝出生后，需要用到很多清洁用品，这些东西大多是专用的，如婴儿沐浴精或婴儿肥皂、婴儿油、爽身粉、湿纸巾、消毒棉球等。在购买时应仔细查看标签或说明书，要选择不含酒精（酒精会使宝宝皮肤干燥）、不添加人工色素、防腐剂或其他化学添加剂的。

（6）家里备好医药箱：医药箱里要放一些婴儿常备药，尽可能把需要的药品全都备齐，以免哪天深更半夜宝宝突然发高烧或急性腹泻哭闹不止时，而你却没有任何退烧药、止泻药可用。

② 为宝宝准备小衣服

从现在开始，孕妈妈可以为宝宝准备小衣服了，宝宝在出生以后的几个月内都很怕冷，皮肤也很嫩薄，因此棉织品是最好的选择。给孩子穿的棉织品应选购质量好的，料子要纯棉的，多次洗涤以后也不会发硬，能够长期保持弹性。衣服应该肥大，颜色要浅。孩子内衣接触皮肤的一面不要缝针脚，不要用带子或纽扣，可选用尼龙搭扣。

需要准备的婴儿衣着：

内衣：3~4件，轻柔的棉布制成。

连袜裤：3~4条，要做成开裆裤。

毛衣：1~2件。

绷带：2~3包，包脐带用。

尿布：20~30块，要柔软，吸水性强。可用浅色的旧棉布床单、被里、棉毛衫等做尿布，但一定要清洁卫生。

尿裤：2~3条，尿裤内层是塑料的，给孩子垫上尿布再穿上尿裤，就不会尿湿被褥。当孩子活动时，也不会把尿布踢掉。如没有尿裤，可用三角尿布。

小袜子或毛绒鞋：2双，刚出生的孩子不需要穿正式的鞋子，穿上袜子可保暖，又可防止孩子踢蹬时把脚擦伤。

在刚开始的几个月里，出于卫生方面的考虑，宝宝换衣服的频率非常高，可能一天之内要换好几套，这么多的衣服占空间不说，也需要一笔不小的开销。所以，若同事或朋友、家人能给你旧的宝宝装。只要质量好，就高高兴兴地收下吧。

宝宝的衣服应该是方便舒适的，同时也要考虑样式是否好看，要把宝宝打扮成一个精神十足的小家伙。最好选择质地柔软、容易清理且带按扣的外套，领口要宽松，裤子要能开裆的，方便换尿布。要选择肩扣式内衣，方便调整；选择有弹性的料子；不要有腰线，或腰部可伸缩；睡衣最好有两排按扣；裤脚可以卷起来；连体裤长度要适中，或在脚踝处可伸缩。

在购买衣服的时候，不必一次性购买很多套，因为宝宝长得实在太快了，小衣服很快就不适合穿了，如果买得太多，反而造成浪费。一般来说，所选购衣物的尺码，至少要大一号的，有些衣服（尤其是外贸服装）比一般尺寸大或小，如果拿捏不准，干脆就买大的，因为宝宝会长大。

③ 准备婴儿床上用品

在 1 岁以内，小宝宝的主要时间都是在床上度过的，所以为宝宝准备一些床上用品就显得非常重要了。在很长一段时间里，这就是他们的整个世界。

（1）婴儿床的选择：婴儿床首先要是稳固的，结构不宜太复杂，要便于清洗，易于搬动。小床要有较高的护栏，可以让孩子看到床外的东西，却又不能轻易爬出来。床上最好有一个帐子，既可做蚊帐，又可避免强风直吹及强光刺眼。通常来说，宝宝床四周护栏的高度应在 60 厘米左右，护栏空隙不应大于 6 厘米，最好有一侧护栏是活动式的，方便妈妈抱起宝宝或与大床连接。刚出生的宝宝可以睡在婴儿摇篮里，3 个月以后，考虑到宝宝的骨骼发育情况，尽量让宝宝睡小木床，这样有利于骨骼和脊椎的发育。床垫的大小应与床的尺寸大致相同。防止宝宝的手臂、腿部或头部陷入边缘的缝隙中。

（2）婴儿的被子：新宝宝体温控制还不成熟，必须格外注意保暖，选择一些合适的被子就显得很重要了。被子的材质一定是棉被，因为棉被的保温效果极佳。至于样式，可以考虑一下婴儿睡袋，睡袋的优点是方便，拉开拉链后，把孩子放进去，再拉好拉链，这样无论孩子怎样踢蹬，也不会裂开。不要给孩子用鸭绒，鸭绒被蒙住孩子的头会造成危险。时常摸摸裸露的皮肤，确定是否要添加或减少被子。

（3）床垫：床垫的选择没有那么讲究，可以买床垫，也可以直接用小棉被当垫子，材质也要用棉花的，不要用泡沫或塑料的。

（4）枕头：宝宝的枕头不宜选用过于松软的，因为宝宝对危险的预防能力并不强，若是侧身或俯身，会把小脸埋进枕头里，容易造成窒息。

（5）被单和床单：2～3 床，要用柔软的棉制品，不要镶边。

（6）小棉垫：2～3 条，让孩子睡在上面，尿湿了可换下来。

（7）小毯子：可选购轻软的棉毯，春秋季只盖毯子即可。

（8）毛巾被：1～2 条，也可用水浴巾代替。

（9）尿不湿：可当作棉垫，让孩子睡在上边，尿渗到下边，与婴儿皮肤接触的部分是干的，不会因尿布换得不勤而使孩子皮肤受刺激。

（10）尿布报警器：当孩子尿了的时候，它会自动报警，提醒家长换尿布。

4 准备奶瓶和奶嘴

1 奶瓶的选择

（1）材质：目前市场上出售的奶瓶，按照材质主要可分为两种，一是玻璃的，一种是塑料的。玻璃奶瓶光滑透明，容易清洗干净，瓶上标有明显刻度，高温消毒也不会变形。塑料奶瓶一般是半透明的乳白色，常用开水泡洗，容易老化，每次洗刷后看不清楚是否干净，同时刻度也易模糊。但塑料奶瓶也有携带方便、不易打碎的优点。所以选购奶瓶应以玻璃奶瓶为主，同时准备两个塑料奶瓶，带着孩子外出的时候，就用塑料奶瓶。现在有的家长用药水瓶代替奶瓶，这个不太恰当。因为药水瓶不耐高温消毒，容易破碎，瓶口也较小，不便洗刷，瓶上又没有正确的刻度，难以掌握婴儿的吸奶量。每次使用后，奶瓶都必须蒸煮消毒，所以用耐热的、透明的玻璃制品较好。塑料制品虽然携带方便，但是，由于它不透明，内部脏了看不见，又不能煮沸消毒，最好不要经常使用，可以作为偶尔外出时的备用。

（2）规格：奶瓶的容量大小不一，在选择的时候，要考虑到婴儿的食量。家里至少准备两个大奶瓶、一个小奶瓶。中、小容量的盐水瓶符合奶瓶要求可以代用。大奶瓶喂奶用，小奶瓶喂水、菜汤、果汁用。全部是人工喂养的婴儿，大小奶瓶要多准备几个，保证奶瓶的充分消毒。

2 奶嘴的选用

（1）奶头：每个奶瓶要配上一个奶头，要选用近似母亲奶头那样形状的，既结实又不硬的奶头才算理想。市场供应的大玻璃奶瓶配套的大奶头，用手安装时容易弄脏，当婴儿吃奶时，奶头吸瘪了又需开盖放气，比较麻烦，故用小乳胶奶头配中、小容量的盐水瓶最好。备用的奶头应放在带有盖的搪瓷杯内，最好再准备一把镊子（或筷子），专门用来钳奶头。

（2）奶头孔：奶头孔的大小，以把奶瓶倒过来的时候，牛奶下落以每秒钟一滴为宜，或向下滴出来的奶滴相距 5 ~ 6 厘米较合适。奶滴如连续不断成为线，或相反的不能吧嗒吧嗒往下滴，就是奶头孔过大或过小。市售的奶头无孔，而开孔的方法又各式各样，值得研究，所以要在购买时弄清楚。也要留意奶瓶和奶头的质量。新买来的乳胶奶头没有洞孔，可用 1 ~ 2 号缝衣针在火上烧红后扎出 3 ~ 4 个小孔，注意烧红的针一刺即拔出，时间久会使洞孔过大。用牙签尖端从奶头里边将乳胶顶出少许，然后用剪刀剪去的打洞方法也可。

⑤ 选择健康安全的餐具

（1）慎重选择彩瓷餐具：陶瓷餐具是我国的传统餐具，上面一般有颜色鲜亮的纹饰、图案等，有釉上彩、釉中彩、釉下彩、色釉瓷和白瓷等多种风格，其中釉上彩陶瓷所用颜料含铅、镉较多，稍有不慎就会引起溶出量超标。如果长期使用釉上彩的陶瓷餐具，铅含量过高有可能造成孕妈妈中毒，而镉含量过高会对肾造成损害，故慎用。

（2）谨慎使用不锈钢餐具：正规的不锈钢餐具一般都会标出铬含量和镍含量。如果其含量显示值为"13 ~ 0""18 ~ 0""18 ~ 8"等，即为符合国家规定的产品。另外，不锈钢餐具中的铬、镍等金属，容易受强酸和强碱腐蚀，因此不适宜长时间盛放强酸和强碱性食物，更不可以用于煎熬中药，以免引起食物中毒。

（3）远离一次性餐具：一次性餐具含有大量的有害物质，盛食物的时候，一遇到高温很容易溶解，长期使用，很可能会导致胃肠、肝脏、胆等脏器发生病变，甚至致癌。孕妈妈们可得睁大眼睛，千万别为了贪图一时的方便而损害自己和胎宝宝的健康。

（4）最好不用彩色餐具：彩色餐具可以用多种材质做成，但是最常出现的是塑料。彩色餐具多用喷颜料或涂漆，而以彩釉为主要原料的颜料和油漆都含有大量的铅和铬，很可能被食物分解，引起中毒。因为胎宝宝和母体相连，有毒物质很可能会进入胎宝宝体内，极大地影响胎宝宝的智力发育。

（5）选择简简单单的餐具：餐具的选购，只需满足实用性这一条就够了，平时用着方便才是硬道理。不要选色彩鲜艳和颜色深的餐具，里面带花的最好也不要买。买回瓷质餐具后，建议先用沸水把餐具煮上 5 分钟，开水可以起到杀菌的作用，然后再放到常温的食醋里浸泡 1～2 小时，因为陶瓷在遇到酸性物质时，会析出一些有毒物。对不放心的餐具，可用食醋浸泡几小时，若发现颜色变化明显，应弃之不用。

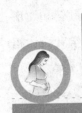

  孕 9 月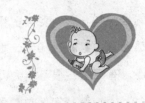

焦急等待家庭新成员

孕妈妈和宝宝的变化

1 宝宝的生长情况

到了孕9月，胎宝宝进入最后的发育阶段，各项生理机能将在这个阶段逐渐出现，但是要完全成熟，还需再等一个月，也就是孕10月。

孕9月第一周，也就是孕33周，胎宝宝的呼吸系统、消化系统发育已近成熟。有的胎宝宝头部已开始降入骨盆。有的胎宝宝已长出了一头胎发，也有的头发稀少，胎宝宝的指甲已长到指尖，但一般不会超过指尖。男性胎宝宝的睾丸很可能已经从腹腔降入了阴囊，但是也有的胎宝宝的一个或两个睾丸在出生后当天才降入阴囊，这不需要担心。女性胎宝宝的大阴唇已明显隆起，左右紧贴。这说明胎宝宝的生殖器官发育也已近乎成熟。

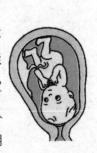
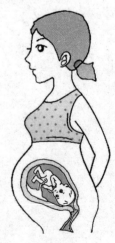

孕34周，胎宝宝的发育基本都很接近，尤其是在体重和身高上，胎宝宝之间的差距很小，这不会因性别而发生大的变化。胎宝宝现在大约重2300克，身长约为50厘米。此时胎宝宝应该已经为分娩做好了准备，头部已经进入骨盆，即头朝下的姿势，这是顺产的姿势。这时起医生会格外关注胎宝宝的位置，胎位是否正常直接关系到你是否能正常分娩。如果胎宝宝是臀位（即臀部向下）或是有其他姿势的胎位不正，医生都会采取措施进行纠正。

35周时，胎宝宝的中枢神经系统还没有发育成熟，所以一些能力还比不上足月的宝宝，但是好在肺部发育已基本完成，此时出生也不会发生什么大的问题，存活的可能性为99%。

到孕9月末（孕36周），胎宝宝的体重大约达到2800克，腿脚伸开的话，身长大约为51厘米，相当于成人的半个胳膊那么长了。胎宝宝的指甲会逐步覆盖甲床，慢慢地超过指尖。两个肾脏已发育完全，他的肝脏也已能够处理一些代谢废物。这时每当胎宝宝在你腹中活动时，他的手肘、小脚丫和头部可能会清楚地在你的腹部突现出来，这是因为此时的子宫壁和腹壁已变得很薄了。而且因此会有更多的光亮透射进子宫，这会使胎宝宝逐步建立起自己每日的活动周期。

2 孕妈妈的身心变化

进入孕9月，孕妈妈的生活变得越来越艰难了，从现在开始，她的体重急速上升，每周大约增长500克，其中一半来自于胎宝宝的体重增加。另外，由于胎头逐渐下降，孕妈妈的膀胱受到了较严重的压迫，所以尿意频繁。孕妈妈还会感到骨盆和耻骨联合处也酸疼不已，这是此处的肌肉和韧带变得松软导致的。韧带和肌肉的松软是为了将来能更顺利地分娩。还有，此时不规则的宫缩次数明显增多了，这是迫使胎宝宝胎头下降的手段。

孕妈妈的腿脚可能肿得更厉害了，这是正常的，注意休息就可以了。如果水肿已经蔓延到脸上和手上，就要引起重视了，这属于不正常现象，可能意味着妊娠高血压的到来，要及时看医生。孕妈妈现在可能更懒于活动了，不过为了将来分娩有力，还是要坚持适当活动，锻炼肌肉和骨盆。

到孕 9 月末时，孕妈妈的体重增长达到顶峰，相较于怀孕之前，此时她的体重或许已经增长了 11～13 千克，医生会根据胎宝宝的状况以及孕妈妈自身的情况，建议增加营养或适当控制饮食。

胎宝宝仍然在不断长大，可能会让孕妈妈感到腰部的坠胀酸痛，肌肉和韧带也变得麻木起来，甚至出现一种牵拉式的疼痛，行动变得更为艰难。在有的孕妈妈身上，这种现象可能逐渐加重，并将持续到分娩以后，如果实在难以忍受，可以向医生寻求帮助。需要每周做一次产前检查，以随时监测胎宝宝在子宫中的情况，必要时可以做一次胎心监护。

大多数的孕妈妈此时感到乳房也有些异样的感觉，有时会发现竟然已经溢出少许乳汁了，不用担心，这是为产后哺乳提前做的准备，是乳房为哺乳做的一次排练，以确保宝宝出生后就能吃上可口的乳汁。

③ 冷静应对胎膜早破

1 胎膜早破给孕妈妈带来的大麻烦

在正常情况下，孕妈妈的胎膜直到分娩时才会破裂，然后羊水流出，紧接着就是胎宝宝的出生。如果胎膜在临产之前（即有规律宫缩前）破裂，这就叫胎膜早破。胎膜早破是妊娠晚期的常见异常，需要引起足够的重视，以免给孕妈妈和胎宝宝造成严重的后果。

胎膜破损以后，原本阻挡在外界环境和胎宝宝之间的屏障就被打破了，细菌可以沿着阴道上行，进入羊膜腔内感染胎宝宝，使胎宝宝发生缺氧。细菌也可经胎盘进入母体血液循环，引起菌血症、败血症，还会增加产后出血、产褥感染和羊水栓塞的概率，使妈妈生命受到威胁。除此之外，羊水外流致使子宫变小，刺激子宫发生收缩，如果此时尚不足月，就会引发胎宝宝早产。

胎膜破损的时候，孕妈妈会明显察觉到异常，孕妈妈会突然感到下体有流液，时多时少，连续不断地往外流。如果胎膜破口较小，或破裂的地方较高时，则羊水的流出量少，如果从阴道内往上推动先露时有羊水流出，即可确定是胎膜早破；反之，推动先露部但并不见流液增多，往往可能是尿失禁。

2 如何应对胎膜早破

一旦发生胎膜早破，最需要引起孕妈妈注意的是防止细菌感染。发生破水后，外面的水和细菌有可能流进子宫内部，因此不能淋浴或盆浴。发生早期破水后，应该马上去医院。

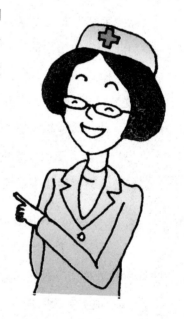

胎膜破损以后，孕妈妈最不应该做的就是剧烈运动，惊慌失措会加剧症状。此时卧床休息才是最好的选择，情况严重时，要寻求救助，或拨打急救电话，原地等待救护人员的到来。而且休息有助于破口修复和增加羊水量。应周期性评估是否并发感染、胎盘早剥、脐带受压，有无宫缩和胎宝宝宫内情况。当孕妈妈有宫内感染、胎盘早剥或胎宝宝缺氧时，应考虑立即终止妊娠。阴道指检可能导致从胎膜破裂到分娩的潜伏期时间缩短，应尽量避免，除非患者处于产程活跃期或者计划立即终止妊娠者。确定是否存在羊膜腔感染，对于治疗有重要的价值。

在治疗方面，可以使用宫缩抑制剂，这种药剂可以延长妊娠时间48～72小时以上，可以为促胎肺成熟的治疗赢得时间，从而改善预后。使用宫缩抑制剂期待治疗1周以上，可以减少新生儿病率，不过这种方法也有副作用，那就是它会使绒毛膜羊膜炎的发病率增加。

若胎宝宝的发育已经达到生育的条件，也可以在医院接受诱导分娩，如果用这种方法超过24小时仍不能分娩，应实施剖宫产手术。

4 胎宝宝宫内发育迟缓

1 胎宝宝发育迟缓的原因

在正常情况下，孕妈妈肚子里的胎宝宝此时应该已经发育得非常成熟了，很快就可以分娩了，但是也有一些胎宝宝成长的速度比一般胎宝宝慢一些，到了 37 周体重也没到 2500 克，或者比同孕龄胎儿的平均体重低10%。这些发育迟缓的宝宝，出生以后在身体和智力的发育上有可能都赶不上其他宝宝。

胎宝宝宫内发育迟缓的原因主要有以下几种：

（1）孕妈妈方面的原因：胎宝宝发育迟缓的原因，可能是孕妈妈长期患有慢性疾病或产科方面合并症，或者有接触化学毒物或放射线等历史。

（2）胎宝宝方面的原因：由于胎宝宝细胞分裂规律紊乱，影响胎宝宝发育，或者缺乏某种基因影响蛋白质合成等引起先天性畸形。

（3）胎盘方面的因素：如胎盘发育不良、胎盘较小、胎盘形态多呈分叶状，因此，通过胎盘供应胎宝宝的营养物质必然受到影响。

2 胎宝宝宫内发育迟缓的预防

（1）远离各种危险因素：孕妈妈首先应避免接触毒物和放射性物质，勿吸烟、酗酒等；应避免病毒感染，忌乱服药。

（2）预防疾病因素：孕妈妈，尤其是有内科疾病及浮肿的孕妈妈，应该增加侧位卧床休息的时间，并采取左侧卧位，可以有效地输送子宫胎盘供血，以增加胎盘血流量。注意防治妊娠高血压疾病、肾炎等内科合并症，一些有胎宝宝畸形和宫内生长迟缓病史的产妇同样很有可能罹患此症。如果产妇本来就有孕期羊水多、肾功能疾病、心肺功能不全、糖尿病及感染病等病史的话，医生和家人需要谨慎看护。

（3）注意改善营养：应特别注意增加蛋白质、维生素、铁、钙的摄入。听从专业医生的建议，按照医生安排的食谱就餐，即使孕妈妈觉得食谱难吃也不要任性妄为。要知道那些平时爱吃的食物并不见得有多少营养，相反还可能会给宝宝带来伤害。

（4）定期检查：通过医生的检查可以及时发现胎宝宝生长情况的异常和孕妈妈自身免疫机能是否完好。产妇要定期就诊进行检查，这是确保及时发现隐患的最佳办法。

⑤ 孕晚期腹痛不一定是早产

孕妈妈此时可能不定期地发生腹痛，有时好像还很严重，往往使孕妈妈感到心里很不安，不知道是不是肚子里的小家伙迫不及待地要出来了。其实，孕妈妈到了孕晚期，痛就成为一种常见状态了，有很多因素可能导致肚子痛，所以孕妈妈要学会仔细辨别，不被"假情报"吓坏了身体，也不放过任何可能出现的危险。

1 生理性腹痛

（1）子宫增大压迫肋骨：在孕妈妈的子宫不断增大的过程中，子宫会对肋骨下缘造成挤压，这可能引起孕妈妈肋骨钝痛。一般来讲这属于生理性的，不需要特殊治疗，孕妈妈采取左侧卧位就能缓解疼痛。

（2）胎动：胎动给人的印象一般是不痛的，只有曾经怀过孕的妈妈才知道胎动也可以很痛。自孕32周之后，胎宝宝的活动空间也将越变越小，但是他偶尔还是会用力地踢你一下，你会突然觉得被重重一击。晚上睡觉前，胎宝宝在肚子里活动得很欢快，有时他可能很喜欢用小手在肚脐周围鼓包，顶的特别高，会让孕妈妈特别疼。

2 病理性腹痛

（1）胎盘早剥：胎盘早剥多发生在孕晚期，发生率为0.5%~1.0%。一般较易发于有高血压、抽烟、多胞胎和子宫肌瘤的孕妈妈身上，胎盘剥离所产生的痛，通常是剧烈的撕裂痛，多伴有阴道流血。

（2）先兆子宫破裂：子宫破裂常发生于瞬间。子宫破裂前，产妇感觉下腹持续剧痛，极度不安，面色潮红，呼吸急促，此时为先兆子宫破裂。子宫破裂瞬间，有撕裂样剧痛，破裂后子宫收缩停止，疼痛可缓解，随着血液、羊水，胎宝宝进入腹腔，腹痛又呈持续性加重，孕妈妈呼吸急促，面色苍白，脉搏弱，血压下降，陷于休克状态。

（3）子宫的扭转：在妊娠晚期，多在活动中突发下腹部剧烈疼痛，疼痛多为持续性，可遍及整个腹部，与卵巢瘤蒂扭转的临床症状很相似。

按时检查做做保健

① 孕 9 月产检项目

怀孕 9 个月，同样要进行 2 次产检，时间分别是孕 34 周（第八次）和孕 36 周（第九次）。第八次产检，除常规产检项目外，仍然要做胎心监护，更好预估胎宝宝的发育。第九次产检在 36 周，需要做一次详细的超声波检查，评估胎宝宝当时的体重及发育状况，并预估胎宝宝至足月生产时的重量。

产检次数：第八次、第九次产检。

产检时间：怀孕 34 周（第八次产检），怀孕 36 周（第九次产检），孕晚期。

产检项目：血压、体重、宫底高度、腹围、胎心率、胎位、血常规、尿常规、胎心监护、产科 B 超检查（怀孕 36 周）。

产检注意：在 35 周前要每 2 周做 1 次产前检查，36 周后每 1 周做 1 次产前检查，具体检查内容如下：

（1）一般检查了解病史；测血压，数脉搏，听心肺等；观察面容有无贫血；检查下肢有无水肿。

（2）阴道检查了解产道有无异常。

（3）腹部检查测量腹围、宫高，检查胎位、胎心，胎头是否入骨盆，估计胎宝宝大小。

（4）骨盆测量了解骨盆的大小，以准确估计能否自然分娩，是否需要剖宫产，以便医生及孕妈妈都能心中有数。

（5）肛门检查了解骨盆有无异常。

（6）实验室检查，检查血、尿、便常规，肝、肾功能，心电图检查。

（7）超声波检查以帮助了解胎位，了解胎宝宝发育是否正常。前置胎盘也需用超声波诊断。

② 散步也要更小心

孕妈妈的行动变得很不方便了，连最起码的行走都有了一定的难度，平时的锻炼也变得更加艰难，所以孕妈妈们大多倾向于散步。为了能够经常呼吸到新鲜的空气，孕妈妈可以养成到空气新鲜的地方散步的习惯，这不会给孕妈妈造成负担，又可以补充氧气，是一种很好的胎教方式。妈妈呼吸新鲜的空气，可以让胎宝宝的脑细胞发生活性化反应，从而使脑部变得更加发达，感性能力也将得到明显提升。在散步的过程中，孕妈妈们也要变得更加小心，以免出现意外状况。

（1）散步之前确认自己的身体状态：散步前要先确认自己的身体状态良好，不存在任何问题。最好穿上较为舒适的鞋，开口宽敞、低面、弹性好的鞋子是最佳的选择。除此之外，孕妈妈还应该穿上袜子，这样能更好地保护足部。

（2）提前准备一些饮食：在出发前应先准备好大麦茶和矿物质饮料，以备散步时饮用，预防身体出现脱水症状。空腹散步会加速身体疲劳，所以最好在散步前1小时摄入适量的食物。

（3）出现异常时要立即停止散步：过度疲劳容易让孕妈妈产生腹部抽痛

的感觉，为了避免这种情况，孕妈妈有了比较明显的疲劳感时就要立即停止散步，可以休息片刻再继续走。如果出现冒冷汗或者眩晕的情况，应立刻前往医院接受检查。

（4）选择合适的散步地点：孕妈妈容易出现关节松弛、肌肉抽筋等现象，为了避免受伤，散步最好选择一些地面平坦的场所，注意不要走上坡路，否则会给腹部造成很大压力，相比之下在平坦的草地上散步是最佳的选择。

（5）走路的姿势要正确：孕妈妈散步应保持抬头挺胸，注视前方的姿势。步伐没必要迈得太大，要给双脚留出一定的自由活动空间。不要低头走路，否则会给颈部和肩膀带来很大负担。

3 分娩体操练习

自然分娩是最理想的生产方式，强烈的子宫收缩造成的压力，让胎宝宝对子宫外世界的生活做好了准备。快到分娩的日期了，每天做做分娩体操吧，这会让你在分娩的过程中更加顺利。

（1）盘腿运动：保持后背和腰部挺直，双脚掌合起，将足跟向内侧拉，同时缓慢降低两个膝盖。这个动作可以拉伸大腿与骨盆的肌肉，同时可以改善分娩时的体位，并且保持骨盆的柔韧性，增强下身的血液循环。

如果感到这个姿势很难完成，你可以背靠墙壁，用墙壁的力量支撑腰部，或者是在大腿底下放上垫子，但记住一定要保持后背笔直。

（2）摇摆骨盆：用双手和双膝支撑身体，头和躯干在同一水平线。收腹，保持该姿势数秒钟，同时轻轻摇摆背部。然后放松腹部和背部，降低背部，尽量保持背部水平，重复上述动作。这可以加强腰部肌肉，帮助减轻分娩时的背痛。

这个动作也可以背靠着墙完成，努力让腰下臀上的部位靠近墙面，在自己的承受范围之内尽力去做。

（3）墙面滑行：背靠墙站立，两脚分开，距离与肩同宽，慢慢靠墙下滑

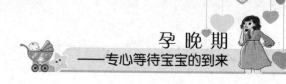

至处于坐姿。保持该坐姿数秒，然后再上滑至站立。反复进行该动作 10 次。这一动作有助打开骨盆口，以给胎宝宝更大的空间进入产道。

　　为了减轻膝盖的压力，可以在后背放个小球，以减少滑行过程中的阻力。你也可以不靠墙来完成该动作，同样需要保持后背笔直，两脚分开同肩宽。

4　缓解疼痛的放松术

　　在孕晚期，疼痛如影随形，随时都有可能出现，有时只是一瞬间的刺痛，有时却可能持续很久，甚至痛得喘不上气来。平时感到疼痛的时候，不妨试着放松一下，不要紧绷着身体。

　　（1）腰腹部放松术：坐在地毯上，双腿盘坐或采取放松姿势的坐姿，但不要交叉，把手放松地搁在双膝上，一边呼气一边轻轻地按顺时针方向转动腰部，然后按逆时针方向转动，反复练习。或者坐在地毯上，双腿稍弯曲，根据不同的月份，双腿弯曲程度以不压迫腹部为原则，双臂放松地搭放在双膝头上，然后一边呼气一边向前弯腰。

　　（2）手脚放松术：背部倚靠在瑜伽球上，双臂在身后撑着，双腿自然放松、伸直，然后最大限度地转动脚腕。双腿脚腕可以同时向左、向右、向前、向后一起转动；也可以双脚同时向两个相反的方向转动，两组动作交替进行；也可以躺在床上，把胳膊和双腿任意自然地向上抬起，然后手指和脚趾轻轻地随意活动。

　　（3）下肢放松术：孕妈妈躺在床上，配合呼吸，吸气时慢慢将脚抬起，单腿膝盖弯曲，逐步向胸腹部屈膝。慢慢将腿收回与身体垂直，绷脚面，保持 10 秒钟左右。缓缓地呼气时，把脚慢慢地放平，然后换另一条腿练习。

　　（4）肩部和背部放松术：自然站立，双腿略微分开与肩部同宽。膝盖稍微弯曲下去，然后，把双手放松地搭在双肩上，并自然地左右旋转肩膀，反复练习。或者自然站立，双腿分开与肩部同宽，左臂呈直角弯曲抬起，右臂搭在左臂弯曲的肘关节处，并向左侧扭转肩膀，换另一侧练习。

5 特殊的前置胎盘

1 前置胎盘需要提前检测

正常情况下，受孕后胎盘便生长发育，附着于子宫体上部的前壁或两侧壁。如果胎盘附着在子宫的下部，将子宫内口全部或部分遮盖住，就叫作前置胎盘。前置胎盘是引起晚期怀孕出血的主要原因。也是怀孕期严重并发症的一种，如果不能及时处理或处理不当，往往威胁孕妈妈及胎宝宝的生命。

前置胎盘的原因至今尚不明确，可能与曾发生过产褥感染、产后子宫内膜炎以及再次怀孕时子宫体部的蜕膜发育不良、胎盘血液供应不足等有关。当受精卵种植在这种蜕膜中时，为摄取足够的营养，部分胎盘扩大附着面，使原种植在子宫体部的胎盘向下延伸，逐渐占据子宫下面，接近子宫口，部分或完全遮盖子宫口，形成前置胎盘。有些妇女没有采取有效避孕措施，多次人工流产，结果使子宫内膜受损伤，增加了发生前置胎盘的可能性。

在怀孕晚期和分娩的过程中，前置胎盘都会引起出血，而且越靠近分娩出血越严重，甚至婴儿娩出后，继续出血的危险依然存在，而且发生各种并发症的可能性也较大。因而，孕妈妈要加强产前检查，初次出血以后，应立即做出诊断，然后由医生选择分娩方式。为了防止意外，可以和医生商量提前住院。

2 胎盘前置的应对方法

如果怀孕中期发现前置胎盘，问题还不是很严重，因为随着孕期的推进，胎盘有可能会逐渐"漂移"到远离宫颈口的位置，这样就不要紧了。由于胎盘是附着在子宫上的器官，所以，其实胎盘并不是真的能够"漂移"，它只是会随着子宫体积的扩张和子宫下段形成的拉伸而远离宫颈口。而且随着胎盘本身的生长，它很可能会朝着子宫上半部血液供应较丰富的部位生长。即使是在怀孕的晚些时候发现有前置胎盘，胎盘也还是有离开宫颈口的可能，不过，发现得越晚，可能性就越小。医生会告诉你在孕晚期（怀孕最后 3 个月）

刚开始的时候要复查 B 超，检查胎盘位置。

孕妈妈的应变要点

（1）减少活动，卧床休息以左侧卧位为宜，如有腹痛、出血等不适症状，立即就医。

（2）避免进行增加腹压的活动，如用力排便、频繁咳嗽、下蹲等，避免用手刺激腹部，变换体位时动作要轻缓。

（3）保持清洁，垫卫生清洁垫，勤换内裤，预防感染。

（4）保持营养的丰富，多吃含铁较高的食物，预防因出血导致的贫血。

（5）定时检查，加强监护，具体的处理方式视检查结果而定，若有出血情形需住院治疗，程度较轻的边缘性前置胎盘，仍有可能自然生产，其他则需剖腹生产。

（6）尽量避免早产，至少要等到 35~36 周，尤其是意外导致的早产，容易导致大出血，母子都面临危险。

6 可以尝试孕晚期瑜伽

（1）蝙蝠姿势：坐姿，将两腿完全伸直，尽最大可能向两侧分开，舒展脚后跟，同时注意自己的腰部保持挺直。一边吐气一边让双手接近两侧地面，然后上半身缓缓向前俯下。保持均匀的呼吸，持续 10~20 秒。吸气的同时，再缓缓抬起上半身。双腿慢慢并拢，休息片刻。这组运动可以增加腿部内侧和后侧的肌肉力量，消除肌肉疼痛和肌肉痉挛。

（2）猫势瑜伽：手掌与膝盖着地，摆出爬行的姿势。双手之间和双膝之间保持与肩同宽。尽量使手臂和大腿都与地面成 90 度角。一边吸气一边向后弯曲颈部，在注视屋顶的同时腰部自然下陷，臀部保持向上顶的姿势。伸直手臂的同时，手掌和膝盖用力，持续做向下推的动作。在吐气的同时低下头，并曲起肩部，摆出注视自己腹部的姿势。跪起坐下或用其他的舒适姿势放松身体。这组运动可以减轻腿部的血液循环障碍，强化腹部和脊柱附近的肌肉并促使其均衡发展，从而有效地支撑子宫的重量。

（3）半蹲势运动：双腿呈半蹲的姿势，双臂向前伸直，眼睛目视前方，保持呼吸均匀，注意最好身体重心向前移动。保持这一姿势几分钟，避免让脚有发凉或者发麻的感觉。闭上眼睛，舒服而有节奏地进行呼吸。这组动作看起来很累，其实它能放松人体，进而帮助血液顺利地流回心脏，使孕妈妈肿胀而疲劳的臀部和腿部得到放松。

（4）掌推墙壁式：孕妈妈可以面对墙壁站立，两只手掌摊平，放在墙壁上，与肩同等宽度和高度。慢慢向后退，双手缓缓下移，两脚打开，比臀部稍宽。后退时，慢慢伸展臀部，拉直脊柱，直到上半身与地面平行。保持10个呼吸。起身时，吸气、抬头、屈膝向前走。

在运动过程中，如果孕妈妈感到不适，如起身时感到头晕，就不要再勉强坚持下去了，不妨好好休息一下。

精心打造优质胎教

1 教胎宝宝唱儿歌

小白兔	小白兔，白又白， 两只耳朵竖起来， 爱吃萝卜爱吃菜， 蹦蹦跳跳真可爱。

小老鼠

小老鼠，上灯台，
偷油吃，下不来，
哭着叫着喊妈妈，
叽里咕噜滚下来。

大树妈妈

大树妈妈个儿高，
托着摇篮唱歌谣，
摇啊摇，摇啊摇，
摇篮里的小鸟睡着了。

大树妈妈个儿高，
对着小鸟呵呵笑，
风来了，雨来了，
绿色的雨伞撑开了。

问好歌

宝宝好，妈妈好，
每天早上问一声。
妈妈宝宝乐陶陶，

宝宝好，爸爸好。
每天晚上问一声，
呼噜呼噜就睡着。

上学歌

太阳当空照，
花儿对我笑，
小鸟说，早早早，
你为什么背上小书包？

我去上学校，
天天不迟到，
爱学习，爱劳动，
长大要为国家立功劳。

雪绒花

雪绒花，雪绒花，
清晨迎着我开放。
小而白，洁而亮，
向我快乐地摇晃。

白雪般的花儿，
愿你芬芳，
永远开花生长。
雪绒花，雪绒花，
永远祝福我家乡。

听听《摇篮曲》

《摇篮曲》这个名字大家并不陌生，很多大作曲家都用这个名字创作过乐曲，今天我们要听的是舒伯特的《摇篮曲》。

《摇篮曲》——舒伯特

睡吧，睡吧，最亲爱的宝贝。

妈妈的双手轻轻地摇。

摇晃摇篮，宝宝安睡。

睡吧，睡吧，最亲爱的宝贝。

妈妈的双手轻轻地摇。

摇晃摇篮，宝宝安睡。

夜已深啦，早点入梦乡。

舒伯特抒写的这首曲子，旋律舒缓，充满了深深的情感。孕妈妈可以在每天晚上睡觉之前听，伴随着轻柔的音乐，想象着腹中的胎宝宝仍然不肯安安稳稳地睡觉，这时你就唱出歌词，让胎宝宝在温暖的母爱中和孕妈妈一同进入梦乡，做着天使般的梦。

无论是谁，听到"睡吧，睡吧，最亲爱的宝贝"这句歌词时，脑海里都会涌现出一种似曾相识的感觉，不知不觉地跟着哼唱，因为几乎每个人出生之后，都是在孕妈妈的怀抱里，听着这首曲子渐渐长大的。通过《摇篮曲》，孕妈妈把自己内心最深处的爱以及对宝宝健康成长的希望，全部印刻在宝宝的心里，这些爱和希望伴随宝宝慢慢长大，让宝宝感受到安全与满足。

在听音乐的同时，孕妈妈也可以跟着音乐的节拍，微微晃动上身，并且轻轻地拍打着腹部，轻轻地拍着宝宝入睡。妈妈的拍打并不会让胎宝宝感到不安，而是会让他们感到母亲的存在。当宝宝还是幼儿的时候，妈妈就是通过这样的方式安抚他们睡觉的。当然，孕妈妈心情烦躁的时候，也可以听一听，这首曲子也能让孕妈妈感到安心。

2 音乐胎教的误区

美妙的音乐对人的身体和精神都有益处，即便是尚未出生的宝宝，也能用心感受到音乐的律动。为了让胎宝宝能够更健康地成长发育，成为一个聪明伶俐的人，在选择音乐胎教的时候，就必须避开音乐胎教的诸多误区。

（1）选择节奏快、音量大的音乐：太快的节奏会让胎宝宝感到不安，太大的音量会损伤胎宝宝的听觉功能。胎宝宝的听觉器官及其他各方面的能力都还没有发育完全，听节奏太强烈的曲子为胎教音乐，又把音乐的音量放得很大，会引起胎宝宝的躁动不安，如果长期这样听音乐，会使宝宝的听力器官受到损伤，神经系统也有可能受到刺激，进而出现其他多种不良情况。

（2）放音乐的时间太长：有的父母听说音乐胎教好，就从早到晚的放音乐，其实这样的做法是不科学的。音乐胎教时间不宜过长，5~10分钟的时间就已经足够了，在这个时间段内，胎宝宝的听觉神经和大脑不会感到疲劳，胎教的效果最好。

（3）对着腹部播放音乐：音乐灌输法是音乐胎教方法的一种，但是这个方法的实施要特别注意。将音乐播放器直接放在孕妈妈的腹壁上，即使你听起来声音不大，但由于离胎宝宝太近，会影响并伤害到胎宝宝的听力。

（4）随意购买胎教传声器。市面上有很多关于胎教的产品，其中就包括胎教传声器。有人认为胎教传声器可以让胎宝宝听得更清楚，于是买回来放在孕妈妈的腹部，对准胎宝宝的头部。给胎宝宝听音乐时最好不要用胎教传声器。有些孕妈妈在用传声器给胎宝宝听音乐时，胎动变得比较频繁，就以为宝宝在做回应呢。殊不知，声波作为一种机械能，完全可以被胎宝宝感知到，胎宝宝有可能已经感受到了伤害。

饮食营养合理搭配

1 胃口不好时吃点零食

在怀孕后期，随着胎宝宝的生长变大压迫消化系统，会影响到孕妈妈的饮食。但此时又是胎宝宝对营养的需求量大的时候，孕妈妈可以试试吃点零食，用少吃多餐的办法来解决。吃零食也可以使人感到愉悦，研究发现，吃零食能够缓解紧张情绪，消减内心冲突。在手拿零食时，零食会通过手的接触和视觉，将一种美好松弛的感受传递到大脑中枢，产生一种难以替代的慰藉感，有利于减轻内心的焦虑和紧张。

（1）大枣：大枣的营养价值很高，它自古以来就是药食两用的保健食品，不仅含有丰富的维生素C，还能给孕妈妈补充铁，是很好的孕期零食。但是大枣也不能吃得太多，否则很容易使孕妈妈胀气。

（2）酸奶：孕妈妈在孕期大多喜欢吃酸的东西，因为酸性能够加快消化，缓解呕吐、恶心等感受。酸奶就是这样一种食品，酸奶里面含有益生菌，可以帮孕妈妈调理肠胃，同时又富含蛋白质，是补充蛋白质很好的来源。而且酸奶清凉、爽口，很容易被消化吸收。

（3）奶酪：奶酪是牛奶"浓缩"而成的精华，有丰富的蛋白质、B族维生

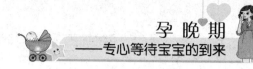

素、钙和多种有利于孕妈妈吸收的微量营养成分。天然奶酪中的乳酸菌有助于孕妈妈的肠胃对营养的吸收。还有一点很重要，奶酪吃多了不用担心会发胖！

（4）苹果：苹果酸甜香脆，美味可口，又具有种类丰富的营养元素，是人们最喜爱的果品之一。苹果中含有构成胎宝宝骨骼及牙齿所必需的成分，能防治孕妈妈的骨质软化症。苹果的香气还可治疗抑郁。

（5）板栗：板栗含有丰富的蛋白质、脂肪、碳水化合物、钙、磷、铁、锌、多种维生素等营养成分，有健脾养胃、补肾强筋、活血止血的功效。孕妈妈常吃板栗，不仅健身壮骨，还有利于骨盆的发育成熟，并消除孕期的疲劳。

（6）全麦面包：全麦面包在制作的时候没有去掉小麦外面的麸皮和麦胚，所以营养比一般的精粉制作的面包更高。全麦面包能够增加体内的膳食纤维，还能补充更全面的营养，有便秘问题的孕妈妈可以尝试把它作为小零食，饿了就吃一点。

（7）马铃薯：孕妈妈在孕期有时候会出现食欲不振。此时吃些马铃薯对孕妈妈比较好。马铃薯俗称土豆，虽说其貌不扬，但却营养丰富。据测定：马铃薯不仅富含粗纤维素，食用后容易产生饱腹感。还含有丰富的钾、钙、铁、镁、碘等矿物质以及糖类等。

2 孕9月膳食原则

进入孕9月，孕妈妈的胃部仍会有挤压感，所以每餐可能进食不多。这时，可以适当加餐，以保证营养的总量。

（1）树立科学的营养理念：热量均衡，摄取适量的优质蛋白质；营养全面，摄取怀孕时所需的维生素和矿物质；摄取充足的必需脂肪酸、亚麻油酸、次亚麻油酸，以帮助宝宝脑部的发育；摄取适量的纤维素，以促进肠道正常蠕动；摄取充足的叶酸，以减少胎宝宝神经管缺陷的发生。

（2）增加维生素摄取量：晚期需要充足的水溶性维生素，特别是维生素 B_1，这是因为孕妈妈需要维持良好的食欲与正常的肠道蠕动。妊娠晚

期维生素 B_1 摄入不足，孕妈妈容易发生呕吐、倦怠、机体无力，还会影响分娩时子宫收缩，使产程延长，分娩困难，产生危险。在此期间，孕妈妈对维生素的需要量是有规定的：维生素 A 每天需 1.25 毫克，维生素 B_1 需 1.2 毫克，维生素 B_2 需 1.0 毫克，烟酸需 16 毫克，维生素 C 需 30 毫克。

（3）素食者更要注重营养：纯素食者的孕妈妈，尤其是在蛋白质需求量很高的临产时期，如果单以一种不完全的植物性蛋白质作为蛋白质源，必定会缺乏某几种氨基酸，严重影响胎宝宝的生长发育。所以，饮食中包含多种不同的植物性蛋白质，可以使氨基酸的组成更趋于完全。例如，谷类与豆类加以调配，像黄豆糙米饭等；豆类与核果类或种子类一起食用，像豌豆果仁饭。也可以多种食物互相弥补各自的不足，像豆干腰果芝麻蔬菜饭，也可全面补充营养。

（4）植物性蛋白质的食物来源：糙米、胚芽米、小麦、米饭等主食类；黄豆、青豆、扁豆、蚕豆等豆类；豆腐、豆浆、豆花、蛋白肉等豆制品；腰果、芝麻、莲子等核果类及种子；土豆、胡萝卜、莲藕、芋头等根茎菜。

本月推荐食谱

冬瓜黑鱼汤

原料 黑鱼 500 克，冬瓜片 250 克，黄酒、葱花、姜片、精盐、味精各适量。

做法 黑鱼去内脏和鳞，切成块；待油热爆姜片，放入鱼块略煎，加入黄酒、水煮 20 分钟，再加入冬瓜片煮 5 分钟，调味，撒上葱花即可。

功效 生肌补血，加速伤口愈合，治疗水肿。

花生炝猪手

原料 净猪手 400 克，花生 80 克，香菜少许，精盐、味精、老汤、明油、酱油各适量。

做法 猪手剁块，焯水备用；花生洗净；香菜切末；净锅注入老汤，放入猪手和花生，加酱油、精盐，煮 25 分钟，煮熟后放味精，出锅，淋明油，撒上香菜末即可。

功效 美容养颜，延缓衰老，丰胸通乳。

肉丝拌油皮

原料 豆腐皮、黄瓜各100克，猪瘦肉150克，海米10克，酱油、香油、醋、精盐、蒜、味精。

做法 ①将肉洗净，切成丝；锅内放入花生油烧热后，将切好的肉丝放入，迅速划炒，待肉丝变色时，加入酱油，翻炒几下，盛出放在碗中。②豆腐皮洗净切丝，用开水焯烫一下，捞出沥干水分。③黄瓜洗净，切成丝，放入碗内。④将海米用温开水泡开，捞出，撒在上面。⑤蒜捣成泥，与精盐、醋、香油、味精一起调汁，浇入碗内即可。

功效 滋养脾胃，强健筋骨。

香菇烩牛肉

原料 牛肉、番茄、马铃薯各500克，洋葱100克，精盐、生姜片、味精、清汤、食用油各适量。

做法 ①牛肉洗净后切3厘米大小的块，随冷水入锅烧沸，去除浮沫，捞出再用清水洗净血污待用；马铃薯削皮后切3厘米大小的块，洋葱分成3厘米左右的片；番茄经沸水烫后，去皮，用手撕成小块。②锅内放油烧至六七成热时，放生姜片爆炒一会儿，放牛肉和马铃薯块翻炒数十次后，加番茄和清汤，烧沸后改用中火炖至牛肉松软，马铃薯散裂，加入洋葱片和精盐、味精，再改用武火烧沸1~2分钟即可。

功效 防治麻疹，抑制肿瘤，延缓衰老。

生活中的各项准备

1 提防怀孕恐惧症

什么是怀孕恐惧症

在怀孕期间，女性或多或少都会产生恐惧心理，怀孕恐惧症指的就是这样一种心理，它存在于整个怀孕阶段，甚至在孕前就有人产生了恐惧。女性在人类的传承中起着重要的作用，孕育的过程都需要在女性体内进行，因此女性就背负了较大的责任，从受孕到怀孕、生产，一直到养育宝宝，女人的心理始终承受着沉重的压力，她们的恐惧心理集中在对未来的不确定性，这种心理就是怀孕恐惧症。

恐惧心理会让人变得敏感而紧张，这让我们可以更快地应对变化，却也提高了过程中所受的痛苦。例如，很多女性在分娩时十分害怕，但是这种紧张和恐惧的心理反而使疼痛更加明显。一般来说，怀孕恐惧症常常表现为烦躁、焦虑、抑郁、害怕、担心、脾气暴躁等情绪变化。轻度的怀孕恐惧症可通过家人或朋友的帮助得以治愈，严重的怀孕恐惧症则需要医生和药物的帮助。所以，女性在怀孕前应该充分了解怀孕的相关知识，学习并掌握如何预防和消除怀孕恐惧，保持平静的心态来迎接分娩的到来。

2 怀孕恐惧症的表现

怀孕恐惧症的表现主要是在心理上的，一般主要表现在以下几点：

（1）对分娩的恐惧：分娩是怀孕的最后一程，期间伴随着巨大的痛苦，这一点孕妈妈们早就通过各种言传身教了解到了。一个小生命从自己的体内出来，身体上的疼痛让许多人恐惧不已，尤其是一些对痛觉比较敏感的人，更是早早地就开始担心。

（2）对胎宝宝畸形的恐惧：妈妈希望胎宝宝能够健健康康地发育、成长，但是由于各种原因，胎宝宝却有可能出现畸形，再加上媒体的大肆渲染，让孕妈妈们充满了对胎宝宝畸形的恐惧。如果已经患有怀孕恐惧症，对这种事会尤其在意，她们想象自己生出畸形儿会怎么样，这些令人恐怖的想象是怀孕恐惧症患者常出现的情况。

（3）对身体变化的恐惧：女人生完孩子以后，身材肯定发生了很大的变化，与从前窈窕少女的模样完全不同了，对于爱美的女人来说，这足以引起最大的恐惧了。

2 如何消除恐惧心理

在怀孕前后，女人产生一些心理变化是正常的，除非心理素质极其强大才能做到波澜不惊，一般人总是忍不住地皱眉头，所以不必为此感到惊慌失措。平时学着排遣抑郁，尽量消除恐惧心理，帮助自己平安度过孕期。

（1）正确认识怀孕恐惧症：当自己感到不愉快的时候，不要过早地给自己下定义，以为自己就一定是怀孕恐惧症患者了。其实恐惧症是一种很复杂的东西，偶尔感到害怕并不能算作恐惧症。只有当自己完全陷入这些问题，或者一遇到某种情况就感到无法自拔时，才可能是怀孕恐惧症。孕妈妈们在平时不要随便给自己添加压力，很可能你只是简单的焦虑心理，缓和一下就会好了。身边的人是帮助克服怀孕恐惧症的关键，家人或朋友可以及时进行心理疏导，让患者认识到怀孕的正常信息，避免接收一些虚张声势的信息。

（2）坦然面对各种变化：在怀孕的时候，女人的身材、皮肤等都会发生变化，只要有合理的保养，都能变回正常，所以不必过于担心。相对于恐惧，孕妈妈倒不如主动了解产后保养和恢复，向他人多做咨询，给自己制定一套合适的恢复计划。

（3）不必对生产有过多的恐惧：分娩时的疼痛最容易引起孕妈妈的恐惧，其实这种疼痛只是暂时的，和医生密切配合，可以减少分娩的疼痛。在生产之前多做做锻炼，增强身体素质，也会更有利于分娩的顺利进行。

（4）消除其他方面的恐惧：还有一些疑虑都会让孕妈妈产生恐惧心理，比如大龄产妇通常承担较大的心理压力，会担心自己的宝宝不健康，其实大龄产妇或者说高龄产妇们不需要太过担心，只要在孕期做好每一次孕检，是能及时发现问题的，根本无需给自己压力。

其实，恐惧来自于对未来的不了解，孕妈妈们对孕育方面的各种问题有了详尽的了解，就不会产生各种负面情绪和压力了。消除怀孕恐惧症关键还是要靠自己，心态最关键。

3 夫妻携手走出恐惧

在妻子怀孕期间，准爸爸除了是家里的顶梁柱，还要变身为孕妈妈的超级佣人，更要兼职心理医生，帮助孕妈妈排遣心里的恐惧和抑郁。

(1) 不在妻子面前说负面信息：孕妈妈的心思非常敏感，很容易将一些不好的想法往自己身上想。如果总是在她面前不断地说一些负面信息，比如从电视上或网上看到唐氏综合征患儿出生率很高，即使夫妻双方都健康，也有可能生出唐氏综合征患儿，或者某个朋友两口子身体都很棒，结果孩子生出来是脑瘫……像这类例子很容易对孕妈妈产生刺激，即使是无意间说出口的，孕妈妈也会很在意地记在心里。因此，准爸爸一定注意不要在孕妈妈面前提这种消极的事情，同时还要提醒其他家人和朋友也不要提。

(2) 始终陪伴在她身边：陪她去做产检，陪她去买孕妈妈装，陪她去上孕妈妈课，平时上班的时候也多打个电话问候一下，在家多帮她做做按摩和孕妇体操……总之，此时的你要多陪陪妻子，不要把心思全都放在工作上，要知道家庭才是你的最终归属。不管做的是否达标，只要你尽力了，孕妈妈肯定会高兴，也会更感幸福的。

(3) 创造舒适的居住环境：跟自己家的保姆或是别人家的保姆学一学，在她们的基础上你要更体贴才行。首先给母子俩布置的居室要温暖舒适，房间的温度要合适，20～24℃最好，湿度要合适，45%～65%感觉最舒服。如果你拿不准，准备一个温湿度计挂在屋子中央，并适当使用电扇、空调、暖气、加湿器这些设备，只是不要让孕妈妈直接被风吹到。同时，你还要保持空气新鲜，无论冬夏，都要在天气好的时候开窗换气。尽量保持环境安静，保证房间的光线柔和，窗帘厚薄合适。

(4) 帮助孕妈妈搞好卫生：怀孕期间的妈妈非常容易出现体味，要及时帮她洗澡、擦拭。如果是夏天，每天帮助孕妈妈擦洗身体，保证孕妈妈的舒适和卫生，若是冬天洗澡时还要做好保暖工作。新妈妈进食次数多，应增加刷牙次数，即使做不到每次进食后都仔细刷牙，也要及时端过来一杯白开水漱漱口。新妈妈的内衣也要勤更换，洗的事情就由你代劳了。

4 提前制定产假计划

我国劳动法规定，妇女在产褥期有休假的权利，产假 90 天。其中产前休假 15 天；难产的，增加产假 15 天；多胞胎生育的，每多生育一个婴儿，增加产假 15 天。孕妈妈要对这些有所了解，在预产期之前做好产假计划。

（1）完成工作交接：作为职场孕妈妈，在制定产假计划时，一定要提前告诉上级，并且确定具体的休假时间。让上级能够及时找到工作代理人，以免影响工作，从而影响到公司的整体进度安排。因为职务和职位有诸多差别，孕妈妈的工作接手人或代理人可以是一个人，也可以是多个人，可由不同的人负责不同的工作内容。工作接手人或代理人一般都会在孕妈妈休产假前来报到，这段时间孕妈妈可与其充分沟通，最好让接手人或代理人了解工作的基本流程和环节，带着他提前进入工作状态，以适应工作环境和工作性质。同时，孕妈妈还要介绍工作接手人或代理人让同事们认识，并帮其建立良好同事关系，介绍的过程中，一定要讲明其身份与具体的工作内容，尤其要点出他是在自己请产假期间正式接替工作的人。同时，最好能写一个工作交接单，以免交接出现遗漏情况。一切交代清楚后，孕妈妈就可以轻松地休产假了。

（2）与公司保持联系：在休假期间，孕妈妈要与外界保持联系，手机处于开通状态，以便公司方面能够随时询问相关事宜。孕妈妈也要时常打电话回公司，并与工作接手人或代理人通话，了解工作的同时，更要给予关心，尤其是对工作状态的关心与工作内容的指导。这点小细节容易被大多数人忽视，尤其是怕麻烦的孕妈妈，但是这非常重要，不容忽视，更是职场生存的长久之道。孕妈妈一定要保持高度的耐心，用专门的时间与公司保持联系。

（3）不同情况下的产假安排：如果孕妈妈的工作环境相对安静清洁，危险性比较小，或是长期坐在办公室工作，同时身体状况良好，那么可以在预产期的前 1 周或两周回到家中，静静地等待宝宝的诞生。

如果孕妈妈的工作是与长期使用电脑有关，或是工作在工厂的操作间等阴暗嘈杂的环境中，那么建议孕妈妈在此期间选择暂时更换或离开工作岗位。

如果孕妈妈的工作是饭店服务人员或销售人员，或每天至少需要 4 小时以上的行走时间，建议孕妈妈在预产期的前两周半就离开工作岗位回到家中待产。

如果孕妈妈的工作运动量很大，也可以考虑提前休产假，以免发生意外。

如果孕妈妈的工作不属于体力劳动，孕晚期还可以坚持工作，只是要避免上夜班、长期站立、抬重物及颠簸较大的工作，最好做些比较轻松的工作，以免影响休息和出现意外事故。临产前 2~4 周最好能在家休息。

因此，怀孕 38 周左右的上班族孕妈妈就可以考虑在家中休息，一方面调整身体，一方面为临产做一些物质上的准备。

5 住院待产早知道

在这个月里，孕妈妈离预产期已经十分接近，有些妈妈就是在这个月早产的，所以孕妈妈要做好住院待产的准备。

1 住院待产的时机

（1）宫缩：宫缩是即将生产的征兆，当孕妈妈即将生产时，宫缩往往表现得非常明显。开始往往不规则，当它发生得越来越规则时，就离分娩不远了。对于初产妇来说，时断时续的宫缩一般要持续 8~10 个小时。宫缩一旦频繁剧烈有规律，大约每 5 分钟左右发作一阵，且子宫一阵阵发硬，并感到疼痛或腰酸，就意味着分娩马上要开始了，应马上到医院待产。

（2）破水：破水是羊膜破裂、羊水流出的现象，通常很像尿液，但是孕妈妈无法自主控制，还带点腥味，这就是破水。此时无论是否有宫缩都要及时去医院。在前往医院的在路上，孕妈妈应平卧，因为羊水流出时脐带也可能随之脱出，若发生脐带绕颈，会威胁到胎宝宝的生命。

（3）双胞胎孕妈妈应提前住院：若孕妈妈怀有双胞胎，子宫的增速会更加迅速和明显，特别是在孕24周以后。在孕晚期很容易产生心慌、呼吸不畅、下肢水肿及静脉曲张等压迫症状。临产期容易发生子宫收缩无力而滞产，也可因胎盘早期剥离发生产前出血等症，还可因子宫过度伸长、胎盘过大、产后子宫收缩不良而引起产后大出血。故在孕晚期要注意避免劳累，有条件的话应该及早住院待产，可保证孕妈妈的休息，也可减少早产的发生，以保证顺利分娩。

（4）白带增多：如果孕晚期出现白带不停出现的情况，应到医院去检查一下是否已破水，千万不要大意。

2 住院待产的注意事项

（1）进入产房前要取下隐形眼镜和各种首饰，长发者要把头发盘至头顶，同时带上喝水杯、卫生纸、手机、毛巾等物品。

（2）在穿着方面，应穿着纯棉、易吸汗、宽松、舒适的衣服进入产房，胸罩最好不要戴。

（3）在待产期间，孕妈妈不需要禁食，鼓励三餐按时进食，及时补充水分和能量，这样在生产过程中会更加顺利。待产时选择易消化、清淡的半流质或软烂食物，如蛋糕、藕粉、粥、果汁、面条、鸡蛋羹等，应少量多餐，必要时食用巧克力。

（4）孕妈妈在待产时需保持身体放松，可以听听音乐，想象美好的景象，在宫缩时可使用"爱力"六种呼吸有效减轻疼痛，积极与助产士配合，顺利分娩。

（5）孕妈妈在宫缩间歇时间及时解小便，以排空膀胱，夜间待产时请注意休息，补充睡眠。

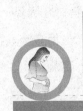
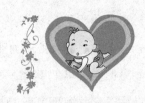

孕 10 月

终于和宝宝见面了

孕妈妈和宝宝的变化

1 宝宝的生长情况

　　孕 10 月是胎宝宝生长发育的最后一个月，胎宝宝一般在这个月完成最后的准备，并在月末与爸爸妈妈见面。

　　在孕 37 周，胎宝宝的重量大约达到 3000 克，身长 51 ~ 52 厘米，这已经和生产时的重量十分接近了。有的胎宝宝胖一些，有的就瘦一些，体重一般都会超过 2500 克，属于正常范围。这时胎宝宝在母腹中的位置在不断下降，孕妈妈下腹坠胀、不规则宫缩频率增加。孕妈妈会不断地想上厕所，便次增加，阴道分泌物也更多了，要注意保持身体清洁。

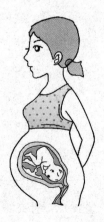
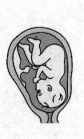

　　到了 38 周，胎宝宝又长大了一点，体重可能已经达到 3200 克了。胎头在孕妈妈的骨盆腔内摇摆，周围有骨盆的骨架保护，很安全。现在胎宝宝身

上原来覆盖着的一层细细的绒毛和大部分白色的胎脂逐渐脱落、消失，胎宝宝的皮肤变得光滑。这些物质及其他分泌物也被胎宝宝随着羊水一起吞进肚子里，贮存在他的肠道中，变成黑色的胎便，在他出生后的一两天内就会排出体外。

孕39周，此时宝宝已经到了出生的足够月龄了，胎宝宝的体重应该已有3200～3400克。现在体重在3500克以上的新生儿也很常见，甚至4000克以上的高体重新生儿和巨大儿也增多了，这跟人们营养状况的改善有很大关系。一般情况下男孩比女孩的平均体重略重一些。

在孕40周，这应该是胎宝宝生长发育的最后一周，胎宝宝所处的羊水环境有所变化，原来的羊水是清澈透明的，现在由于胎宝宝身体表面绒毛和胎脂的脱落，及其他分泌物的产生，羊水变得有些浑浊，呈乳白色。胎盘的功能也从此逐渐退化，直到胎宝宝娩出即完成使命。

2 孕妈妈的身心变化

随着预产期的临近，孕妈妈时常感到腹部收缩疼痛，有时甚至会认为阵痛已经开始，如果是不规则阵痛，那么这其实只是身体准备适应生产时的阵痛而产生的正常现象。另外子宫逐渐变得柔软，且富有弹性，这是在为胎宝宝出生做准备。这时，阴道分泌物增多，有的孕妈妈还会出现子宫口提前张开的现象，这时应该保持心神稳定，注意观察身体变化。

在真正的子宫收缩之前，孕妈妈还会经历假阵痛收缩。假阵痛收缩的出现是没有规律的，只要稍加运动，阵痛就会消失。

现在，孕妈妈可能会感觉到心情烦躁焦急，既盼望宝宝早日降生，又对分娩的痛苦有些恐惧。其实不必如此，顺其自然地等待宝宝的到来吧。你需要做的是注意观察分娩征兆，随时做好准备，坚强、忍耐、沉着地去应对。

在分娩之前，由于胎宝宝位置的下降，孕妈妈腹部的隆起也靠下了。下降的子宫压迫膀胱，尿频会越来越明显。但上腹憋闷的症状显著缓解，胃部的压迫减轻，饭量有所增加。

子宫出现收缩现象。当子宫收缩时，把手放在肚子上，会感到肚子发硬。随着分娩临近，孕妈妈羊膜囊可能会破裂。羊水一般是细细流出而不是大量涌出。孕妈妈要在怀孕的最后时期，注意自己的行为，千万要小心谨慎，充分休息，稳定心情，做好孕期的最后护理。

本月，孕妈妈的子宫底高度为 29～35 厘米。孕妈妈会出现下腹部轻微胀痛，这种现象常在夜间出现，清晨消失，上腹部可能比以前感到舒适。孕妈妈会发生尿频，或阴道分泌物中有少量血液，都预示着孕妈妈不久将要临产。特别是见红，多发生在阵痛前 24 小时内，是分娩即将开始的比较可靠的征兆。有规律且逐渐增强的腹部阵痛，持续 30 秒或以上，间歇 5～6 分钟是临产的标志，如果出现这种现象，不要慌张，要立即去医院就诊。

3 会阴侧切并不可怕

1 什么是会阴侧切

会阴是女性阴唇和肛门之间的部位，会阴通常为 2～3 厘米长，但在生产时将会拉伸至约 10 厘米长。初次分娩时，拉伸会阴是比较困难的，孕妈妈会感到很痛苦。为了使胎宝宝顺利出生，并防止会阴撕裂、保护盆底肌肉，医生通常会在分娩过程中在你的会阴部做一斜形切口，这是顺产当中一个极小的手术，所以并不可怕。

需要做会阴侧切的情况：

（1）胎宝宝头过大，无法顺利通过产道。

（2）需要用产钳或胎头吸引器助产的孕妈妈。

（3）初产，胎宝宝臀位经阴道分娩的孕妈妈。

（4）患心脏病、高血压等疾病，需要缩短第二产程的孕妈妈。

（5）早产，胎宝宝宫内发育迟缓或胎宝宝宫内窘迫，需减轻胎头受压并尽早娩出时。

（6）曾做会阴切开缝合，或修补后瘢痕大，影响会阴扩展的孕妈妈。

（7）初产头位分娩时会阴紧张、会阴体长、组织硬韧或发育不良、炎症、水肿或遇急症时会阴未能充分扩张、估计胎头娩出时将发生严重裂伤的孕妈妈。

2 会阴侧切并不可怕

（1）会阴侧切的术后护理：首先要保持局部的清洁，每天用1∶5000的高锰酸钾溶液冲洗伤口2~3次。如果阴部肿胀，可用50%的硫酸镁热敷。卧床时应使伤口侧在上，以避免恶露流向伤口，引起感染。拆线后伤口内部还没有完全愈合，不宜多走动和做剧烈的运动。还要避免下蹲和大便时屏气用力，以免伤口裂开。

（2）会阴侧切不影响如厕：术后前几天伤口会疼痛，只要没有严重裂伤，可以正常如厕，但排便不要过度用力，以免缝合的伤口裂开。大小便后用清水冲洗会阴，并用干净的纸巾擦干。如果撕裂程度严重，已经向上影响到尿道，造成排尿上的不便，就可能需要导尿。伤口完全愈合后，对如厕没有任何影响。

（3）不会影响性生活：实施会阴切开术后，阴道和会阴部位一般都能在1周内愈合，再经过一段时间，可以完全恢复到正常的状态，阴道仍然能保持良好的弹性，对日后的性生活毫无影响。但为了避免性生活对恢复期的肌肉组织过多的牵扯，建议使用一段时间的润滑剂。

4 临产的各种征兆

（1）宫缩：孕妈妈可以根据自身的状况，来判断宫缩正常与否。只要孕妈妈在卧床休息1小时后即恢复正常宫缩的次数不超过10次/天，没有出现腹痛、出血或破水症状，宫缩间隔时间没有缩短等，均可以判断出此次宫缩为正常的生理反应。妊娠不足 9 个月时出现每隔 1 小时 3 次以上的宫缩，为早产和流产的征兆，孕妈妈应及时就医。

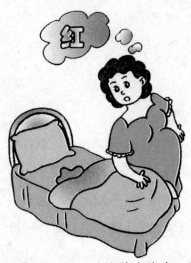

（2）见红：见红是分娩即将开始的一个可靠征兆，通常是粉红色或褐色的黏稠液体从阴道流出，或只是阴道分泌物中有血丝。见红通常出现在分娩前 24～48 小时内，这时子宫颈口开始活动，使子宫颈口附近的胎膜与该处的子宫壁分离，毛细血管破裂的少量血液与宫颈管内的黏液相混而排出。如果是淡淡的血丝，量不多，可留在家里观察，避免剧烈运动即可；如果流出鲜血，超过生理期的出血量，或者伴有腹痛，则需要马上入院就诊。

（3）阵痛：临近分娩时，子宫会开始收缩，把胎宝宝往产道方向挤压，这时会感觉到阵痛。如果感觉到阵痛并伴有宫缩，先不要着急进医院，可以记录一下阵痛和宫缩的间隔时间，如果不规律或有规律但间隔很长，说明离分娩还有一段时间，可以在家休息。如果阵痛 3～5 分钟出现 1 次，每次持续 30～40 秒，并且有逐渐增强的趋势，就说明胎宝宝快要出生了，应尽快送往医院。

（4）破水：破水就是包裹着胎宝宝的羊膜腔自然破裂，羊水流出，孕妈妈会感觉到一股温热的液体持续从阴道流出。破水一般发生在阵痛之后，如果发生在阵痛前，就是早期破水，早期破水可能会引起细菌感染或是脐带脱垂。破水之后，不管在什么场合，你都要立刻平躺下来，然后立即打电话叫救护车。在去医院的途中，必须保持平卧的姿势。

按时检查做做保健

① 孕10月产检项目

这个月是十月怀胎的最后1个月，通常胎宝宝会在这个月末出生，所以在这个月要严密监控孕妈妈和胎宝宝的每一个细微的变化，为顺利生产打通最后一关。

产检次数：第十次、第十一次、第十二次、第十三次产检。

产检时间：怀孕37周（第十次产检），怀孕38周（第十一次产检），怀孕39周（第十二次产检），怀孕40周（第十三次产检），孕晚期。

产检项目：血压、体重、宫底高度、腹围、胎心率、血常规、尿常规、胎心监护、胎位检查、骨盆测量（怀孕37周）、宫颈检查（Bishop评分、怀孕39周）。

产检注意：本月仍然坚持计数胎动，从而关注胎盘的健康状况。由于每个胎宝宝的活动量不同，孕妈妈自感胎动次数的个体差异很大，12个小时内的累计数自20次至百次不等，因此每个孕妈妈都有自己的胎动规律。如果胎宝宝在12个小时内的活动次数少于20次，或逐日下降超过50%而不能恢复，或突然下降超过50%者，提示胎宝宝缺氧。孕妈妈应高度重视，及时采取左侧卧位，增加胎盘血流，并到医院进一步检查和治疗。

（1）胎心率监测：借助仪器记录下瞬间胎宝宝心率的变化，这是了解胎动，宫缩时胎心反应的依据，同时可以推测出宫内胎宝宝有无缺氧。

（2）B超检查：目的是监测羊水量、胎盘位置、胎盘成熟度及胎宝宝有无畸形，了解胎宝宝发育与孕周是否相符，这次B超将为确定生产的方式提供可靠的依据。

（3）血检查：提供静脉血、指血之后，孕妈妈还得贡献出一点耳血，以检测其体内激素水平是否在正常范围内，从而间接地了解胎盘功能是否正常。

（4）胎位检查：确认胎位是临产前很重要的一项检查，医生会告诉你胎宝宝是头位（头先露）、臀位（臀先露），或属于其他异常胎位。这是确定孕妈妈自然分娩还是手术助产的重要依据。

2 骨盆测量测顺产

1 骨盆的情况影响分娩

现在人们都提倡顺产，虽然在顺产过程中孕妈妈要遭受很大的痛苦，但是顺产有很多好处。首先是能够对胎宝宝形成挤压，挤出肺里的羊水，避免新生儿窒息及感染的可能性。对于孕妈妈来说，顺产避免了剖腹产留下的难看的疤痕，而且产后恢复速度更快，在月子期间抵抗力更强，可以说是痛苦一小时，幸福一辈子。

自然分娩时，胎宝宝必须经过骨盆。除了由子宫、子宫颈、阴道和外阴组成的软产道外，骨盆就是产道的最重要组成部分了。因此，骨盆的大小和形态对分娩的快慢和顺利与否起着至关重要的作用。狭小或畸形骨盆均可引起难产，如果经骨盆分娩异常困难，则只能进行剖宫产了。

2 骨盆测量的方式

骨盆测量时首先进行骨盆外测量，如果骨盆外测量各径线或某径线异常，则在临产时应进行骨盆内测量。

（1）骨盆外测量

髂棘间径：取伸腿仰卧位，测量两髂前上棘外缘间的距离，正常值为23~26厘米。

髂脊间径：取伸腿仰卧位，测量两髂脊外缘最宽的距离，正常值为

25～28厘米。

骶耻外径：取左侧卧位，右腿伸直，左腿屈曲，测量第5腰椎棘突下至耻骨联合上缘中点的距离，正常值为18～20厘米。

出口横径（骨结节间径）：取仰卧位，两腿屈曲，双手抱膝，测量两坐骨结节内缘间的距离，正常值为8.0～9.5厘米。

耻骨弓角度：用两拇指指尖斜着对拢，置于耻骨联合下缘，左右两拇指平放在耻骨降支上面，测量两拇指的角度，正常值为90度，小于80度为异常。

（2）骨盆内测量

对角径（骶耻内径）：耻骨联合下缘至骶岬上缘中点的距离，正常值为12.5～13厘米。

骨盆入口前后径：正常值为对角径的数值减去1.5～2厘米。

坐骨棘间径：两坐骨棘间的距离，正常值约为10厘米。

③ 哪些情况需要剖宫产

剖宫产，就是剖开孕妈妈的腹壁及子宫，从而取出胎宝宝。剖宫产技术的出现，可以说是孕产界的一次技术革命。若病例选择得当，施术及时，不但可挽救母子生命，还能使母女保持正常的生产性能和继续繁殖后代的能力。不过，剖宫产远远没有达到十全十美的程度，若使用不当，不仅不能收到预期效果，还会造成长远的不良影响，故施术前必须慎重考虑。

那么，在哪些情况下进行剖宫产才是最好的选择呢？

（1）巨婴症：根据妇产科医学会的定义，新生儿体重超过4000克称为巨婴症，如经阴道分娩常会发生难产、肩部难产、胎宝宝外伤（如骨折或臂神经丛伤害），采取剖宫产较安全。

（2）胎宝宝先天性畸形：如水脑症、裂腹畸形、连体婴等。若经阴道分娩，可能因难产而伤害到母亲或胎宝宝，以剖宫产为佳。

（3）遇外伤或正值感染病毒：如腹部突遇外伤、意外伤害，阴道出现感染，皆可能伤及胎宝宝，需剖宫产。

（4）大出血：在某些情况下，生产可能导致大出血，例如孕妈妈出现前置胎盘、胎盘早期剥离、子宫破裂、前置血管等情况，大出血对母亲和胎宝宝的生命都是巨大的威胁，应赶快剖宫生产。

（5）曾经接受过手术者：以前曾做过子宫的手术，如剖宫产、子宫肌瘤切除手术、子宫切开术或子宫成形术，自然分娩时偶尔会使子宫刀疤处裂开，造成母儿的生命危险，所以剖宫生产较安全。

（6）顺产无法继续：有时，孕妈妈的身体素质并不是太好，在顺产过程中出现意外情况，例如子宫收缩程度薄弱、子宫颈扩张不足，胎宝宝无法产出时，就可以使用剖宫产，尽快结束生产过程，防止出现意外。

（7）骨盆过小：有些身材过于矮小的母亲因骨盆过小，没有足够空间让胎宝宝经由骨盆腔生产，为了胎宝宝安全，应进行剖宫产。

4 顺产时该怎样用力

在分娩的过程中，孕妈妈的用力方法说起来很简单，和排便时差不多，但是做起来可没有那么容易。孕妈妈可以提前了解一下各种用力方法，以便在生产时活学活用。

（1）仰卧式用力：两腿充分张开，膝盖弯曲，后脚跟尽量靠近臀部。两手向后举，抓住床头的栏杆或两侧的把手。先充分吸气，从鼻子吐气的同时停止呼吸，几秒钟后再慢慢像是要排便或打开肛门似的逐渐用力。此时要紧闭嘴唇，直到最后都不要让空气漏出来。从吸气、用力到吐气完毕，大约需要25秒钟。

（2）侧卧式用力：在生产的过程中，孕妈妈的身体姿势并不是固定不动的，只要有助于生产，做出少许的改变也是可以的。孕妈妈也可以侧卧，身体下方的手肘轻轻弯曲，手掌放在脸旁。双脚并拢，膝盖尽量弯曲，单手抱住身体上方的大腿靠近臀部的地方，用双手抱亦可。头部不可弯的太低，脊背也不可拱起至眼睛看得到肚脐的程度。胸部先充分吸气，然后和仰卧的情形一样，暂停数秒后再用力。脊背挺直，不可拱起，臀部向后突出般的用力。头部弯得太低或不抱住臀部而抱住膝盖，都是错误的用力方法。

（3）仰卧抱腿式用力：为了便于用力，孕妈妈可以抱住自己的双腿，腿部配合臀部一起用力。举起双脚，双手从外侧抱住膝盖的内侧，双腿尽量靠近下腹部的两侧，并充分张开。双手不可握在一起，要各自握拳，双腿才能充分张开。用力的同时，使下颌贴近胸口，双腿尽量张开。

在整个生产过程中，真正需要用力的其实只有第二产程，初产需要 2～4 小时，经产需要 1 个小时。在这段时间里，每 2～3 分钟就会宫缩一次，每次收缩大约持续一分钟。分娩时，产道并非已经完全扩张，等着宝宝的通过。而是要靠孕妈妈正确的用力方式，使胎宝宝以退 1 步、进 2 步的方式往前进。在比较消耗时间的第二产程，最好用侧卧式，并且可以左右交替进行。

如果分娩进行得比较顺利，开始对外阴进行消毒时，为了保护会阴部，助产士会让你变成用"仰卧式"的用力方法。如果这种姿势不便于用力，你也可以用仰卧抱腿式的用力方法，等到感觉比较熟练的时候，再换回仰卧式用力。

⑤ 拉梅兹分娩呼吸法

在孕产界，拉梅兹分娩呼吸法可谓是鼎鼎有名，在生产之前，几乎所有的医生都会把这套方法介绍给孕妈妈。这种分娩呼吸方法，从怀孕早期开始一直到分娩，通过对神经肌肉控制、产前体操及呼吸技巧训练的学习过程，有效地让产妇在分娩时将注意力集中在对自己的呼吸控制上，从而转移疼痛、适度放松肌肉，能够充满信心地在分娩过程发生产痛时保持镇定，以达到加快产程并让婴儿顺利出生的目的。1951 年法国医生拉梅兹（Lamaze）博士整理、介绍给大家这种生产呼吸方法，因此被称为拉梅兹分娩法。在 1960 年，拉梅兹呼吸法由美国传到亚洲，立即引起包括我国在内的很多妇产科专家的重视。

（1）基本姿势：在客厅地板上铺一条毯子或在床上练习，室内可以播放一些优美的胎教音乐，孕妈妈可以选择盘腿而坐，在音乐声中，孕妈妈首先让自己的身体完全放松，眼睛注视着同一点。

（2）第一产程第一阶段：子宫收缩时，闭口用鼻以最大幅度深吸一口气。吸气的时候腹部鼓起，然后用嘴巴缓慢吐气，腹部渐渐自然收缩。该呼吸法每分钟做6～9次。

（3）第一产程第二阶段：此时还是使用腹部深呼吸法，但是要随着宫缩的力度和节奏使用不同的呼吸频率。而且要注意每次吸入和呼出的量要一致，具体呼吸的节奏要根据宫缩的情况自行调节。

（4）第二产程第一阶段：宫口全开后，助产士会指导孕妈妈用力：两手抓紧产床旁边的扶手像举哑铃一样，两脚掌蹬在产床的脚蹬上使劲往下蹬，同时大口吸气。然后屏住呼吸用全力像解大便一样往下推，直到屏不住时才换气，换气时要快，以免肌肉完全放松，胎头回缩太多。然后再屏气、用力、换气……

（5）第二产程第二阶段：胎头出来后，为了防止宝宝身体娩出过快导致孕妈妈会阴的剧烈撕裂，助产士要求孕妈妈"不要用力"或"缓慢/减轻用力"。此时孕妈妈就可根据指示做哈气运动（如同喘息方式的急速呼吸），或是用4～5分力轻轻往下推。

精心打造优质胎教

1 临产前继续胎教

从现在开始，孕妈妈离最终的生产已经很近了，你会感到自己的肚子里被填得满满的，想要挪动一步也很困难。孕妈妈难免心理上紧张，情绪抑郁，这种状况对胎宝宝很不利。你的注意力全都被这些给吸引过去了，根本没有心思再去想胎教了，但是胎教仍然要继续下去。这个月的胎教重点，就是要尽量调整好自己的心态，培养良好情绪，把美好的情绪传递给胎宝宝。

这个阶段的胎教，重点在于通过欣赏音乐、阅读诗歌、鉴赏绘画作品等方式进行胎教，尤其是表现自然景色，天籁之声，还有虫鸣、鸟啼、溪流声、海浪声等比较舒缓、平稳、节奏变化不强的乐曲。在自然美景中放松心情，呼吸新鲜空气来怡养性情，可达到对胎宝宝产生良性影响的效果。

现代围产医学的一项试验成果表明：在产房中播放音乐，能很好地缓解产妇分娩疼痛。能唤起愉快情绪的音乐，可以放松肌肉、减轻疼痛，这种试验的效果已经被认可。所以，孕妈妈在进行胎教时，把产前音乐训练纳入其中，以便在产程中挑出产妇最喜欢、最熟悉、最能唤起愉快情绪的音乐，起到最佳的镇痛效果。

通常，产前胎教还包括一些必要的产前训练，包括听音乐配合身体运动练习和音乐配合呼吸练习（腹式呼吸和哈气练习）等。注意这样做的目的是让孕妈妈在音乐的带领下，使身体的各个部位都能得到活动。此外，还有助于改变对分娩的消极恐惧心理。

伴着音乐的节奏，孕妈妈也可以用手轻拍身体，依次轻拍大腿、腰部、手臂和头部，让全身的肢体也能参与到这种活动中。这是一种比较轻度的运动，可以采用坐姿进行。在选择乐曲上，最好挑一些速度稍快、节奏均匀、轻松的音乐类型，比如克莱德曼的《爱的协奏曲》，有轻快节奏的轻音乐、室内乐也可以采用。

2 静静的冥想胎教

随着预产期的逐渐临近，孕妈妈的心里感到更加复杂了，一方面期待着宝宝的出生，另一方面又为分娩时的疼痛感到忐忑不安，所以这时比往常更加需要安抚。再加上这段时间孕妈妈的行动更加不方便，所以不需要再做有刺激性的胎教，不妨尝试一下冥想胎教。冥想胎教能够安抚自己的内心情感，提高自己的自信心，并能最大限度地激发宝宝的潜能，对克服怀孕抑郁症也很有效果。

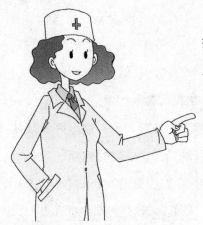

冥想就是要你打破禁锢的思想，充分发挥想象力。摆出舒服的姿势让身体放松，然后想象最令人愉悦和安定的场景即可。冥想的内容也不固定，你可以为自己设置不同的场景，把自己想象成某段童话的主人公，或想象宝宝出生后一家三口其乐融融的甜蜜生活，只要能让自己放松、平和就行。

（1）宁神静坐：孕妈妈选择在温暖的午后进行冥想，提前去一趟厕所，将膀胱排空，让身心处于放松状态。穿着宽松舒适的衣物，在地板上铺上厚厚的软垫，以免接触到冰冷、坚硬的地面，盘腿或取"卍字坐"坐在软垫上。腰、背挺直，闭上眼睛，暂时放下内心的困惑，摒除一切杂念，深呼吸，意识保持在清醒与模糊之间，静心聆听自己内心的声音。

（2）展开你的想象：缓缓调匀呼吸，让心绪平稳下来，然后在头脑中展开想象，想象一些温暖的、平和的、甜美的场景：明媚的阳光下，你穿着一袭长裙，头戴七色花环，在草地上徜徉；阳光很暖，宝宝的笑容很灿烂，他笑着、叫着，高兴地喊着"妈妈"。

3 对胎宝宝的美育胎教

生活中处处充满了美，把美的信息传递的过程就叫作美育。美育胎教能陶冶性情、净化环境、开阔眼界，具有奇妙的魅力。美育是母亲与胎宝宝交流的重要内容，也是净化胎教氛围的必要手段。

（1）艺术美育：轻快柔美的音乐，具有感召力的绘画、书法、戏剧、舞蹈等文艺作品，这不但可以使孕妈妈本身得以充实、丰富，同时也熏陶了胎宝宝，让胎宝宝感受到这诗一般的语言，童话一样美的仙境，而且还会刺激胎宝宝快速生长，使其大脑的发育优于其他胎宝宝。

孕妈妈还可以进行一些剪纸的练习，不需要画多好、剪多好，在这些行动中，孕妈妈已经向胎宝宝传递了深深的爱和美。擅长编织的孕妈妈，生的宝宝多手巧而心灵。孕妈妈可以编织一些胎宝宝的衣物，胎宝宝用品，还可以绣花或者做其他美术品等，都能促进胎宝宝的大脑发育和手指的精细活动。

（2）形象美育：宝宝在成长过程中受到家庭的影响，主要是爸爸妈妈的影响。他们日后在个人形象的问题上，也同样会受到影响。孕妈妈本人的气质很关键，首先孕妈妈要有良好的道德修养和高雅的情趣，知识广博，举止文雅，具有内在的美。其次是颜色明快，合适得体的孕妈妈装束，一头干净利索的头发，便显得精神焕发。好的精神状态及面容是胎教的一种，它可以使胎宝宝在母体内受到美的感染而获得初步的审美能力。

（3）自然美育：人们对美的认识，最初都是从自然中来的，所以大自然本身就是最大的美育课堂。孕妈妈在自然中感受到的一切，都可以传递给胎宝宝，使胎宝宝也能受到大自然的陶冶。孕妈妈可以在家的附近看看远处的风景，并尽可能地把内心的感受描述给胎宝宝听，如：深蓝色的天空、翩翩起舞的蝴蝶、歌声悦耳的小鸟，以及沁人肺腑的花香等。宝宝都可以通过与妈妈的"心灵感应"体会这种美的感受。

④ 产后巩固胎教成果

在妊娠 10 月的过程中，胎宝宝逐渐发育完善，相信准爸爸和孕妈妈们已经尽力进行胎教了。不过，这些还只是小菜一碟，胎宝宝出生以后还得继续教育，巩固胎教期间的成果，这样才能长成一个聪明伶俐的宝宝。

准爸爸和孕妈妈要记住自己在胎教期间的说话方式，以及曾经对胎宝宝讲过什么话、怎样抚摸过他，宝宝出生后，爸爸妈妈的声音和抚摸会在无形中唤起他最美好的感受。

此时各种胎教方法对宝宝都可以使用，所以，妈妈在这时要将各种胎教方法综合进行，灵活应用。一般的做法是：每天清晨起床，都要轻轻拍着宝宝对其说一些关于天气或问候的话语；然后到户外散步，可以边散步边对宝宝进行抚摸和说话；晚上睡觉前则进行音乐胎教，一边播放音乐一边抚摸宝宝。也可用包括文字、书法、绘画胎教，与宝宝讲的同时要联系实物，如苹果、梨、牛、羊、蔬菜，边讲边告诉宝宝形态、颜色。妈妈写字或画画时，也要边写边画边讲，如画竹时可讲"先画一个圆圆长长的竹身，竹是一节一节的，再画……"

在胎教期间使用的各种胎教道具都可以保存着，等他出生后，要让他再次看到实物。比如看过的图画、用过的闪光卡片、玩过的玩具等，要再次摆放在他面前，这样宝宝就会逐渐反馈出他在胎内学过的东西，很可能会做出令你惊讶的反应。

在胎教期间讲过的故事，此时可以用同样的语速和声调读给宝宝听，看看他会不会露出满意的表情。接受了良好的胎教后，胎宝宝就做好了吸收更多知识的准备，因此，在宝宝出生后，新妈妈别忘了在照顾宝宝的过程中，还要继续保持着微笑的表情和温和的语调，向宝宝重复你胎教时做过的内容。孕期时所做的一切胎教都在宝宝的脑海中植下根来了，不能让他出生后就全部丢在一边了。

当然，每个孕妈妈可以根据自己的实际情况来选择适合自己的胎教方法，只要是对胎宝宝有益的都可进行。另外，在进行胎教时，应按照各种方法提出的要求进行，收效会更大。

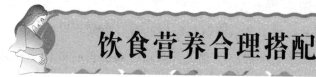

饮食营养合理搭配

1 临产前的饮食

产前饮食的重要性

在临产前,有些孕妈妈的反应很强烈,甚至能持续好几个小时。一般从有规律的宫缩开始到宫口开全,大约需要 12 小时。生产相当于一次重体力劳动,产妇必须有足够的能量供给,才能有良好的子宫收缩力,宫颈口开全后,才能将孩子娩出。有的产妇无法安定下来,一直吵嚷,消耗了大量的能量,又不肯吃东西,甚至连水也不喝,这是不好的。

生产需要消耗很多能量,期间同样需要消耗大量水分,若临产前没有照顾好饮食,就很容易造成脱水,引起全身循环血容量不足,供给胎盘的血量也会减少,容易使胎宝宝在宫内缺氧,还容易导致宫缩乏力、难产、产后出血等危险情况。尤其在炎热的夏天,临产时出汗多,再不好好进食、喝水,更容易引起脱水。因此,为了孩子及产妇自己的健康,临产时注意饮食是很必要的。

在临产前照顾好饮食,生产就可以变得更加顺利;相反,如果孕妈妈进食不佳,则会出现体力不足的后果,这是极为严重的。除了母子衰竭外,由于缺乏分娩的能源,子宫收缩无力,可导致滞产、产程延长、胎宝宝宫内窘迫、新生儿窒息,甚至分娩过程中死亡。

因此,临产时产妇要吃饱喝足,对母婴双方的健康及分娩的顺利进行,有着特殊重要的意义。

② 产前饮食要注意的方面

由于宫缩痛可能会持续很久，所以孕妈妈的胃口会受到影响，这时就要采取更聪明的饮食方法了。产妇应学会在宫缩间歇期进食的方法。根据产妇自己的爱好，可选择蛋糕、面汤、稀饭、肉粥、藕粉、点心、牛奶、果汁、苹果、西瓜、橘子、香蕉、巧克力等多种食物。每次宫缩间歇期进食，少食多餐，补充机体所需要的水分，如饮用果汁、糖水及白开水等。

需要注意的是，此时产妇既不可过于饥渴，也不能暴饮暴食。因为人体吸收营养并非是无限制的，当营养过多摄入时，"超额"部分的营养就会经肠道及泌尿道排出，不但加重了胃肠道的负担，还可能引起消化不良、腹胀、呕吐，甚至更为严重的后果。这时候不应该吃过于油腻和难以消化的食物，孕妈妈可以根据自己的喜好，每天进食4到5次，做到少吃多餐。

② 产前饮食细则

在临产前的饮食中，营养并不需要有太多的种类，关键是满足其中最需要的几种营养。分娩需要大量的体能，所以应该摄取一些能够快速补充能量的食物。平时不建议食用的碳水化合物能为产妇迅速提供能量，如巧克力、果汁、糖水等，此时都可以作为首选。不宜吃油腻、蛋白质过多的食物，以及其他不易消化的食物。分娩过程中消耗水分较多，所以临产前可以吃含水分较多的半流质软食，如面条、大米粥、鸡蛋羹等。产妇如果宫缩很严重，太过疼痛不能进食，可以通过输入葡萄糖和维生素的方式来补充能量。

孕妈妈分娩要消耗极大的体力，一般整个分娩过程要经历 12～18 个小时，分娩时子宫每分钟要收缩 3～5 次。这一过程消耗的能量相当于跑完 1 万米或走完 200 多级楼梯所需要的能量，可见分娩过程中体力消耗之大。待产期间孕妈妈要适当进食，以补充体力，可以多吃一些富有营养、易于消化且清淡的食物，例如馄饨、鸡汤、鱼汤等。也可以随身携带一些高能量的小零食，以便随时补充分娩时消耗的体力。

1 第一产程：半流质食物

第一产程并不需要产妇用力，但是耗时会较长，所以孕妈妈可以借机尽可能多地补充些能量，以备有足够的精力顺利度过第二产程。孕妈妈可以多吃稀软、清淡、易消化的半流质食物，如蛋糕、面条、糖粥、面包等，因为这些食物多以碳水化合物为主，在胃中停留时间比蛋白质和脂肪短，易于消化，不会在宫缩紧张时引起产妇的不适或恶心、呕吐。

2 第二产程：流质食物

在即将进入第二产程时，随着宫缩加强，疼痛加剧，体能消耗增加，这时候多数产妇不愿进食，可尽量在宫缩间歇适当喝点果汁或菜汤、红糖水、藕粉等流质食物，以补充体力，增加产力。

有些食物对于顺产很有帮助，孕妈妈在临产前不妨食用一些，例如：

（1）海带：海带对放射性物质有很好的亲和力，它的胶质可以促进人体内的放射性物质随着大便排出，从而减少积累和减少诱发人体机能异常的物质。

（2）动物血：猪血、鸭血、鸡血、鹅血等动物血液中的蛋白质被胃液和消化酶分解后，会产生一种具有解毒和滑肠作用的物质，可与侵入人体的粉尘、有害金属元素发生化学反应，变为不容易被人体吸收的废物质而排出体外。

（3）海鱼：含有多种不饱和脂肪酸，可以阻断人体对香烟的反应，增强身体的免疫力，也是补脑的佳品。

（4）豆芽：无论是黄豆芽还是绿豆芽，其中所含的多种维生素都可以消除身体内的致畸物质，并可以促进促性腺激素的生成。

（5）鲜果、鲜菜汁：新鲜的水果蔬菜汁可以解除人体内堆积的毒素和废物，使血液呈碱性，并把积累在细胞中的毒素溶解并排出体外。

本月推荐食谱

炒猴头菇

原料 水发猴头菇 300 克，火腿、菜花、水发口蘑、油菜各 25 克，湿淀粉 5 克，花生油、盐、绍兴黄酒、味精、葱丝、姜丝、清汤各适量。

做法 ①将猴头菇从中间剖开，然后切片，放入沸水内烫一下，捞出。②将口蘑切成两片，菜花去梗，掰成小块，油菜切成段，均用沸水烫一下，火腿切片。③锅置火上，加入花生油，烧热，爆香葱丝、姜丝，加入清汤。④水开后放入猴头菇、口蘑、菜花、油菜，并加绍兴黄酒和少量盐搅炒均匀，待汤汁不多时，用湿淀粉勾芡，撒上火腿片，加入味精，颠翻均匀即可。

功效 清香爽口，补脾益气，助消化。

鱼香素菜

原料 干沙丁鱼 20 克，胡萝卜、白菜、南瓜各 80 克，清汤、姜、精盐各适量。

做法 ①将沙丁鱼去杂，洗净；胡萝卜切成细丝；南瓜和白菜切成片。②锅内放油烧热，先炒沙丁鱼、胡萝卜、南瓜和白菜。③稍炒片刻，加清汤、精盐和半杯清水，改中火收汁即可。

功效 健脑益智，润肠通便。

核桃粉汤

原料 核桃 100 克（去壳），枣 3 个，糯米粉 100 克，红糖 2 大匙。

做法 ①把核桃仁用热水浸泡 5 分钟左右，去掉薄皮，碾成碎泥。②把枣放入锅内加水煮至发软，取出去掉枣核，碾成碎泥。③将适量水、红糖，同核桃泥和枣泥搅拌在一起，搅拌成糊状，中火煮 30 分钟。④用糯米粉做成小糯米团，煮熟，倒入里面即可。

功效 健胃补血，润肺养神，治疗神经衰弱。

黑米埋珍珠

原料 黑糯米 200 克，粟米粒 100 克，鲜椰汁 200 克，冰糖约 250 克，细盐少许。

做法 ①黑糯米用清水浸泡 30 分钟，洗净；椰汁中加少许细盐拌匀，备用。②将适量清水煮沸，放入黑糯米、冰糖，待水沸后转中火，煲至黑糯米熟。③将粟米粒放入上述材料中拌匀，倒入深碗中，待进食时加入椰汁即可。

功效 滋阴补肾，补胃暖肝，明目活血。

生活中的各项准备

 1 提前了解分娩知识

每一对夫妻对于宝宝的到来都有不一样的感受，有的欣喜若狂，有的倍感欣慰，也有的夫妻不知所措。迎接一个新生的宝宝，需要做好各项准备工作，心理准备尤为重要，做好了心理准备才能有条不紊地做好所有工作，为宝宝提供一个良好的生活环境。

经过了艰难的十月怀胎，宝宝即将与爸爸妈妈见面，可是爸爸妈妈做好心理准备了吗？你们知道要注意哪些方面吗？

分娩的过程可以分为三个阶段，第一是宫口扩张期，第二是胎宝宝娩出期，第三是胎盘娩出期，在整个过程中，宫口会完全扩张达10厘米左右，产妇自然会感到十分疼痛。由子宫收缩引起的疼痛将会贯穿整个分娩过程，疼痛的部位主要在下腹部，或者是两股内侧和脊柱上面。一般情况下，宫缩痛和月经期间的痛性痉挛比较相似，只是疼痛感更强烈。在胎宝宝即将出世的时候，产妇还会感到会阴和外阴有烧灼感和强烈的疼痛，寻找一个舒适的体位，在放松的状态下进行深呼吸，可以缓解分娩疼痛。不过每个人的疼痛感都不一样，有的人体质很好，生产十分顺利，疼痛感就很少，孕后恢复的也很快。

疼痛是各种刺激对大脑皮层中枢神经的作用，心里紧张的时候，中枢神经的反应会非常敏感，会加重痛的感觉。很多孕妈妈想到临产的时候，心里就感到十分不安，充满了恐惧心理，结果给分娩带来了更多的障碍。因此必须从思想上消除对分娩的恐惧不安的心理障碍，保持平静的心情，分娩时也就不会感觉太疼痛了。

2 分娩的三个产程

第一产程——子宫颈开口期

从子宫有规律地收缩开始，到胎宝宝的头逐渐下降，直至露出阴道口，宣告小生命即将出世，一般孕妈妈往往要经历 12～14 小时的阵痛。生产过的孕妈妈因为子宫颈较松，容易扩张，需要 6～8 小时。在这一阶段孕妈妈要保持安静，尽量忍住疼痛，不要大喊大叫消耗体力，可运用之前练习的呼吸方法缓解阵痛，或者接受亲人的安慰，聊聊天，听听音乐，想象宝宝的样子来转移注意力。如果把体力提前消耗掉，反而会减缓产程，疼痛也会变本加厉。

宫口开大的程度将第一产程分为两期，即潜伏期和活跃期。潜伏期是从规律宫缩到宫口开大 3 厘米，活跃期是指宫口开大 3～10 厘米的时期。要注意的是，初产妇和经产妇的宫口开大速度是不同的。

胎宝宝入骨盆后，产道就做好了准备，产妇的阴道会自然松弛张开，医生可以用指诊的方法观察子宫口的张开程度。医生先戴上无菌手套，从阴道将手指伸入，用手指放在子宫口，以手指来测量宫口的打开情况。肛门检查是要临分娩的时候才会做，目的是探察宫口开放情况。分娩前不管宫口开没开，反复的阴道探察都会造成医源性感染，所以用肛门指诊的方法来判断。

第二产程——胎宝宝娩出期

从宫颈口开全至胎宝宝娩出为止。初产妇这个过程要持续 1～2 小时，经产妇可在 1 小时内完成。此时，子宫颈已扩大为能让胎宝宝完全通过的程度。随着胎宝宝继续下降，胎膜开始破裂，羊水流出。子宫收缩已进展为每 2～5 分钟 1 次，收缩更为强烈，每次持续 1 分钟以上。由于胎头压迫到直肠和肛门，会产生向下憋气排便的感觉。

由于宫缩变得频繁和腹压的增加，使产力大为增强。待宫口全开，阴道口充分撑开时，宫缩疼痛减轻。孕妈妈将感到有一个很大的东西堵在那里，这就是即将分娩的状态，此时一定要施加腹压。但是，在胎头即将娩出的那一刹那，不可用尽全力，以免造成会阴撕裂或损伤。应张开嘴"哈气"，使会阴肌肉充分扩张，再让胎头慢慢娩出。

第三产程——胎盘娩出期

胎宝宝娩出后，宫缩会有短暂停歇，产妇会一下子感到轻松。相隔 10 分钟左右，又会出现宫缩，将胎盘及羊膜排出，分娩过程宣告结束。这个过程需要 5～15 分钟，一般不超过 30 分钟。

3 分娩其实不可怕

如果孕妈妈的体质好，产道及胎位都正常，胎宝宝也不算太大，就是说，经产前检查确定你关于分娩的各方面条件都不错，那么，孕妈妈最好选择由产道分娩。因为这是一条正确的分娩途径，对胎宝宝脱离孕妈妈的庇护，走上独立的生活是十分有益的。孕妈妈对分娩之所以会恐惧，大多是因为缺乏科学知识，凭主观胡乱臆想而造成的。

（1）顺产对宝宝的成长很有益处：首先，分娩时强烈的子宫收缩造成的压力可以为胎宝宝在子宫外的生活做好准备。胎宝宝在子宫内是由脐带输送氧气的，而肺部并没有担任呼吸任务，同时，肺里还有一些吸入的少量羊水。在产道分娩中，由于子宫的压力，使胎宝宝体内分泌出大量激素和一些化合物，促使胎宝宝肺部液体的吸收，并使胎宝宝的肺部更容易充气膨胀，为出生后立即启用胎宝宝的肺部呼吸创造了十分有利的条件。

其次，分娩过程中子宫收缩及孕妈妈的产力造成的推力，与母体产道的阻力相对抗，可将胎宝宝鼻腔及口腔中的黏液挤出，防止呼吸时吸入肺部。同时，在产道分娩时，胎宝宝头部受压，对其呼吸中枢有一种刺激作用，有助于出生后的呼吸和啼哭，而这些经历都是剖宫产的婴儿所没有的。

（2）做好临产前的各项准备：提前在准备分娩的医院里进行预约，让丈夫多去熟悉熟悉那里的环境，和医生或助产士交流，确定最适合自己的分娩方式，并根据情况让医生指导你应该为分娩做哪些准备，如进行呼吸法练习等。另外，还要多次检查待产包，看看有没有遗漏下什么。为这些事情而忙碌，也会让孕妈妈忘记对分娩的恐惧。

（3）不必为了生产感到尴尬：许多孕妈妈对分娩感到恐惧是因为分娩的过程中往往会发生一些令人尴尬的事情，比如在产床上放屁或大便，其实这是很正常的现象。如果孕妈妈有大便意向的话，医生会很高兴，因为这预示着宝宝马上就要出生了，而且分娩过程进行得很顺利。如果孕妈妈能从这个角度出发，就不会再感到尴尬，反而会很高兴了。

4 特殊的分娩方式

对于分娩的方式，孕妈妈们最了解的就是顺产和剖宫产了，不幸的是，这两种方法都有缺点，一个太痛，一个太麻烦。其实，分娩的方式可不只这两种！

1 无痛分娩

无痛分娩，是利用各种方法来减轻分娩时的疼痛感，使孕妈妈轻轻松松完成分娩。要达到这个目的，可以使用两种方法。一种方法是药物性的，是应用麻醉药或镇痛药来达到镇痛效果，药物性分娩镇痛有很多种方法，有全身用药、局部麻醉和吸入麻醉等。另一种方法是非药物性的，是通过产前训练，指导子宫收缩时的呼吸等来减轻产痛；分娩时按摩疼痛部位或利用中医针灸等方法，也能在不同程度上缓解分娩时的疼痛，这也属于非药物性分娩镇痛。

不过，这种分娩方式不适用于所有人。有的妈妈身体情况特殊，例如有阴道分娩禁忌证、麻醉禁忌证，以及凝血功能异常的孕妈妈就不可以采用此分娩方式。而有妊娠并发心脏病、药物过敏，或者腰部有外伤史的孕妈妈则应向医生咨询，由医生来决定是否可以进行无痛分娩。

2 水中分娩

水中分娩，顾名思义，就是让孕妈妈待在水里，完成整个生产过程。这种水是经过特殊处理的，水温保持在 36～37℃，与人体温度基本相同。在助产士指导下，合理换气、放松，不断重复着这个过程，慢慢地一个小生命就顺利降临人世。水中分娩可以减轻产妇的疼痛感，水包托的力量可以给产妇心理上安全的感觉，水的包容作用对产妇的产道和盆腔可以起到保护作用。在水中有利于孕妈妈休息，更容易放松，产程缩短，也减少了孕妈妈的会阴侧切率。对于正常的低危孕妈妈，在有经验的助产士帮助下，水中分娩是安全的。

相对于顺产，水中分娩反而更不容易操作，也有一定的危险。因为孕妈妈在生产的过程中始终和水接触，这就要求水温保持恒定，水质保持卫生，期间又要不停地换水。所以，想要选择水中分娩的话，一定要找专门开展该项目的大医院去做。

除了这些以外，还有催眠分娩、球分娩、芳香分娩等多种方式。其实，所有的分娩法各有优缺点，也并不是适合所有的孕妈妈选用。因此，孕妈妈在分娩前，一定要做好检查，并与医生沟通，选择最适合自身情况的分娩方法。

5 分娩时常用的镇痛法

（1）精神"镇痛"法：给产妇讲解有关妊娠和分娩的知识，会使她对分娩中所发生的阵痛有所理解，对分娩的安全性也就有了信心，这可使产妇消除恐惧、焦虑心理，分娩时产生强有力的宫缩有助于产程顺利进展。

（2）药物镇痛：产程中药物镇痛以最小有效剂量为原则。选用的镇痛药物应该对产妇和胎宝宝无害，不影响产力，作用迅速。常用的药物有哌替啶、地西泮（安定）、曲马多等。

（3）硬膜外阻滞镇痛：硬膜外阻滞镇痛已被公认为当前无痛分娩的最佳手段。其优点是起效快，镇痛效果明显而且安全性好，能缩短产程，减轻疼痛，降低母儿酸中毒的发生率。

（4）骶管阻滞镇痛：骶管阻滞镇痛通过阻滞骶神经，使盆底和产道松弛，外阴和会阴部疼痛消失，但不能消除因宫缩引起的疼痛，故只适用于第二产程。与硬膜外阻滞镇痛一样，需由麻醉师操作，在宫口开大 9~10 厘米时开始施行，能维持麻醉 2 小时以上。

（5）笑气镇痛：笑气的化学名字叫"氧化亚氮"，是一种吸入性麻醉剂，产妇吸入笑气并不会影响宫缩和产程，因此不会影响分娩质量。同时，产妇吸入的气体中，50% 是笑气，50% 是氧气，提高了产妇血液中的血氧浓度，也对即将出世的胎宝宝有益。吸入混合笑气后，数十秒可产生镇痛作用，停止数分钟后作用消失，可以使分娩的妈妈保持清醒状态，很好地配合医生。

6 准爸爸要备好物品

在预产期临近时，准爸爸也不能闲着，要负责给妻子准备从出院到住院所需的各种用品，其中囊括了衣、食、住、行等各个方面。甚至连产后所需要的物品，也要在分娩前做好准备，免得到时候手忙脚乱。

购置食品：有时待产的过程很漫长，要准备些食物补充能量，可以准备些巧克力、果汁等，顺便准备好弯曲的吸管，让孕妈妈可以方便喝水。分娩过后，妈妈虚弱极了，迫切需要食用一些高能量、高营养、易消化的食物，所以人们一般会在产后做一顿鲜美可口的面食。准爸爸可以购置一些挂面或龙须面、小米、大米、红枣、红糖等，这些食物能够提供大量的能量，让产妇迅速恢复体力。此外还要准备一些鲜鸡蛋、猪肝、食用油、虾皮、黄花菜、木耳、花生米、芝麻、黑米、海带、核桃等高营养食品。

证件：准备好你和妻子的身份证、户口本，妻子的保健手册、病历本、档案本等。

现金：办住院手续时需要用的钱款，最好带上信用卡或银行卡。

衣物：2~3 套睡衣，方便更换；拖鞋 1 双；舒适的帽子 1 顶；防止乳汁渗漏乳垫 2 副；哺乳胸罩 2 个；一次性纸内裤 1 包；卫生巾日用、夜用多准备几包，要勤更换。

洗漱用品：牙刷、牙膏、毛巾、脸盆等。毛巾至少 3 条，洗脸、擦身、洗下身各 1 条；脸盆至少 2 个，洗脸、擦身各 1 个。

日用品：饮水杯、饭盒等。

拆洗被褥和衣服：在孕晚期，妻子行动已经不方便了，丈夫应主动地将家中的衣物、被褥、床单、枕巾、枕头拆洗干净，并在阳光下暴晒消毒，以便备用。

宝宝用品：小衣服、被子、小毛巾、纸尿裤、湿纸巾、吸奶器、奶瓶、奶粉、奶嘴、奶瓶消毒锅、消毒钳、宝宝专用电暖水壶。

7 家中急产有序进行

孕妈妈们都知道自己的预产期，但是生产这件事可不是那么有计划的，有时甚至在大街上就突然生产了，但更多的还是在家里急产。急产情况下，孕妈妈在出现产痛后，通常在 3 个小时内即完成分娩。假如急产发生了，来不及到医院，就发现宝宝已经快生出来了，为了避免在路上生产，最好直接留在家中生产。准爸爸不要惊慌，镇定一些，按照以下步骤一步一步慢慢来：

（1）如果来不及上医院，那就干脆留在家里，不要慌慌张张地往车里走，以免发生意外，期间记得拨打 120，请派最近的医生到家里协助生产。

（2）让孕妈妈躺在床上，不要急于用力，在臀下垫上毯子或毛巾被，避免宝宝太快出生，头部撞到坚硬的地方。让孕妈妈大口喘气，不要屏气用力。

（3）打开手掌轻轻压住阴道与肛门间，帮助胎头娩出。当胎头娩出后轻轻下压胎头，帮助前肩娩出，再轻轻上抬胎头，帮助后肩娩出。

（4）因为有羊水和胎脂的关系，宝宝会很滑，应小心用干净的毛巾包裹并擦拭。胎宝宝容易失温，要注意保暖。

（5）宝宝产出后，下一步要做的就是剪脐带，剪的时候注意脐带用橡皮筋或绳子在中间绑紧，留下的脐带至少距离宝宝腹部 5 厘米以上。不过剪刀一定要干净，要经过细致的消毒处理。万一剪刀没有消毒干净的话，很容易因为细菌感染导致破伤风。如果你不懂怎么做，那么还是等医生来吧。

（6）一般在宝宝娩出后 15 分钟内，胎盘会伴随一阵子宫收缩娩出。假如没有，不用着急，可以到医院再处理。

（7）处理完毕之后，宝宝需要做身体检查，新妈妈也要进行后期卫生处理，以防感染，所以还是要去医院。

孕妈妈在家急产其实是一件很危险的事，毕竟家里没有那么完备的设施，一旦出现意外就很难应对，而且家里的卫生条件做不到无菌标准，容易导致感染。因此，孕妈妈要尽量避免在家急产。一般什么情况下表示自己快要生了，这还是要学会区分的。比如落红（阴道带血分泌物）、破水（大量阴道水样分泌物）、子宫紧绷感、下腹部疼痛、腰疼、便意感等。这些症状发生很多条的话就表示你真的要临盆了，需要马上起身去医院。在产前诊断发现胎宝宝体重较轻或有早产可能性的孕妈妈，一旦进入产程就可能在短时间内分娩，而且早产儿与低体重儿在生产后需马上转送小儿科诊治，所以最好在产兆或早产征兆发生时，赶紧与医院联络，对可能的急产给予处置，尽量到医院生，这样对宝宝和产妇都比较安全。

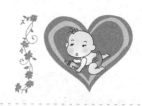

分娩后

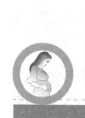

产后及时做好护理

妈妈和宝宝的变化

① 宝宝的生长情况

伴随着一声啼哭，宝宝来到了这个世上，正式加入到爸爸和妈妈的小家庭里。让我们先来看看这个小家伙是什么样子的吧！他皮肤红润，皮下脂肪丰满，胎脂及胎毛少，颅骨质硬，耳廓发育良好，乳晕清楚，乳头突起明显，指（趾）甲超过指尖（趾端），足底纹理清晰；男婴睾丸已降入阴囊，女婴大阴唇已覆盖小阴唇及阴蒂。不过，除了这些以外，新生儿还有哪些健康标准呢？

刚刚出生的婴儿特征是：头大，身长，四肢短，反应迟钝，睡眠多，呼吸和心跳快。标志生长发育水平的各种正常值如下：

（1）体重：在宝宝刚刚出生的这段时间内，对成长发育最重要的数据就是体重，人们见面就要问："你家的宝宝多重啊？"我国的小宝宝出生时平均体重为3000克，正常范围为2500～4000克。

（2）身长：此时的宝宝还不能站起来，所以用身长来形容，而不是用身高。身长是反映新生儿骨骼发育水平的重要指标，出生时平均身长为53.2厘米。这时的宝宝可真是一个"大头娃娃"，头长占身长的1/4。一般头围在31~35厘米，胸围和头围的大小差别不大，大概比头围少1厘米左右。如果头围比胸围少得太多，可能为小头畸形；头围比胸围大得太多，可能为脑积水。

（3）呼吸和心跳：小宝宝刚刚出生的时候，脉搏简直没有规律，一会儿慢腾腾的，一会儿又快极了，一般平均120/分，最快可达140次/分。他的肺活量很小，毕竟这时他才刚刚学会呼吸空气，每次吸入的氧气含量很少，远远不能满足其新陈代谢的需要，只能通过加快呼吸来弥补。正常新生儿每分钟呼吸35~45次，哭闹时可达60次/分。由于呼吸中枢的不健全，刚出生的婴儿表现为呼吸浅快、不匀。

除此之外，还应观察新生儿是否具有觅食、吸吮等反射，观察对光线、声音的反应，以能早日发现有先天性的异常及缺陷。

2　妈妈的身心变化

对新妈妈来说，产后的第一个24小时是最重要的一关，在这短短的时间里，妈妈需要经历许多严峻的考验。如何做好自我健康监测和护理，请关注下面的建议。

（1）观察出血量：在生产的过程中，孕妈妈流失了很多血液，而且在生完以后还会继续出血，因此要小心产后过多出血的可能。即使再疲乏、再虚弱，观察自己的出血量是新妈妈最重要的功课。目前，我国导致孕产妇死亡的第一原因是产后出血，产妇在分娩后两小时内，最容易发生产后出血，产后2小时出血400毫升、24小时内出血500毫升都可以判断为产后出血。出血过多可能导致休克、弥漫性血管内凝血甚至死亡。所以，分娩后仍需在产房内观察。在上厕所时，应该注意观察卫生护垫上的血液量，大致估算一下，如果出血量较多，或者排出了某些不明物质，都应及时告知医生。

（2）多喝水：伴随着出血，孕妈妈体液大量流失，因此要注意多喝水补充体液。一般来说，在顺产后 4～6 小时内就可以自己小便了，但由于外阴创伤，新妈妈会惧怕疼痛而不敢用力排尿，极易导致尿潴留。一旦发生了尿潴留或尿不干净，则可能发生细菌侵入，引发尿路感染。如果在分娩 6～8 小时后甚至在月子中，仍然不能正常地排出尿液，并且膀胱还有饱胀的感觉，就可能已经患上尿潴留了。

（3）测量体温：新妈妈在生育宝宝的过程中消耗了大量的能量，所以体温会在接下来的 24 小时内升高至 38℃ 左右，但是随着体力的逐渐恢复，体温应逐步恢复正常。如果高烧不退，极有可能是"产褥热"，就是产褥感染，包括产道感染、泌尿系感染、乳房感染等。如果在分娩结束第 2 天到第 11 天，每天每隔 4 小时就检测体温一次，共四次，并且其中有两次及以上的体温超过 38℃ 时，那么就可能是产褥热。这是一种很严重的疾病，比较常规的产褥期并发症，患病率可达到 6% 左右，而且随着剖宫产概率的提高，其患病率也在逐渐上升。不要小看这种疾病，它对于新妈妈的威胁非常大，是导致新妈妈死亡的四大问题之一（另三个为产后出血、妊娠合并心脏病、妊娠高血压）。

3 小宝宝的各种能力

小宝宝出生以后，只能躺在那里大声地哭，摇晃着自己的小手，他看上去柔弱无助，其实已经拥有了许多能力啦。

（1）新生儿的嗅觉：新生儿出生时嗅觉系统已发育成熟了，因而对刺激性气味反应强烈。哺乳时，新生儿闻到乳香味就会积极地寻找乳头，并能对一些奇怪的味道加以辨别。嗅觉是由挥发性物质发出的气味，作用于嗅觉器官感受细胞而引起的。在嗅觉中起作用的细胞位于鼻腔内，当有气味的气体接触鼻黏膜时，人们就能感受到各种气味。人的嗅觉系统不如某些动物那样敏锐，但对人类的生存仍然提供了重要的信息。有毒的物质除了苦味以外，常会产生使人恶心的臭气，有害的细菌常常产生难闻的腐烂气味，这些都不同程度地起到警告信号的作用。

（2）新生儿的味觉：人是通过舌尖上的味蕾来区别不同味道的。通常把味觉分成酸、甜、苦、咸4种。舌面上的不同部位对味觉的感受亦略有不同。新出生的小儿，味觉已发育得很好了，上述4种味觉都已基本具备。在新生儿出生后仅2小时，就已能分辨出许多味道：用甜的糖水喂他，他会感到愉快；对柠檬汁等酸苦的味道，他会表现出纠结。一般来说，新生儿喜欢奶味、甜味，不喜欢过咸、过酸或苦味。因此，有些家长片面地认为孩子小不懂好坏，不知味道，给他喂什么就吃什么，这种想法是没有科学道理的，也不利于增强新生儿的食欲。

（3）新生儿的听觉：新生儿出生时究竟能不能听到声音，众人说法不一。科学家经过大量实验证实，新生儿不仅能够听到声响，而且对柔和、缓慢、淳厚的声音偏爱，表现为安静、微笑；对于尖锐的响声则表现为烦躁。新生儿对有节律的声音更为敏感，此种声音似乎能产生一种安抚作用。有人分析可能是因为在胎内10个月，天天伴随听到的是与此一致的母亲有节律的心跳，它给予新生儿一种安全的感觉。

（4）新生儿的视觉：宝宝刚出生时就有视觉，但比较模糊，还不会熟练地去看东西。2周后，妈妈抱他时，他总是用眼睛看着妈妈。满月时，注视物体，眼睛会随着物体的移动而转动，特别喜欢看光亮和鲜艳的东西。

（5）新生儿的情感能力：宝宝最喜欢的是妈妈温柔的声音和笑脸，当妈妈轻轻地呼唤宝宝时，宝宝就会转过脸来看妈妈，好像一见如故，这是因为胎宝宝在宫内时就听惯了妈妈的声音，尤其是把他抱在怀中，抚摸着他并轻声呼唤着逗引他时，他就会很理解似的对妈妈微笑。宝宝越早学会"逗笑"就越聪明。这一动作，是宝宝的视、听、触觉与运动系统建立了神经网络联系的综合过程，也是条件反射建立的标志。

4 宝宝的"语言"

刚刚出生的宝宝，还不会用爸爸妈妈的语言来表达他们的想法，哭是他们唯一的"官方"语言。在整个婴儿时期，哭有着各种各样的意义，新手妈妈要主动去了解，那是宝宝在和妈妈说话。

（1）单纯的运动方式：对于小宝宝来说，哭也是一种运动的方式，它可以带动全身的多个部位。新生儿哭时呼吸系统运动量增大，肺活量增加，有利于肺的发育。同时，新生儿啼哭还可促进血液循环和新陈代谢。这种哭声抑扬顿挫，不刺耳，声音响亮，节奏感强，常常无泪液流出，每日一般 4～5 次，累计啼哭时间可达 2 小时，是新生儿一种运动的方式，没有伴随症状，也不会影响饮食和睡眠，哭完以后他会继续玩耍的。如果在他哭的时候轻轻摸摸他，他有可能会向你发出微笑。如果把宝宝的小手放在腹部轻轻摇两下，宝宝会安静下来。

（2）表示饥饿：这种哭声带有一种乞求的味道，让妈妈听起来觉得很可怜。哭声往往是由小变大，很有节奏，不急不缓。当你用手指触碰宝宝的面颊时宝宝会立即转过头来，并有吸吮动作。倘若你不给宝宝喂奶而是把手拿开，宝宝会哭得更厉害；一旦喂奶哭声戛然而止，吃饱后绝不再哭，有时还会露出笑容。也有可能是宝宝太渴了，仔细观察发现他的嘴唇干燥，时常伸出舌头舔嘴唇，喝到水后可立即停止啼哭。

（3）表示吃得太饱了：如果宝宝在吃完奶以后马上就哭，哭声还很尖锐，两腿乱蹬，说明他可能是撑着了，过不了多久就要吐奶了。若把宝宝腹部贴着妈妈抱起来，哭声加剧，甚至呕吐。这种哭闹不必哄，哭可加快消化。

（4）寻求安抚：除了基本的饮食以外，宝宝还有情感上的需求。他常常头部不停地左右扭转，似左顾右盼，哭声平和，带有颤音，当您走到宝宝跟前时啼哭就会停止，双眼盯着你，一副着急的样子。虽停止了啼哭，但仍有哼哼的声音，小嘴唇翘起，这就是要你抱抱他。

（5）尿裤子了：啼哭强度较轻，哭时多无泪，大多在睡醒时或吃奶后啼哭，哭的同时两腿蹬被。当你为他换上一块干净的尿布后他就不哭了。

（6）表示生病了：若是生病了，宝宝的哭声必然是高尖、短促、沙哑或微弱，遇到这种情况要尽快找医生。

5 乳汁的变化过程

1 不要丢弃珍贵的初乳

在分娩之后的 1 ~ 5 天内，妈妈的乳房分泌出来的乳汁称为"初乳"，许多人看见初乳的颜色很稀薄，误以为初乳没有营养，其实这是最大的误会了。初乳的成分接近于妈妈的血浆，这是对宝宝的生长发育最关键的补充。这种奶相当于疫苗的作用，对宝宝增强抵抗能力具有相当大的作用；初乳含有成熟乳的各种营养成分，能使婴儿获取生长发育所需要的全部营养素。产后 4 ~ 10 天的称作过渡乳，产后 11 天 ~ 9 个月的叫成熟乳，10 个月以后的叫晚乳。随着时间的流逝，母乳的质与量也在不断地变化，正好适应了新生儿的消化吸收及身体的需要。

研究发现，婴儿出生以后第 1 个小时是个敏感时期。在产后 30 分钟左右，婴儿的吸吮反射最强，所以医生都会在这段时间里把宝宝抱过来，让他吸吮妈妈的乳汁。如果这时没有能够得到吸吮的体验，将会影响到宝宝今后的吸吮能力。

宝宝出生后母子接触的时间越早，越有利于母子之间的感情，宝宝的心理发育也将越好。所以尽早哺乳对母子都有好处，是不可忽略的一环。

2 尽早开奶最有营养

初乳之所以会呈现出透明或蛋黄色，是因为其中的脂肪和糖较少而蛋白质较多，这恰恰适合新生儿的消化吸收。初乳含有许多的免疫物质，其中具有抗病能力的免疫球蛋白含量比成熟乳高 20 ~ 40 倍。若新生儿在出生 3 ~ 4 天甚至 5 天后才开奶，这些宝贵的免疫物质就将失去。初乳中还含有复合铁质蛋白，具有减弱细菌活动和消灭细菌的作用；含有的溶菌酶，具有阻止细菌、病毒侵入婴儿机体的功能。

出生后 1 ~ 2 周内的新生儿是个只知道吃的小家伙，他每次吃的量很少，但是次数非常频繁，正常的在 7 ~ 10 次，有的一天内可以达到 10 次以上。而且即便在半夜宝宝也不会休息的，只要他饿了，他马上就会大声哭出来，喊着要奶吃，这是因为宝宝的新陈代谢非常快，而且每次吃得很少，没过多久就消化掉了，所以才会一直要吃。到了 3～4 周以后，这种情况有所好转了，每天的吃奶次数大概减少 3～4 次，而且后半夜也不再像之前那样吵闹了，他可以一觉睡个 5、6 个小时，这时候妈妈才有机会睡个好觉。

在刚开始哺乳的时候，新生儿可能不习惯吸吮妈妈的乳头，此时妈妈要有耐性，绝不可放弃。经过几天后，初乳会渐渐变稀，最后变成普通的乳汁。

快速学会哺乳方法

① 母乳喂养和混合喂养

1 母乳喂养的好处

母乳是婴儿的天然食品，宝宝降生以后，很快就能学会喝母乳。因此，母乳是宝宝最适宜、最理想的食物。近年来，母乳喂养越来越受到人们的重视。国内外育儿界已将保护、促进和支持母乳喂养作为妇幼工作的一项重要内容。营养学家们建议，在 6 个月以内，母乳在婴儿的所有食品中应占据首要地位。

母乳中几乎涵盖了婴儿生长发育所需的全部营养种类，并且按照非常合理的比例分布，其中包括蛋白质、脂肪、糖类、各种矿物质和维生素等，这些营养素含量适中、比例恰当、质量优良、易于消化吸收，最符合婴儿的营养需要。任何一个学识渊博的营养学家都不可能创造出比母乳更适合于婴儿需要的代乳品。母乳不但有利于婴儿的健康成长，更有利于保护婴儿使他们少得疾病。这是由于母乳中还含有许多免疫成分，是预防婴儿呼吸道和消化道感染的重要物质。一般认为，在母乳充足的情况下，婴儿在 4～6 个月之内不需要添加任何食品，单靠母乳喂养就能保证婴儿最佳的生长发育需要。

❷ 混合喂养的方法

对于新生儿来说，最理想的莫过于母乳喂养。但是有时妈妈乳汁不足，或者妈妈要上班了，或者是遇到其他一些原因的时候，就很难保证完全用母乳喂养，这时也可以考虑混合喂养。

混合喂养多采取以下两种方法：

（1）母乳为主，配方奶为辅：先吃母乳，续吃配方奶粉，奶量依月龄和母乳缺乏程度而定。开始可让宝宝吃到满意为止，经过几天试喂，若宝宝大便次数及性状正常，即可限定奶粉补充量。因每天哺乳次数没变，乳房按时受到吸乳刺激，所以从理论上来说，这种喂养方法对泌乳没有太大影响。但是，因为用奶瓶吸吮比吸吮母乳省力，所以习惯了用奶瓶的婴儿容易养成惰性，不愿用力吸吮母乳，有的宝宝喝几口母乳就停下来，只等着喝配方奶。这样一来就会影响泌乳，乳汁少了之后宝宝吸起来更费力，从而形成恶性循环。对于此种喂养方法，还应谨慎选择。

（2）诱导宝宝吃配方奶：停哺母乳 1～2 次，以配方奶粉代哺。这是一种较为科学的混合喂养方法。这种方法，因喂哺母乳间隔时间延长，容易影响母乳分泌，因此应定时将母乳挤出，以刺激母乳正常分泌。在混合喂养阶段，每次喂了母乳之后再喂牛奶 50～60 毫升，要是宝宝还想吃，可再给 20～30 毫升。假如吃完母乳后再喝牛奶量达到 100 毫升以上，则证明母乳严重不足，再喂母乳已无意义，倒不如完全改为人工喂养好。

② 母乳喂养的基本方法

❶ 标准的哺乳步骤

（1）妈妈先清洁双手和乳房：用热毛巾擦拭即可，注意避免用含酒精成分的东西擦乳房或双手。

（2）按摩乳房的方法：左手放在右乳房，然后往上提 10 次，同样，右手放在左乳房也往上提 10 次。然后将大拇指与示指放在乳晕的边缘撑着乳房轻轻地揉一揉左右乳头各 5 次。

（3）亲切地抱起宝宝：调整好乳房和宝宝的高度，如果乳房和宝宝的高度不适合，妈妈可在膝上放软垫等物来调整合适的高度。如果宝宝还处于昏昏浅睡的状态时，妈妈可轻拍一下宝宝的脸叫醒宝宝。

（4）左右均等哺乳：如果单让宝宝吸一侧的乳头，会很容易造成乳头受伤。

（5）不要残留奶水：如果有奶水留在乳房内，不仅会减少下次的奶水量，而且很容易导致妈妈患乳腺炎。应该用吸奶器把奶水吸出来。

（6）喂奶时不可拉动乳房：千万不要把正在吸奶的婴儿从乳房拉开，这样做会伤害妈妈的乳头。如果想把宝宝从吃奶中移开，可轻轻地压一下他的脸颊部。或者用手指滑入乳晕和婴儿颊部，然后将小手指放入婴儿的口角内，这样也可以使宝宝的口张开，从而把宝宝移开妈妈的乳房。

2 学习正确的哺乳步骤

（1）轻轻碰碰宝宝的嘴唇，让他张开小嘴。

（2）将宝宝抱在胸前，把宝宝的嘴放在乳头和乳晕上，宝宝的腹部要贴着自己的腹部。

（3）宝宝的鼻子和面颊应该接触乳房。

（4）等到宝宝开始用力吮吸，应该把宝宝的小嘴轻轻往外拉 5mm，将乳腺管拉直，有利于顺利哺乳。

3 掌握正确的喂奶姿势

（1）侧躺：让宝宝在您身体一侧，用前臂支撑他的背，让颈和头枕在您的手上。如果您刚刚从剖宫产手术中恢复，那么这样是一个很合适的姿势，因为这样对伤口的压力很小。

（2）侧卧：您可以在床上侧卧，让宝宝的脸朝向您，将宝宝的头枕在臂弯上，使他的嘴和您的乳头保持水平。用枕头支撑住后背。

（3）摇篮抱法：把宝宝的头放在妈妈手臂的肘关节内侧，使他的腹部紧贴住妈妈的身体，用另一只手支撑着您的乳房。因为乳房露出的部分很少，将它托出来哺乳的效果会更好。

（4）橄榄球抱姿：让宝宝躺在一张较宽的椅子或者沙发上，将他置于你的手臂下，头部靠近你的胸部，用你的手指支撑着他的头部和肩膀。然后在孩子头部下面垫上一个枕头，让他的嘴能接触到你的乳头。橄榄球抱姿适用于那些吃奶有困难的宝宝，也有利于妈妈观察孩子。

3 人工喂养的注意事项

选择适合宝宝的配方奶粉

人工喂养是指喂牛奶、羊奶、豆浆或其他代乳品而言。这肯定不如母乳喂养好，但只要注意选择优质乳品和代乳品，调配恰当，注意消毒，也满足新生儿生长发育的需要。例如现在常见的全脂淡奶粉，这种奶粉是由鲜牛奶浓缩、喷雾、干燥制成的，便于运输，配制合理，很受人们的青睐。配制时，重量比是1：8（30克奶粉冲成牛奶240克），或容量比是1：4（1平匙奶粉加4平匙水），这样配制成的乳汁，其成分与牛乳近似。再按5%的比例加糖调匀，煮开后再喂。

对初生婴儿来说，根据国家标准，0~6个月婴幼儿奶粉的蛋白质含量每100克必须达到12~18克。婴幼儿奶粉中最优的蛋白质比例应该接近母乳水平，即乳清蛋白：酪蛋白比例为6：4。母乳中的蛋白质有27%是α-乳清蛋白，其氨基酸组合佳，所以要首选α-乳清蛋白含量较接近母乳的配方奶粉。

婴儿配方奶粉一般是根据宝宝年龄阶段的发展特点来进行配置，比如刚出生的宝宝喝一段奶粉，之后再慢慢换成二段奶粉。如果发现宝宝喝了配方奶粉后出现不适应的情况，就需要根据实际情况更换其他的配方奶粉。而且每个宝宝的体质不一样，奶粉所添加的成分也有微小差别，只要宝宝适合、爱吃，吃了以后不闹肚子，体重和身高等指标正常增长，宝宝睡得香，食欲也正常，无口气、无眼屎、无皮疹，就可以给宝贝吃。

2 调配奶粉应注意的问题

市面上可以买到的奶粉有很多，从奶粉的配方角度来说，营养成分应该都是差不多的，但是不同的奶粉依然有差别，在调配之前一定要仔细阅读说明书，因为说明书是经过严格测算之后得出来的结论。一般来说，全奶的配制方法是1平勺的奶粉加4平勺的水，按照这个比例调和的奶粉正好能够溶化在水里。1/2奶是1平勺的奶粉加8平勺的水，1/3奶是1平勺的奶粉加12平勺的水。

调配过程也很有讲究，首先应当准备好调配所需要的所有工具，包括奶瓶、奶嘴、杯子、塑料刀、奶粉罐中有刻度的勺子、漏斗、水壶等等。

然后将适量的经冷却处理的沸水倒入奶瓶中，并用刻有刻度的勺子取出相应分量的奶粉，倒入奶瓶中。需要注意的是，挖取奶粉应当是1平勺，即奶粉的表面与勺子平齐。调配完配方奶以后，就应当把奶瓶里的水灌至相应的刻度。

最后盖上奶瓶的盖子，均匀晃动奶瓶，直到奶粉充分溶解在水中为止。把奶瓶放进冰箱的后部，让奶迅速冷却。

4 防止宝宝吐奶的方法

1 吐奶的常见原因

宝宝经常容易吐奶，而且吐出来的量很多，常常"哇"的一声就吐出来了，之前没有任何征兆，让人猝不及防。这有两方面的原因：一是全身性或胃肠道疾病时的一个症状；二是由婴儿胃肠道的生理特点决定的。总的来看，由于第二种原因引起的吐奶比较常见。

在看见宝宝吐出奶水之后，不要惊慌，要先弄清楚吐奶和溢奶、漾奶的区别。吐奶和溢奶虽然都是宝宝将奶水吐出，但两者的含意不同，发生原因和处理方法也不一样。吐奶的量比较多，可发生在喂奶后不久或半小时以后，吐奶前孩子有张口伸脖、痛苦难受的表情。溢奶则量少，多发生在刚吃完奶时，一般吐出一、两口即止。

宝宝吐奶时，最怕的是奶水由食道突然反逆到咽喉部时宝宝刚好在吸气，这时容易导致奶水误入气管，发生呛奶。呛奶量大时，可造成气管堵塞，无法呼吸，并立即缺氧，危及生命；呛奶量少时，会直接吸入肺部深处，造成吸入性肺炎。所以，防止宝宝吐奶是非常重要的。

2 缓解宝宝吐奶症状的方法

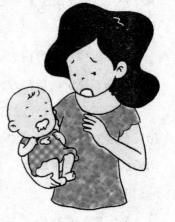

（1）选择最合适的奶嘴孔：使用奶嘴的宝宝要注意奶嘴的大小，太小容易吸入空气；太大容易被呛着而引起剧烈的咳嗽，两者都有可能引发吐奶。

（2）改变喂养时间：当宝宝有吐奶症状时，要注意缩短每次喂奶的时间，不要长时间给宝宝喂奶，让宝宝慢慢地消化吸收，宝宝肠胃适应了就不会吐奶了。

（3）改变喂养次数：如果宝宝有吐奶现象，应该适当地减少喂奶的次数，由以前的 2 小时一次可缩减为 3 小时一次。

（4）改变喂养姿势：应采用合适的喂奶姿势，尽量抱起宝宝喂奶，让宝宝的身体处于 45 度左右的倾斜状态，这样胃里的奶液便会自然流入小肠，这样比躺着喂奶发生吐奶的概率低。

（5）加强护理：如果宝宝吐奶时，有可能是肚子里喝进空气了，这一般是生理性吐奶。妈妈在给宝宝喂完奶后不要立刻改变抱姿，让宝宝打个嗝，排出吸奶时一起吸入胃里的空气，这样不容易引起吐奶。

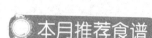 **本月推荐食谱**

红烧猪肘

原料 猪肘750克，枣（干）50克，陈皮、姜片、葱花、料酒、精盐、酱油、胡椒粉、味精、花生油各适量。

做法 ①将猪肘切块，余去血水，捞出，用清水冲干净。②锅置大火上，加适量花生油，放入猪肘、盐同炒，加水、枣、姜片、葱段、陈皮、胡椒粉、料酒、酱油，大火烧开去浮沫，改小火炖至汤浓稠时，放入味精调味即成。

功效 补脾健胃，补血通乳。

木瓜鱼尾汤

原料 木瓜750克，草鱼尾600克，精盐、姜片、油各适量。

做法 ①木瓜洗净，去核，去皮，切块；草鱼尾洗净备用。②锅加油烧热，放入姜片，煎香草鱼尾。③木瓜放入煲内，加水煲滚，放入煎香的草鱼尾同煮，用小火煲1小时，下精盐调味即可。

功效 补脾益气，通乳健胃。

花生莲子猪手汤

原料 猪蹄200克，花生30克，莲子20克，精盐、味精、料酒、姜片、葱段各少许。

做法 ①将猪蹄放入锅内，加水烧开。②撇去浮沫，放入花生、莲子、葱段、姜片、料酒，用小火连续煮2～3小时，直至汤汁呈乳白色。③加精盐、味精调味即可。

功效 滋阴益血，可用于产后催乳。

肉末蒸蛋

原料 鸡蛋3个，五花肉50克，葱花、太白粉、酱油、精盐、味精、食用油适量。

做法 ①将鸡蛋打入碗内搅散，放入精盐、味精、清水（适量）搅匀，上笼蒸熟；五花肉剁成末。②起锅，加油，烧热，放入肉末炒至出油，加入葱末、酱油、味精及适量水，用太白粉用水调匀勾芡后，浇在蒸好的鸡蛋上面即成。

功效 养血生精，长肌壮体，补益脏腑。

小儿疾病预防护理

① 小儿发热

发热是每一个妈妈都会遇到的常见问题，有时候看着宝宝好好的，可是不一会儿额头就好像有点热了，很让年轻的妈妈着急，不知道该怎么办才好。

1 发热对宝宝有弊有利

宝宝的正常体温应该在 35.5 ~ 37.5℃ 之间，但是不能说宝宝过了 37.5℃ 就是发热了，因为有的宝宝基础体温可能会高一点，有的时候可能会超过 37.5℃，所以一定要因人而异。

很多妈妈将宝宝发热看成是洪水猛兽，唯恐避之不及，其实，宝宝发热并不是完全没有好处，只要是在一定的范围内，妈妈就不要过度地担心。

（1）宝宝发热的弊端：持续的高热，会造成人体内的器官、组织调节功能的异常。而且高热还会造成大脑皮质处于过度兴奋或者是高度抑制状态，让身体防御疾病的能力下降，增加其他疾病感染的风险。

（2）宝宝发热的好处：可以让免疫系统启动起来，尽可能消灭侵犯健康的有害病菌，促进人体的免疫系统更加成熟。

2 快速应对小儿发热的方法

有的妈妈在发现宝宝有发热的症状之后就赶紧采取退热的措施，使用退热药，让宝宝的体温尽快降到 37℃ 以下，这样就无法促成免疫系统的启动。其实，只要是保持体温不高过 38.5℃，尽量减少宝宝的不适感，多饮水就行。发现宝宝发热后，有两种应对方法。

小儿身体发育不全，除非情况特殊，否则一般不推荐服用药物，最常用的方法是采用物理方法快速降温，同时做好饮食保健。

（1）物理降温：就是通过采用一些物理方式来降低孩子的体温，适用于高热而循环良好的患儿。例如孩子发热的时候，很多妈妈习惯在孩子的前额上放一块凉毛巾，或者用温水给孩子擦擦皮肤，以控制孩子的体温。此外还有酒精擦浴、冷盐水灌肠等方法。这些方法做起来一般都很简单，而且不存在药物降温可能带来的不良反应。

（2）饮食保健：在饮食方面，妈妈们也需要做好应对。宝宝发热时会消耗大量的水分，因此最需要补水，多喝水有助于退热。补水的最佳方式是饮用热水，有进食能力的孩子还可以食用一些流质食物，例如绿豆汤、藕粉、蛋羹及蛋花汤、面条或面片汤等，总之，在疾病急性期或高热期，应以流质为宜，不要吃太多高蛋白食物。退热之后，可以逐渐变回正常饮食，以补充蛋白质，热量和矿物质。

② 小儿腹泻

腹泻时不要盲目禁食

小儿腹泻属于中医"泄泻"的范畴。现代医学认为，急性肠炎是小儿的常见病，特别是婴幼儿最容易因急性肠炎而腹泻。另外，还有因着寒凉或内伤饮食而导致的腹泻。2岁以下的幼儿，其消化功能还不够成熟，所以，其抵抗疾病的能力非常差，特别容易发生腹泻等症状。

宝宝发生腹泻不应盲目停止进食，因为宝宝在腹泻时会丢失更多的水分和营养素，如果盲目禁食，会使他们的身体处于饥饿状态，会增加肠蠕动以及肠道分泌的消化液，胃肠道不仅没有得到"休息"，反而"劳动"更多，进而加重腹泻。

宝宝发生腹泻时，可应先喂他少量稀米汤或焦米汤，待腹泻症状好转后，逐渐用米汤和脱脂配方乳间隔地喂给宝宝，逐渐减少米汤量，增加脱脂配方乳量。待宝宝的胃肠功能恢复时，再逐渐用全脂配方乳代替脱脂配方乳。如果是母乳喂养的，仍应该给他喂母乳。

2 小儿腹泻的常见原因

（1）生理性腹泻：宝宝生下来没几天就开始腹泻，大便呈黄绿色或黄色，每天在 2～3 次或 4～5 次。这种腹泻持续的时间可能很长，但宝宝不会变瘦。宝宝的这种腹泻会慢慢自动痊愈，不必用药。妈妈应少吃虾蟹类食物及各种生冷食物，同时及时更换尿布。

（2）喂养不当：过早喂养辅食，或突然喂养辅食都会导致宝宝腹泻。辅食的添加应从少量逐步添加，让宝宝慢慢适应，腹泻时应暂时停止喂养辅食。不可让宝宝一次食用过多肉食，以免加重宝宝的胃肠道负担。

（3）季节变化：宝宝最容易在 10 月份至下一年的 2 月份感染轮状病毒，引发腹泻。要做好宝宝的卫生工作，少去公共场合，避免接触患者。可继续进行人工喂养，暂停喂养辅食，保证水分的摄入。

（4）细菌性痢疾：通常表现为宝宝腹痛，同时还会发高烧，可达 39℃ 甚至更高，大便次数增多，呈脓血便，腹泻前常有阵发性腹痛，肚子里"咕噜"声增多。由于腹泻次数多，体内电解质失调，宝宝脱水严重，皮肤弹性差，全身无力。可以让宝宝多喝水或口服补液盐，吃易消化的软食。

（5）着凉：有些宝宝睡觉的时候喜欢踢被子，或是在玩闹时穿的衣服太少，腹部露在外面，极容易着凉。对于此类病症，应做好宝宝的保暖工作，可以用热水袋捂在宝宝的肚子上，宝宝排便之后用温水洗净。

3 小儿咳嗽

1 咳嗽的多种类型

咳嗽也分为好多种，这是因为有许多种疾病都可以引发咳嗽，有的甚至会引发剧烈咳嗽。

如果宝宝咳嗽的声音比较清脆，痰多清稀，色白而黏，舌苔薄白而润，多因受凉引起，伴有怕风、寒战，汗出较少，鼻流清涕，精神尚好。这种情况需要宣肺散寒，忌凉保暖，避风冷，少外出，避免寒冷刺激。建议喝些热汤，做些小游戏以微微出汗。

如果宝宝咳嗽的声音又粗又重，痰为黄色的黏稠状，舌头发红或布满红点，是肺热的表现。患者的症状在 2～5 天后会加剧，体温偏高，鼻塞重，流黄鼻涕，咽喉肿痛，大便干燥。治疗这类病症要以清肺热为主，饮食要清淡、易消化，不要吃油腻的食物，少吃酸味食物。

如果宝宝咳嗽的时候喉咙里有隆隆的痰声，痰多稀白，但是无法咳出，宝宝只好又咽回去，舌苔厚腻，多见于毛细支气管炎，婴幼儿肺炎等，尤其白白胖胖的孩子更容易出现这种情况，而且平躺时痰声更重。治疗这类咳嗽以健脾化痰为主，饮食要易消化，可多吃些冬瓜、丝瓜、萝卜去除湿气。

如果宝宝喉咙里没有痰或有很少的痰，舌红少苔，干咳不止，多属虚火，常见于慢性咽炎、慢性支气管炎等，病程较长，咳嗽反复发作。治疗以润肺止咳为主。要多喝水，多吃蔬菜水果，不能吃过于油腻的食物，不能吃过多冷饮，以及花生、瓜子、榛子、核桃等容易上火的食物。

2 给小宝宝止咳的方法

（1）拍咳：小宝宝也许经常咳嗽，但是他不会吐痰，因此咳嗽总是得不到好转。家长在孩子咳嗽时，抱起患儿，用空掌轻轻拍孩子的背部，上、下、左、右都拍到。如果拍到某一部位时孩子咳嗽得比较厉害，说明孩子的痰液就堆积在那里，应该重点多拍几下。孩子肩胛下的部位就是肺的底部所在的位置，那里是最容易堆积痰液的，一旦痰液排出，咳嗽就能暂时缓解。

（2）食疗保健：梨子具有润肺止咳的功效，但是不适合一次吃太多。因为梨是凉性水果，饮食过量可能会造成寒凉伤脾，会引起宝宝食欲减退或出现腹泻。

贝母是一味中药，常被用于治疗小儿咳嗽，有的妈妈也给宝宝做成食物止咳。贝母确实具有很好的止咳效果，但要提醒家长的是，买的时候一定要注意产地，最常见的有川贝和浙贝，因为产地不同，药性也存在差异，两者均有清肺、润肺止咳之效，但浙贝重于宣散，多用于外感咳嗽；川贝偏于润肺，多用于燥咳、久咳，适用于干咳久咳的宝宝，但寒痰、湿痰者应禁用。二者不可以混用，混用不仅不能起到止咳的功效，而且会使病情迁延难愈，所以千万不要用错了！

④ 小儿湿疹

1 找出湿疹的病源

正常情况下，宝宝的皮肤应该是水水嫩嫩的，但是也有一些宝宝很小就出现了皮肤问题，轻者粗糙、脱屑，重者甚至破溃、流水。这些宝宝一旦到了潮热环境下，皮肤就会发红、瘙痒，医学上称为"过敏性皮炎"，民间俗称为"湿疹"。湿疹不是传染病，不会传染给其他人，因为它只与宝宝自身的免疫系统和过敏原有关，但是需要尽早治疗，以免病情加重。

如果宝宝长了湿疹，首先要找出过敏原，防止对宝宝的进一步伤害。鸡蛋、鱼、肉、虾米、螃蟹等都是最常见的致敏食品，但这些食品同时又含有大量宝宝生长不可缺少的营养，因此家长们最好去医院查找一下过敏原，然后控制一下饮食的种类，防止母乳对宝宝造成伤害。

此外，湿疹的原因还有很多，比如遗传因素，曾经患有湿疹的父母可能遗传给宝宝；又比如环境因素，宝宝幼嫩的皮肤接触到一些化纤、动物毛类的织物或不干净的汗液、尿液等容易引起过敏现象。花粉、螨虫，甚至是干燥的空气也都有可能让孩子患上湿疹，有时候真让妈妈们感到防不胜防。

2 加强对宝宝的日常护理

（1）保持个人卫生：宝宝的皮肤十分娇嫩，容易受到多种物质的伤害，所以要时刻保持卫生。用温清水给婴儿洗脸、洗澡，特别注意皮肤皱褶间的清洗，处于多汗潮湿的环境下也很容易发生湿疹。

（2）保持环境干燥："湿疹"这个名词很形象地说出了它与潮湿有一定的关系，这里说的"湿"分为"内湿"和"外湿"。外湿是指在潮湿的环境下容易发生湿疹，因为人体的皮肤上含有丰富的汗腺，通过出汗起到散热的功效，长期处在高温潮湿、密不透风的环境下，就很容易产生湿疹。内湿是指脾肾阳虚、运化水液功能障碍，引起体内水湿停滞，也就是平常所说的"湿气大"。

（3）谨慎用药：湿疹容易反复发作，但是会随着孩子自身免疫力不断增加而逐渐消失，到了四五岁左右就很少再发作了，再加上宝宝对药物的耐受能力弱，所以婴儿湿疹的治疗应在医生的指导下用药。家长应尽量避免外用皮质激素类药物，不要随便使用单方、偏方。

（4）注意忌口：中医有忌口的讲究，这是因为很多食物会加重病情，小儿湿疹也不例外，妈妈应当远离辛辣、海鲜、狗肉、牛羊肉等食物，多吃清淡、易消化、含有丰富维生素和矿特质的食物，如新鲜水果、蔬菜等，这样可以调节婴幼儿的生理功能，减轻皮肤过敏反应。但是忌口不代表永远不吃这些食物，而是说在发病期间少吃，病好以后还是要继续补充，否则将使人体丧失大量营养，不利于宝宝的健康发育。

5 小儿荨麻疹

荨麻疹的原因很复杂

在民间称呼中，荨麻疹也被称作"风疙瘩""风疹块"，是皮肤黏膜的暂时性血管通透性增强和水肿，是一种小儿常见病。

引起荨麻疹的原因很复杂，难以快速下结论，一般来说，荨麻疹可以由以下几种原因引起：对某些食物过敏，包括鱼、虾、蟹、蛋类，某些香料或调味品亦可引起；对某些药物过敏，包括青霉素、磺胺类、痢特灵、血清疫苗等，常通过免疫机制引发荨麻疹；病毒感染导致发病，包括病毒、细菌、真菌和寄生虫等；蚊虫叮咬或吸入花粉、羽毛、皮屑等导致过敏；某些物理因素引起的过敏，例如冷热、阳光、摩擦和压力等都可引起。

2 荨麻疹患儿的日常保养

（1）避免引发食物过敏：饮食与人的健康息息相关，不正确的饮食行为会导致过敏，某些饮食甚至会在无形中引发过敏，例如鱼虾海鲜，含有人工色素、防腐剂、酵母菌等人工添加剂的罐头，腌制食品，饮料等都可诱发荨麻疹。另外，过于酸辣等有刺激性的食物也会降低胃肠道的消化功能，使食物残渣在肠道内滞留的时间过长，从而产生蛋白胨和多肽，增加了宝宝过敏的概率。

（2）注意个人卫生：如果宝宝曾经患有荨麻疹，妈妈要注意做好宝宝的卫生工作，家中尽量不要养猫、狗之类的宠物，避免吸入花粉、粉尘等。对风寒暑湿燥火及虫毒之类要敬而远之。橡皮手套、染发剂、加香料的肥皂和洗涤剂、化纤和羊毛服装等，都有可能刺激到过敏体质的人，所以应该尽量避免使用。患有荨麻疹的宝宝也不宜去公共浴场或浴池，最好不要洗冷水浴，以免在细菌的侵袭和冷水的刺激下导致发病。

（3）注意药物过敏：某些药物可能引起荨麻疹，例如青霉素、磺胺类、痢特灵、血清疫苗等，因此妈妈要对此加以注意，在使用这些药物时注意宝宝的反应。

（4）保持充足的睡眠：睡眠不足会降低人体的免疫能力，加大过敏的风险，因此要让宝宝从小养成按时睡觉的良好习惯。

6 小儿手足口病

1 手足口病是由病毒引起的

手足口病的发生群体多集中在 5 岁以下的小儿，患儿的手、脚和口腔三处会出现病症，表现为米粒大小的疱疹，有的孩子可能在臀部或者肛部也会长一些。患儿能感觉到疼痛，还会伴有低烧（38°C 左右）、皮疹等体征，持续低烧可能会让小宝宝感到食欲不振、头晕头痛等，并不时出现咳嗽、流鼻涕的症状。

引起手足口病的是肠道病毒，肠道病毒可以在人体与人体之间传播。患儿的飞沫中可能带有病毒和咽喉的一些分泌物，几个小宝宝靠在一起说话时，病毒可能在不知不觉间就传播开来了。肠道病毒在夏秋之交最活跃，9 月是其高峰期，因此宝宝在 9 月份最容易患手足口病。手足口病一般不严重，在 1~2 周内可以自然痊愈，也不会留下后遗症，但是不排除极少数宝宝出现比较危险的状况，如出现脑膜炎、心肌炎等并发症，严重时甚至会导致死亡，所以妈妈们千万不能掉以轻心，要随时观察孩子的情况，及时送到医院接受治疗。

2 日常护理和治疗最重要

（1）杀菌消毒：预防和护理手足口病，最重要的是消灭病毒，妈妈要注意对小儿的日常用品进行消毒，尤其是和进食有关的东西，例如碗筷、杯子等，宝宝经常接触的一些其他地方也不能放过。常备生理盐水，吃东西前后都给宝宝漱漱口，如果宝宝太小还不太会漱口，就用医用棉签沾上生理盐水轻轻擦拭患处。

（2）做好隔离防护：如果家里还有其他小朋友的话，要将患儿和健康的宝宝进行隔离，生活用品也要隔离。如果宝宝没有发烧的话，就可以带他进行户外活动，呼吸新鲜空气，晒晒太阳，都有利于杀灭病毒，提高抵抗力。尽量不要去人多或不通风的地方，以免交叉感染或者将病毒带给其他人。

（3）衣服的选择：患有手足口病的宝宝皮肤变差，因此不要给他穿太紧的衣服，贴身衣物一定要柔软舒适，勤换洗，然后在阳光下暴晒，防止衣服和皮肤摩擦的过程中加重病症，床垫被褥也是一样。如果孩子的皮损诱发了新的感染，可以抹一点 1% 的甲紫。

（4）少食多餐：患有手足口病期间，宝宝的食欲会有所下降，对于营养的吸收能力也会下降，为了保证营养的充足，应该坚持少食多餐的原则，维持其基本营养需要，待患儿进入疾病恢复期时，食物就可以逐渐改为泥糊状和正常饮食，选用一些患儿感兴趣的食物以提高食欲，摄入高热量、高营养素供给患儿每日活动所需。另外一岁以内的宝宝在生病期应减少辅食量或暂停辅食，以免造成消化不良。

7 如何应对新生儿肺炎

新生儿肺炎是新生儿时期最常见的一种严重呼吸道感染性疾病。宝宝一般不发热、微热或体温过低，无咳嗽，甚至没有呻吟和呼吸困难等症状，而主要表现为口吐泡沫、精神萎靡、呛奶或不吃奶、有时烦躁不安、呕吐、面色青灰或苍白、呼吸急促或不规则甚至暂停。因此，新生儿肺炎易被忽略或误诊。妈妈可以做的：

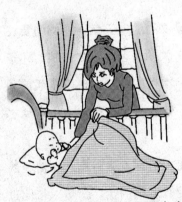

（1）宝宝的居室要保持空气新鲜，阳光充足，室温恒定保持在20℃左右。

（2）每天应通风半小时左右，同时要保持一定的湿度。

（3）宝宝穿衣、盖被要注意适度，过厚会使孩子烦躁，诱发气喘，增加呼吸困难。

（4）宝宝得了肺炎后要及时到医院诊治，轻者可在医师指导下在家治疗。

（5）患肺炎的宝宝易呛奶，喂养时以少量多次喂养为宜，不要一次喂得太饱，以防呕吐和影响呼吸肌（膈肌）运动。应选用小孔奶嘴，每吸入几口就应拔出奶头，让宝宝喘口气，注意多饮水，可加一些富含维生素C的果汁。

8 如何应对新生儿脐疝

脐疝，就是所谓的"鼓肚脐"，是由于宝宝先天腹壁肌肉过于薄弱，加之出生后反复有使腹压增高的原因，如咳嗽、便秘、经常哭闹等，导致肠管从这个薄弱处突出到体表，形成一个包块，甚至会嵌顿在这个部位，使肠管出现受挤压的症状，如呕吐、腹泻等。但脐疝很少嵌顿，一般在睡眠和安静的情况下突出的疝又会回到腹腔，突出到体表的包块就会消失。

脐疝会随着宝宝年龄的增长，腹壁肌肉的发达，在 1~2 岁时自愈，有时甚至到了 3~4 岁，仍可有望自愈。但若脐疝太大，就容易被尿布和内衣划伤，引起皮肤发炎、溃疡，这种情况下应去医院接受治疗；如果疝孔直径超过 2 厘米，无自愈的可能时，也应及早去医院做手术修补。应该根据宝宝的具体情况采取相应的措施。

9 如何应对新生儿鼻塞

新生儿的鼻黏膜柔软，分布有丰富的血管，一旦感染，容易充血水肿，常常使狭窄的鼻腔更狭窄，甚至闭塞而发生呼吸困难，造成拒食、烦躁不安。除感冒外，新生儿尚会因其他原因引起鼻塞，如孕妈妈在孕期使用利血平药。利血平通过胎盘传给胎宝宝，结果新生儿出生后立即出现鼻塞，这就是毛细血管扩张阻塞鼻腔通道之故。另一鼻塞原因是鼻分泌物阻塞。由于新生儿经常处于闭口状态，口不能呼吸，因而鼻塞严重者可发生青紫和呼吸困难。

由于鼻黏膜血管扩张而引起的，可用麻黄素滴鼻，每侧 1 滴，不要两只鼻孔同时滴药，应分别滴入，相隔 5 分钟左右。若无效可用肾上腺素滴入。

若是鼻分泌物阻塞，则可用棉签去除鼻分泌物；若鼻分泌物已干成硬块，则可用棉签向鼻深处略推移，使干的鼻分泌物不再固定在鼻黏膜上，此时鼻分泌物可随呼吸而前后移动，产生痒感，刺激打喷嚏，鼻分泌物往往可随气流排出。另一办法是用棉签的另一端轻轻挑动鼻分泌物，将其拨出。若上述方法均无效，应立即送新生儿去医院处理。

10 如何应对新生儿便秘

便秘是指大便次数明显减少，大便坚硬和排便费力。

新生儿早期有胎粪性便秘，是由于胎粪稠厚积聚在乙状结肠及直肠内，排出量很少，于产后72小时尚未排完，表现为腹胀、呕吐、拒奶。可用温盐水灌肠或开塞露刺激，胎粪排出后症状消失不再复发。如果随后又出现腹胀，这种顽固性便秘要考虑先天性巨结肠症。

新生儿便秘大多数发生在喝牛奶的孩子身上，2～3天解一次大便。如果小儿排便并不困难，并且大便也不硬，婴儿精神好体重也增加，这种情况就不是病，只是个体的排便的一种习惯。如果除大便次数明显减少外，每次排便时还非常用力，并在排便后可能出现肛门破裂、便血，应积极处理。

（1）可在新生儿的肛门内放置甘油栓或细小的肥皂条，以帮助排便。

（2）切忌用泻药，因为泻药有可能导致肠道的异常蠕动而引起肠套叠，如不及时诊治，可造成肠坏死而危及生命。

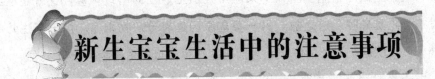

新生宝宝生活中的注意事项

1 给宝宝准备好尿布

旧式尿布的使用方法

在宝宝的生活中，尿布是必不可少的道具，他还没有上厕所的能力，甚至连把尿都不能做到，每天的排泄工作都要在尿布上完成，这也成了爸爸妈妈的重要工作。由于新生儿的皮肤非常细嫩，很容易受损伤。因此，在选用尿布的时候，应当选用柔软、清洁、吸水性强的白色或浅色棉布。

选好棉布以后，用剪刀把这些棉布裁剪成方形，约50厘米见方，对于宝宝来说，这个大小刚好能够满足需要。同时准备一些长方形的条布，面积大约为10厘米×20厘米。刚刚出生的宝宝是非常耗费尿布的，你得准备30块左右。

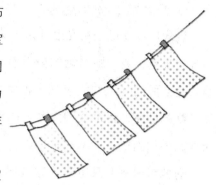

在包尿布时，要注意男宝宝和女宝宝分别使用不同的方法，女婴的尿液容易向后流，尿布后面要垫得厚一些；男婴的尿液容易向前流，前面要折得厚一些。男婴应当把阴茎向下压，防止小便渗入脐带部。再把方形的尿布叠成三角

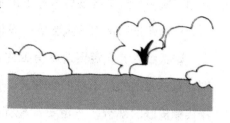

形，放在长条形尿布下，三角形的两端由宝宝的肚子两边向中间包起，尿布中间部分由两腿之间拉上固定。但是尿布也不能垫得太厚，否则会迫使宝宝的大腿外旋，变成"O"型腿，长大后走路有可能像鸭子一样。尿布也不宜过宽过长，以免擦伤皮肤，而且长期夹在两腿之间会引起下肢变形。

尿布湿了或脏了，要及时更换，以免宝宝发生尿布性皮炎。要把宝宝放在毛巾上，取掉脏尿布，用温水轻轻地由前向后清洗生殖器部分，然后用毛巾轻轻擦干。如果大便污染了尿布，把沾有粪便的部分折起来并去掉，用棉布或卫生纸擦净臀部，再用温热的肥皂水冲洗并擦干。然后，把方形尿布叠成3~4层（宽度12~15厘米），一头平展地放置在宝宝的臀部至腰下，另一头由两腿之间拉上至下腹部。

洗尿布的时候，不宜用洗衣粉，防止洗衣粉中的化合物残留刺激宝宝细嫩的皮肤。尿布要用温热的肥皂水浸洗，去除污渍后，洗干净的尿布要用沸

水烫过，以防尿液浸过发硬，硌伤宝宝皮肤。洗净后经沸水烫过的尿布，宜挂在阳光下晒干。

2 纸尿裤的多功能选择

现代厂商在妇婴用品上注重"人性化设计"，为宝宝选择纸尿裤要选腰围有部分加宽，或大腿附近的剪裁有增加伸缩功能的。要注意伸缩剪裁的部分是否完全服帖（大约能容纳一根手指的宽度）在宝宝的身上，假使皮肤上出现红红的勒痕，就是收缩太紧。防漏侧边设计能防止因宝宝动来动去尿液渗出尿布外的困扰。

有的纸尿裤上采用了"尿湿显示"的设计，对于新手爸妈来说，这个设计相当实用，只需要观察尿布上的图案显示，就不用担心错过换尿布的时机。部分厂商还推出加大尿量吸收的设计，宝宝尿量较多也不怕。

购买纸尿裤一定要选择有卫生许可和标准化安全标志的合格品，还要特别注意选择透气、干爽的纸尿裤。由于小屁股和尿布相处的时间相当长，直接接触皮肤的部分，一定要选择棉柔材质，吸汗、透气性佳的款式，让小屁股轻松无负担。

2 不应过早添加辅食

1 不要急着添加辅食

有些家长的内心比较急切，总是想让宝宝多吃一点，从宝宝出生没多久就开始添加辅食了，不管母乳是否充足，都要再喂一点米汤、米糊等食物。他们认为，这样可以让宝宝尽快学会吃饭，加快他的成长速度。其实，这是不科学的做法。

我们知道，母乳是液体，看起来比较稀薄，不耐饿，宝宝每天要吃好几顿奶才够，但是这并不是母乳营养不足所造成的，而是由宝宝的消化系统决定的。宝宝的消化系统还不成熟，胃部的容积很小，每次只吃一点点母乳就饱了，但是他们正处于快速生长阶段，新陈代谢的速度非常快，所以每天要吃很多次奶。况且宝宝的消化系统在三个月之前仍在发育，消化谷物的能力尚不完善，不适合食用米、面等主食。谷类食品中的植酸会与母乳中含量稀少的铁结合，沉淀成为不溶于水的植酸铁，影响对铁的吸收，容易引起贫血。还有，宝宝抵抗细菌和疾病的能力比较低，而辅食中可能就含有大量的细菌，容易引起腹泻。

2 在宝宝6个月的时候添加辅食

辅食是宝宝在成长之路上必须经历的一个环节，通过添加辅食，宝宝补充了成长所需的各种营养，也逐渐学会了成人的饮食，对宝宝来说是一件大事。宝宝并非生下来就会吃食物的，这是一个循序渐进的过程，那么什么时候添加辅食最合适呢？

宝宝在4个月的时候就已经初步具备了添加辅食的条件，但是世界卫生组织建议，添加辅食的时间最好推迟到6个月，在此之前坚持用纯母乳或配方奶喂养，因为母乳或配方奶完全可以为0到6个月的宝宝提供足够的营养，太早添加辅食会造成宝宝过敏和身体不适。这里说的6个月也不是绝对的，有些宝宝是早产儿，或者有过敏体质，拒绝或不能接受辅食，完全依靠母乳喂养到8、9个月甚至更长时间，才能试着添加辅食，因此不用急着添加辅食。大多数宝宝在1岁之前，构成食谱主要部分的仍然是母乳和奶粉。

3 辅食要好吃又管饱

1 添加辅食是为了避免营养不良

宝宝长到6个月的时候，体重已经有了较大增加，对能量及营养素的需求也随之增加，但是妈妈分泌的乳汁并未增加，所以仅仅依靠母乳已经不能完全满足宝宝的营养需要了。6个月后宝宝体内储备的铁被消耗大半，而乳汁中含有的铁含量并不丰富，宝宝需要及时从食物中补充，否则易发生营养不良性贫血。

添加辅食还有另外一重功效，那就是提高宝宝对饮食的兴趣。在给宝宝喂食的时候，要先添加辅食，然后喂奶，这样做的原因是要持续保持孩子饥饿感和饱腹感的感觉。最初添加辅食的时候，宝宝每次进食的量并不多，完全没有达到吃饱的状态，还需要补充母乳或奶粉。这样做有一定的好处，它能避免出现少量多餐的问题。少量多餐不仅会影响孩子进食的兴趣，还会影响消化的效果。有的妈妈喜欢在两次喂奶期间给孩子添加辅食，此时孩子还未饥饿，对辅食的兴趣不大，即便吃了也不一定能吃饱，可是等到下次吃奶的时候，他又还没产生饥饿的感觉，于是降低了对吃奶的兴趣，这就是说宝宝失去了饥饿感和饱腹感。饱腹的体验，可以促进胃肠功能发育，也能满足心理需求；而饥饿感则会让宝宝更愿意吃饭，饥饿感的缺失，会导致孩子进食的兴趣降低，受此影响，胃肠功能也会下降。

2 辅食添加应循序渐进

从 6 个月左右添加辅食起，妈妈需要为宝宝准备丰富多彩的食物，但是每一餐使用的食材种类不宜太多，最好按照少量、简单的原则，一种一种地添加，方便仔细观察宝宝的接受情况，随时调整饮食方案。

最适合当作婴儿辅食的食材是蛋黄，蛋黄富含蛋白质、脂溶性维生素、单不饱和脂肪酸、磷、铁等微量元素，能够为宝宝提供全方位的营养，又方便吸收。妈妈可以先将鸡蛋煮熟，然后取出蛋黄，研磨成粉。最初每天喂一只蛋黄的1/8，以后逐渐增加到1/4，再到1/2，直至整个蛋黄。蛋黄粉可用开水调和，在两次喂奶中间给宝宝吃；也可直接调入米粉。6 个月左右可改食蛋黄粥；7、8 个月时可吃蒸蛋（包括蛋清）了。

虽然宝宝已经开始吃辅食了，但是这个时候他的饮食能力还不是很强，无法消化过多的食物，所以仍然需要喝奶，并且以母乳或奶粉为主。6 个月到 1 岁的宝宝每天的喝奶量大约为 500~600 毫升，1 岁到 2 岁时大约为 300~500 毫升，2 岁后大约为 250~300 毫升。总之，宝宝在 3 周岁之前，饮食结构都要以奶粉为主，饭菜为辅，这样才能有足够的营养为成长发育提供能量！

4 学会给宝宝穿衣服

夏季衣服的穿法

夏季，伴随着气温的逐日升高，宝宝身上的衣服也在逐件减少。很多父母认为让宝宝穿得越少越好，而老人们则怕宝宝着凉，依旧将宝宝裹得严严实实的，其实这两种做法都不恰当。

（1）根据气温加减衣物：宝宝穿衣的总原则是根据气温的变化进行加减，在春夏过渡期间，要循序渐进地减少，从长袖减到短袖再减少到无袖，让宝宝娇嫩的肌肤有一个适应期，千万不能因为天气过热就把宝宝的衣服一下子减少。在炎热的户外，宝宝穿的过多会大量出汗，汗水挥发不及时容易引发痱子等皮肤病，这时就不能给他穿太多。早晚凉爽的时候，也要记得给宝宝披上一件薄外套，以免着凉。

（2）注意服装的质地：一般来说，宝宝在夏季穿单衣即可，一件宽松、柔软的棉质衣服，完全可以满足宝宝的需求。需要注意的是，夏天漂洗过的衣服经过太阳暴晒以后，会显得有点僵硬，让宝宝觉得不适，所以，妈妈可以加入宝宝专用的衣物护理剂，便能有效理顺衣物纤维，使晾晒过后的衣物保持松软顺滑。

（3）保护重要部位：宝宝的肌肤比成年人更加敏感，在减少宝宝整体穿衣量的同时，要在一些重要部位给宝宝增加衣物。比如，夏季带宝宝外出活动时，需要为宝宝带一个宽沿的遮阳帽，罩上一件浅色长袖薄衫，以免宝宝受到阳光的伤害。宝宝在睡觉时腹部容易着凉，因而务必给宝宝盖上毛巾被，把宝宝的肚子保护好。

② 宝宝冬装的穿法

在冬天，需要防止严寒冻伤宝宝，但是也不能包得密不透风。其实，宝宝并不像父母想象的那么脆弱。穿得太多反而会影响宝宝的活动量，还可能造成皮肤病变，特别是宝宝活动时，稍微活动活动，汗就止不住地往外流，很快就浸湿衣服了。宝宝所穿衣服的多少，可以和大人做对比，天冷时比大人多穿一件即可。

（1）戴帽子的正确方法：给宝宝戴上帽子可以维持体温恒定，因为宝宝体内25%的热量是由头部散发的。帽子的厚度要随气温降低而加厚，但不要选有毛边的帽子，因为它会刺激宝宝的皮肤。

（2）戴口罩和围巾：除了偶尔外出以外，宝宝在平时不需要戴口罩或围巾，否则会对宝宝的健康产生负面影响。口罩和围巾多是用羊毛或其他纤维制成的，容易积攒灰尘和细菌，那些细小的绒毛也会影响他的呼吸。

（3）穿袜子和鞋子：宝宝袜子应选用纯羊毛或纯棉的。鞋子最好选宽松一些的全棉鞋，摸起来很柔软，这样的鞋子保暖性好。

⑤ 新生宝宝不宜睡软床

随着人们生活水平的提高，家具不断更新换代，棕绷床、木板床等已被卧躺舒适、造型美观的沙发软床或弹簧床代替。有些做父母的为了让孩子睡得好、睡得舒服，往往买上一张沙发软床或弹簧软床给宝宝，认为宝宝睡软床，不会碰伤孩子的身体。其实，这种做法是有害的，不利于生长发育。

新生儿出生后，全身各器官都在发育成长，尤其是骨骼生长更快。新生儿骨骼中含矿物质少、有机物多，因而具有柔软、弹性大、不容易骨折等特点。但是由于新生儿脊柱周围的肌肉、韧带很弱，睡软床容易导致脊柱和肢体骨骼发生变形、弯曲，一旦脊柱或骨骼变形，往后纠正就麻烦了。

新生儿理想的睡床是什么呢？一般说来，家中的木板床、竹床、棕绷床或砖炕都可以。睡这类床，新生儿就完全可避免脊柱弯曲、骨骼变形，有利于宝宝健康成长。

另外，新生儿最好单独睡一张婴儿床，从小锻炼宝宝不依恋妈妈睡眠的良好习惯，对宝宝的生长发育和建立独立生活能力等均有促进作用。宝宝的小床应放在新妈妈的床边，以方便对新生儿的照料和护理。

6 要不要给新生宝宝用枕头

人们习惯认为，睡觉就必须用枕头，于是就给刚刚出生的新生儿也枕一个小枕头。我们说这完全不必要，这不利于新生儿正常发育。

刚出生的婴儿，头几乎和肩宽相等，平睡、侧睡都很自然。为了防止吐奶，婴儿上半身略垫高1厘米即可。

当婴儿长到3~4个月，颈部脊柱开始向前弯曲，这时睡觉时可枕1厘米高的枕头。长到7~8个月开始学坐时，婴儿胸部脊柱开始向后弯曲，肩也发育增宽，这时孩子睡觉时应枕3厘米高左右的枕头。过高、过低都不利于睡眠和身体正常发育，常枕高枕头容易形成驼背。

7 新生宝宝能不能使用电褥子

有的家长怕新生儿冬季冷，睡觉被窝凉，于是便使用电褥子以保持适宜的温度，这是十分危险的，不可取。适宜的保温对刚出生婴儿的存活影响很大，尤其早产儿这点很重要。在医院分娩的早产儿多睡在保温箱内，在家里通常采取提高室温、添加衣被，或用热水袋放在包被外面的方法保温。

电褥子温度无自动控制，一旦忘记关掉电源，是十分危险的。因为新生儿体温调节能力差，若保暖过度会同寒冷一样对孩子不利。高温下孩子身体水分丢失增多，若不及时补充水分，会造成新生儿脱水热、高钠血症、血液浓缩，出现高胆红素血症，还会引起呼吸暂停，严重的甚至可致死亡。因此，新生儿的卧室一定要保持适宜的温度，千万不要过低或过高，要尽量保持恒温。

8 如何缝制新生宝宝的衣帽

在准备做妈妈的时候，别忘了为宝宝多准备几件"和尚服"。这是一种采取传统大襟款式的婴儿装，也可以做对襟和尚领的上衣，穿脱方便，穿着时腹部始终受到最好的保护（双层），是较为普遍的新生儿着装。

新生儿可不必穿裤子，因为经常尿湿，可以用尿布裤。如果，穿裤子，也可穿连脚裤。连脚裤也是深受大家喜欢的一种新生儿服装。它的特点是裤子和袜（鞋）子连为一体，既保暖，又舒适。

戴帽子不单是美观，更主要是起保暖作用，尤其对于新生儿更为必要。其实婴儿帽可以从市场上买，也可以自己动手缝制。如何缝制呢？

出生时新生儿头围为 34 ~ 35 厘米，满月时可以增大至 38 厘米，生长速度很快，做帽子时应考虑到这点。选择 1 块长约 40 厘米，宽 10 厘米的碎布块，根据小儿头围大小将布围成圆筒状，帽顶部用线缝成收口状，边缘缝上一圈花边，一顶简单、漂亮的帽子就做成了。较大的婴儿，可做成带荷叶边的帽子。取几块碎布头，剪成后片、帽周、荷叶边，将三部分缝合，再准备两根系带缝上即成。

9 宝宝不宜和妈妈睡一个被窝

有的妈妈习惯与自己的宝宝同睡一个被窝，尤其是冬季，母亲怕小儿冷，搂着孩子睡觉。

妈妈搂着新生儿睡觉，大人孩子都得不到舒适的休息，不利于消除疲劳和身体健康。一旦妈妈患了感冒、肺结核或皮肤病，由于新生儿的免疫力和抵抗力都很低弱，就很容易通过呼吸、皮肤接触传染给新生儿。妈妈活动范围广，携带各种病菌机会就多，妈妈和新生儿同睡一个被窝，容易将病菌传染给他们。此外，因妈妈熟睡，容易将手或被褥捂住新生儿口鼻，导致窒息，甚至死亡。睡在一起，婴儿一哭，母亲就给奶吃，有时，婴儿含着乳头就睡着了，这样吃吃睡睡，睡睡吃吃，其结果不仅不利于母婴休息，而且对婴儿的消化也是不利的。为了母婴的健康，出生后婴儿就应自己睡。

10 如何抱着宝宝进行户外活动

新生儿抱到户外去，可以呼吸到新鲜空气，新鲜空气中氧含量高，能促进小儿新陈代谢。同时室外温度比室内低，到户外受到冷空气刺激，可使皮肤和呼吸道黏膜不断受到锻炼，从而增强小儿对外界环境的适应能力和对疾病的抵抗能力。

一般夏天出生的婴儿生后 7~10 天，冬天出生的婴儿满月后就可抱到户外，刚开始要选择室内外温差较小的好天气，时间每日 1~2 次，每次 3~5 分钟，以后根据婴儿的耐受能力逐渐延长。另外，还应根据不同季节决定婴儿到户外的时间。夏天最好选择早、晚抱婴儿到户外去，冬天选择中午外界气温较高的时候到户外去。出去时衣服穿得不要太多，包裹得也不要太紧，如果外界气温在 10℃ 以下或风很大，就不要抱婴儿到户外去，以免受凉感冒。

新生儿期暂不宜进行日光浴。一般在出生后 2 个月开始日光浴为宜，如在冬季出生更应适当推迟。进行日光浴时还应注意下列事项：

（1）温度以 20~24℃ 为宜，气温过低容易引起感冒。

（2）不要隔着玻璃、纱窗或在树荫下晒太阳，以免减少紫外线的照射。

（3）循序渐进，先照射局部，然后全身。

（4）照射时间，一般先照射 1 分钟，如无皮肤红斑等变态反应，可以逐步加到 3~10 分钟，但不宜在烈日下曝晒，以免引起皮肤灼伤。

（5）预防眼睛直接日光照射。

11 让宝宝的小脸保持干净

1 宝宝爱流口水怎么办

由于中枢神经系统和唾液腺分泌功能不完善，因此宝宝分泌唾液较少。出生3~4个月后，宝宝的中枢神经系统和唾液腺发育逐渐成熟，唾液分泌量增多，但宝宝此时的吞咽功能尚不完善，因此常流口水，形成了所谓的生理性流涎。6~7个月的宝宝，开始长第一颗牙齿。乳牙萌出时，小牙顶出牙龈向外长，会引起牙龈组织轻度肿胀不适，从而刺激牙龈上的神经，导致唾液腺反射性分泌增加。宝宝流口水是一种正常的生理现象，不是病态，一般1~3岁就会自然消失。

流口水虽然不是什么严重的问题，但如果不小心，还是有可能会影响宝宝健康的。建议在护理上注意以下问题：

（1）经常帮宝宝擦拭不小心流出来的口水，擦时不可用力，轻轻将口水拭干即可，以免损伤局部皮肤。

（2）尽量避免用含香精的湿纸巾帮宝宝擦拭脸部，以免刺激肌肤。擦口水的手帕，要求质地柔软，以棉布质地为宜，要经常洗、烫。

（3）常用温水洗净口水所到之处，然后涂上油脂，以保护下巴和颈部的皮肤。

（4）最好给宝宝围上围嘴。围嘴应保持整洁和干燥，这样宝宝才会感到舒服，并乐于使用。

2 给宝宝洗脸的方法

洗净自己的双手，将宝宝的专用脸盆清洗干净，倒入适量温水，并用水温计测试水温，也可将手腕内侧放入水中，看是否过烫或过凉。

让宝宝平躺在床上，将小毛巾在脸盆中蘸湿，用手心挤掉多余水分，抖开毛巾。

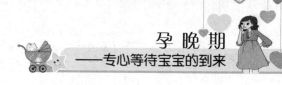

洗眼睛，一手将宝宝的头部掌握住，使他不要左右转动，一手用毛巾的小角分别从鼻外侧、眼内侧开始，由内向外擦洗两侧眼部。

洗鼻子，用消毒棉签蘸一下温开水，将堵塞在鼻腔内的分泌物拭出。

换一条干净的湿毛巾分别轻轻擦洗前额、口鼻周围，面颊、下颌及颈部前后。

检查一下眼、口、鼻中是否有残留的水分，若有则用清洁棉棒吸干净。

12 宝宝也需要接触阳光

1 多进行日光浴

日光中含有两种光线，一种是红外线，照射到人体上以后，可以使全身温暖，血管扩张，增强人体抵抗力；另一种是紫外线，照射到人体皮肤上，可以促使皮肤里的 F 脱氢胆固醇转化成维生素 D，帮助婴儿吸收食物中的钙和磷，调节钙磷代谢，使骨骼长得结实，预防佝偻病。适量的紫外线照射可使全身功能活跃，加快血液循环，也能刺激骨髓制造红细胞，防止贫血。此外，阳光还有杀菌消毒作用，所以经常晒太阳对身体很有好处。

那么，怎样让婴儿晒太阳才好呢？应该在气候适宜、气温合适的情况下晒太阳，尽量多暴露一些皮肤在外面。可以让婴儿和妈妈面对面，抱着婴儿使其背部迎着阳光，让太阳晒后背，因为背部占体表面积大，产生的维生素 D 多。若暴露的皮肤少，产生的维生素 D 就少。通过晒太阳补充维生素 D 既经济，又不用担心中毒。晒太阳时应注意不要让阳光直晒宝宝的头，也不要在烈日下暴晒。如果户外活动少，日照不足，就要注意及时补充维生素 D。

2 外出时的注意事项

外出时要为宝宝选择卧式婴儿车，当道路不平时要把宝宝抱出来，以免躺着颠簸，震伤大脑。较适宜的抱宝宝的姿势是让宝宝面朝前，背靠妈妈胸腹部；妈妈一手托其臀部，另一手环绕宝宝腰部。每过 20～30 分钟就应该给宝宝变换一下体位，这样有利于血液循环，也有利于肢体活动。

外出活动时，不要到人口聚集处，比如商场、电影院等地。这些地方通风不好，人流复杂，难免有患者或带菌者，而宝宝抵抗力弱，容易被感染。

夏天天气炎热，户外活动时要给宝宝戴帽子，抹防晒霜，同时要避免长时间抱着宝宝，因为长时间抱着宝宝不利于散热，会造成宝宝体温过高。

外出活动后要及时给宝宝补充水分，让宝宝养成喝水的好习惯。

⑬ 如何对宝宝进行温水浴锻炼

让新生儿进行温水浴锻炼，主要是利用水的温度和水的机械刺激作用，给小儿以良好的刺激，使小儿全身体温调节功能反应加强，促进血液循环，增强机体对外界冷热温度的适应能力。一般新生儿脐带脱落脐部恢复正常就可以进行温水浴锻炼。

要用一个比较大的浴盆，使新生儿能完全浸泡在水里，水温在37℃左右，宝宝一放到水中，手脚就开始自由摆动。大人可用左手托住宝宝的头部，右手轻轻抹擦宝宝全身皮肤至轻度泛红，达到促进血液循环和增强皮肤代谢的目的。新生儿在水中的时间大约10分钟左右，注意要不断向盆中加热水，以保持水温的恒定。然后用略冷的水（33～35℃）很快冲淋新生儿全身后，用浴巾包裹，迅速将水擦干，穿好衣服。

进行温水浴锻炼时室温不能过低，最好保持在25℃左右。一般温水浴锻炼应每天1次，夏季可每天2次。

⑭ 不宜过分摇晃新生宝宝

有些父母在宝宝哭闹或哄婴儿睡觉时，总爱抱着宝宝不停地用力摇晃，或把孩子放在摇篮中一边摇动、一边哼儿歌。据科学家研究，轻轻地摇晃婴儿可以使他们的内耳前庭受到刺激，产生平衡感觉，有利于其动作发育。但过分剧烈地摇晃对婴儿却是十分危险的。

人的脑组织像豆腐一样脆弱，其各部分之间是靠一些非常纤细的神经束和血管联系起来的，当剧烈震荡时脑组织撞击颅骨内壁，很容易引起大脑损伤。当成人用反复摇晃来哄婴儿时，在摇晃中使大脑不断撞击颅骨内壁，引起大脑皮质膨胀，使脑组织受震荡并缺血，从而出现烦躁不安、食欲缺乏、恶心呕吐等症状，严重的还会产生发作性癫痫，这些统称为"摇动婴儿综合征"，多见于 6 个月内的婴儿。为此，哄宝宝时一定不要过分用力地摇晃，以免造成不良后果。

新妈妈营养调理方案

1 月子期要多吃营养价值高的食物

经过 10 个月辛苦的孕育、分娩时痛苦的煎熬，产后元气大伤，此时需要的是充分的休息和适度、合理的营养，方能使体力、精力很快地恢复。

产后营养与孕期营养有所差异。产后应多吃些营养价值较高的食物，尤其是要多吃一些含蛋白质、维生素、钙、铁等比较丰富的食物，如牛肉、鸡蛋、牛奶、动物的肝和肾，以及豆类及其制品，也可用猪骨头、猪蹄煮汤喝，因为其中含钙量较多。鸡汤、鸡肉、小米粥，营养价值也很高。此外，蔬菜、水果也不可缺少。因其中含有较多的维生素、纤维素、矿物质和微量元素。怀孕期间，胎儿从母体中摄取营养素，母体还供应了大量的钙，以满足胎儿骨骼和身体发育的需要；产后哺乳婴儿，婴儿生长发育较快，正处在身高、体重激增阶段，继续需要大量的钙、铁等元素。

此阶段，母亲的营养就是宝宝的营养，营养需求既要满足产妇自身的补养，又要满足宝宝生长发育的需求。所以，七大营养素（蛋白质、脂肪、糖类、维生素、矿物质、水和纤维素）的补充既要全面，又要有重点。

② 饮食宜清淡

所谓清淡，并非指完全不放盐等调料，而是指味道不宜过咸。新妈妈产后由于皮质激素分泌的增加，体内会有水分和钠盐滞留，造成身体水肿，此时如果摄入的盐量过多，会加重肾的排泄负担，那些来不及排泄的水分和钠盐就会潴留在体内，从而加重水肿现象，还会增加患心血管疾病的危险。所以新妈妈在月子期一定要尽量少吃盐，以保证身体健康。

所谓清淡，主要指少盐，其次是不要太荤。太荤对健康不利。产妇若有水肿现象发生，更应减少盐及调味酱油，以及咸鱼、咸蛋、腌制品、卤制品、熏烤制品。至于葱、姜、蒜等辛辣食物，摄取得当则有利于血液循环，有利于将残留在体内的淤血排出体外，并能增进食欲。具体做法：产后 5~7 天应以米粥（小米更好）、软饭、汤面、蛋汤为主食，不要吃过多的油腻食物（鸡、猪蹄等）。产后 1 周后若胃口正常，舌苔无异常，可进食鱼、肉、蛋、鸡等食品，但不要过饱。产后头 1 个月内应一日多餐。

③ 多样化饮食

月子里的每一天虽然都要好好吃，但是也不要盲目、过量地进补，结果反而陷入误区，引起身体不适。月子里一定要掌握科学的饮食之道，才能更好地调养身体。

❶ 饮食要富含蛋白质

月子里要比平时多吃一些蛋白质，尤其是优质的动物蛋白，如鸡、鱼、瘦肉、动物肝等，适量的牛奶、豆类也是新妈妈必不可少的补养佳品。但也不可过量摄入，不然会加重肝肾负担，还易造成肥胖，一般每天摄入90~95克蛋白质就可以了。

2 主副食种类要多样化

不要偏食，粗粮和细粮都要吃，不能只吃精米精面，还要搭配杂粮，如小米、燕麦、玉米粉、糙米、标准粉、赤豆、绿豆等。这样既可保证各种营养的均衡摄入，还可使蛋白质起到互补的作用，提高食物的营养价值。

3 多吃含钙丰富的食物

哺乳时对钙的需求量很大，需要特别注意补充，新妈妈每日除了喝牛奶补充钙质以外，还要多喝排骨汤，保证每日连续补充钙质。

4 多吃含铁丰富的食物

对于产后出血及哺乳，补充铁也是非常必要的，否则容易发生贫血。如果在饮食中多吃一些含血红素铁的食物（如动物血或肝、瘦肉、鱼类、油菜、菠菜及豆类等），就可预防贫血。

5 多吃蔬菜、水果和海藻类

产后禁吃蔬菜和水果的习惯应该纠正。新鲜的蔬菜和水果中含丰富的维生素、矿物质、果胶及足量的膳食纤维，海藻类还可提供适量的碘。这些食物既可以增加新妈妈的食欲、防治便秘、促进乳汁分泌，还可为其提供必需的营养素。

6 多进食各种汤饮

一定要多喝汤，因为汤类易于消化吸收，还可促进乳汁分泌，如红糖水、鲫鱼汤、猪蹄汤、排骨汤等。一定要注意不能只喝汤不吃肉，汤和肉应该一起进食。

7 不吃酸辣食物，少吃甜食

酸辣食物会刺激新妈妈虚弱的胃肠，引起很多不适；吃过多甜食不仅影响食欲。还易使热能过剩并转化为脂肪，引起产后肥胖。

8 不吃盐渍食物，不饮酒

盐渍食物会影响新妈妈体内的水盐代谢；咖啡及含某些香辛料的食品会通过乳汁进入宝宝体内，影响其健康发育，这些都需特别注意。

4 产妇可以喝红糖水吗

我国大部分地区有坐月子吃鸡蛋、喝红糖水的习惯，这是具有一定科学道理的。红糖是从甘蔗、甜菜中提取的粗制品，营养成分得到了较多保留，其中铁、锌、磷的含量较高，还含有多种维生素，如胡萝卜素、核黄素、烟酸等。此外，红糖中含有丰富的葡萄糖，有利于防止尿路感染。由此可见，产后喝些红糖水是正确的。

不过，需要提醒大家一点的是，红糖水并非喝得越多营养补充就越多，身体就恢复得越快。产妇在喝红糖水时，要注意以下几点。

1 选对喝红糖水的时机

一般在产后 10 ~ 14 天之内食用为佳，有利于血性恶露和浆性恶露的排出，在恶露转为白色恶露时就不再适合食用，否则会延长血性恶露排出的时间。

2 煮沸后再饮用

红糖是粗加工品，杂质多，细菌多，所以在食用时应先煮沸、沉淀，去杂质后再饮用。

3 红糖水并非人人适宜

有些孕妈妈产前经常吐酸水，这种情况下就不宜喝红糖水。因为红糖水会增加胃酸的分泌，进一步造成不适。此外，胃炎、胃溃疡病史的产妇也不宜饮用。

5 产妇宜吃的滋补品

（1）红糖：含铁量高，给产妇补血。富含多种微量元素和矿物质，能够利尿，防止产后尿失禁，促进恶露排出。一般食用不能超过 10 天，时间过长增加血性恶露，夏天还会使产妇出汗更多而体内少盐。

（2）鸡蛋：含蛋白质丰富而且利用率高，还含有卵磷脂、卵黄素、多种维生素和矿物质，其中所含的脂肪易被吸收。有助于产妇恢复体力，维护神经系统的健康。每天吃 4~6 个鸡蛋已足够，过多会使蛋白质过剩而诱发其他疾病。

（3）小米：含有较多的 B 族维生素，纤维素含量也很高，吃小米粥是最佳选择。帮助产妇恢复体力，刺激肠蠕动，增进食欲。小米粥要黏稠一些，不宜太稀薄，而且产后不能完全以小米为主食。

（4）芝麻：富含蛋白质、脂肪、钙、铁、维生素 E。可提高和改善膳食营养质量。选用黑芝麻比白芝麻更好。

（5）鸡汤、鱼汤、骨头汤：含有易于人体吸收的蛋白质、维生素和矿物质。味道鲜美，可刺激胃液分泌，增加食欲，并可促进乳汁分泌。因产妇易出汗，又要分泌乳汁，需水量要高于一般人，故大量喝汤十分有益。

（6）虾、鱼：对乳母是最好的食物，具有开胃作用，体力不佳者尤应多吃些。

（7）鸡肫：具有促进胃液分泌，帮助消化的作用，胃胀、无食欲的产妇应多吃点。

（8）黄花菜：铁含量是菠菜的 20 倍，含许多纤维素，可促进新陈代谢，并有镇静的作用。

（9）鲑鱼：能止血活血，补气强筋骨，除风湿，适宜产后食用。

（10）鸡肉：具有补虚益气的效果，能补充体力，促进血液循环，对贫血和虚冷症的产妇特别有效。

（11）胡萝卜：是一种很好的蔬菜，含有胡萝卜素及维生素 A、B 族维生素、维生素 C。血压低、贫血、容易疲劳、视力不好的产妇，要适当多吃。

（12）四季豆：可促进胆汁分泌，有利于改善肝功能。

（13）红（紫）色菜：含丰富的铁质，具有补血作用，产妇要多吃，如胡萝卜等。

（14）菠菜：除含铁质外，还含有丰富的维生素 A、维生素 C、维生素 E、B 族维生素及造血所需要的叶酸，是产妇不可缺少的。中医称其能清热消渴，补肝明目，养血止血，可治疗便秘、口干、头昏眼花等。

（15）赤豆：能健脾利湿，散血解毒，适用于产后缺乳，有恢复身体健康的作用。

（16）百合：补虚润肺，镇咳止血，宁心安神，具有滋补养神、美肌催乳等作用。

⑥ 哺乳产妇的饮食调理

产妇饮食调理的目的是：尽快使疲劳受损的自身早日恢复，为哺乳婴儿增加营养。所以，产后饮食营养，是关系到母子两代人健康的大事，一定要调理好。母乳分泌的量和质，直接关系到婴儿的生长发育。此时期乳母必须摄入富含蛋白质、脂肪、维生素、矿物质和大量水分的饮食，才能维护自身健康，提供充足的乳汁。

哺乳期妇女的饮食量不充足，会减少乳汁分泌，降低乳汁中蛋白质和脂肪的含量。经常活动的乳母，每天需要热能 11450～12540 千焦（2700～3000 千卡），蛋白质不低于 100～120 克，并且保证优质蛋白的摄入量占较大比例，每天至少吃 1 次肉食和 1 个鸡蛋。脂肪每日需要量为 60～80 克，以保证乳汁的分泌和乳汁中含有适量的脂肪，因为乳汁中的脂肪对婴儿中枢神经系统的发育特别重要。维生素是乳母饮食中不可缺少的营养素，含 B 族维生素丰富的粗粉面包、馒头及适量的粗粮，可促进乳汁分泌。哺乳期饮食中的钙供应不足，就会动用母体内的储备，从母亲骨骼中吸取钙，造成母亲牙齿和骨骼脱钙。此时必须提供大量的含钙丰富的牛奶、豆腐、排骨等，使每日钙的摄入量不低于3克，才能保证乳汁中钙的含量。而维生素D能够促进人体钙的吸收和转化，产妇应适量的补充鱼肝油、动物肝脏等。进食含铁丰富的食物，如菠菜、黄花菜、腐竹、紫菜苔、蒜苗、苋菜及动物肝脏。可补充分娩时母体丢失的大量血液，促进母体恢复，也可纠正母乳中缺铁状况，以供给婴儿较多的铁。为了让乳汁分泌充足，哺乳期妇女应多喝营养丰富的果汁、饮料和汤汁，如骨头汤、鸡汤、鲤鱼汤、牛肉汤、猪蹄汤等，口味要清淡。

为了避免产后发胖，哺乳期妇女应进行必要的体力活动和体育锻炼，减少主食进食量，尽量少吃糖及甜食。

哺乳妇女一日饮食摄取量为：牛奶250～500毫升，鸡蛋2～3个，瘦肉（鸡、鱼、虾在内）250克，豆类制品100克，绿叶蔬菜500克，谷类（粗细搭配）400～500克，油脂50毫升（最好是植物油，如豆油、花生油、香油等），营养丰富的鱼汤、肉汤、排骨汤、鸡汤数杯。

7 产后缺乳的饮食调理

饮食原则：整个哺乳期间膳食中各种营养的供给要合理。

产后提倡"三高"饮食，即高蛋白、高脂肪、高汤饮食，并应含有丰富的钙、磷、铁等矿物质及维生素。民间各种"发奶汤"基本上符合"三高"饮食要求，如炖鸡汤、豆浆、清蒸鲤鱼汤、排骨汤。

食疗验方

（1）猪蹄汤。猪蹄1～2个，煮汤食蹄，补血通乳。

（2）鲜虾米500克，取净虾肉捣烂分数次以黄酒热饮，待乳至。再饮猪蹄汤，每日数次。

（3）鲫鱼汤。鲜鲫鱼，加水不加盐煮汤，汤色呈乳白色时饮，也可食鱼肉，能通乳、预防乳腺炎。

（4）当归猪蹄。猪蹄 1 对，加当归 30 克。炖汤饮用。

（5）蟹汤。螃蟹 2 个，洗净，煮水饮用。

（6）花生米 60 克，黄酒 30 毫升，红糖 30 克，先将花生米煮熟，再放入黄酒、红糖略煮一下，食花生米，饮汤，这对肝郁气滞者较好。

2 饮食禁忌

少吃辛辣刺激性食物。忌食麦芽、神曲、山楂、麦芽糖、麦芽精等回奶食物。

3 临床表现

产后乳汁分泌甚少或全无，不能满足婴儿需要。乳房松软不胀、乳汁清稀，或乳房胀硬疼痛、乳汁浓稠。根据上述症状及乳房检查即可做出诊断。

4 鉴别

注意缺乳与急性乳腺炎的鉴别，后者表现为乳汁排出受阻、淤滞而致乳房红肿热痛，伴有发热，并可能发展为脓肿。

5 调理治疗要点

乳汁分泌与新妈妈的精神、情绪、营养状况、休息和睡眠关系密切。任何精神上的刺激，如忧虑、惊恐、烦恼和悲伤都会减少乳汁分泌，所以，首先要从精神心理上寻找原因，对症治疗。由于精神因素是引起缺乳的主要原因，故应保持心情愉快，避免精神刺激。在饮食方面多吃易消化、营养丰富、含钙较高的食物，如鱼、动物肝、骨头汤、牛奶、羊奶等。要注意产后休息，保证充足睡眠。如体质虚弱、精神疲惫可采用中成药治疗。

（1）气血虚弱型：产后乳少，甚至全无，乳汁清稀，乳房柔软，不胀不痛，面色少华，神疲食少，舌淡少苔。治宜补气养血通乳。可服催乳丸，每次 1 丸，每日 2 次通乳冲剂，每次 1 袋，每日 3 次，温开水冲服。

（2）肝郁气滞型：产后乳汁分泌少，甚至全无，胸胁胀闷，抑郁不悦，或有微热，食欲缺乏，苔薄黄。治宜疏肝解郁通乳。可服下乳涌泉散，每次6克，每日3次；生乳汁，每次100毫升，每日2次，温热服用。

6 注意事项

（1）按时喂奶，正常足月产儿产后8～12小时即应开始喂奶，早产儿可延迟到16～24小时，每次哺乳持续15～20分钟。

（2）产前不要过度劳累，产后不要过早操劳。

（3）禁服某些药物，如阿托品、红霉素、四环素、水杨酸盐、碘化物、溴化物、磺胺类、苯巴比妥类。

（4）饮食要注意营养，不要吃刺激性太大的食物，如五香调料、煎炸食品、点心，葱、姜、蒜也要控制食用。

月子推荐食谱

归芪鲫鱼汤

原料 鲫鱼1尾（半斤），当归10克，黄芪15克。

做法 ①将鲫鱼洗净，去内脏和鱼鳞，与当归、黄芪同煮至熟即可。②饮汤食鱼，每日服1次。

功效 益气养血，健脾开胃，通经下乳。鲫鱼汤味美，营养丰富，可补阴血，通血脉，消积滞，通络下乳。加当归、黄芪益气养血。可用于产后气血不足，食欲缺乏，乳汁量少。

乌鱼通草汤

原料 乌鱼1条，通草3克，葱、精盐、黄酒各适量。

做法 ①将乌鱼去鳞及内脏后，洗净，与通草、葱、盐、黄酒、水适量共炖熟即可。②吃鱼喝汤，每日1次。

功效 清热利湿，通经下乳。通草为旌节花科植物通条及其同属的数种植物的茎髓，一般为白色细条状物，味甘、淡，性寒，有清热利湿、通经下乳的功效，中医用于治疗小便不利、乳汁不通等病症。

木瓜炖鱼头

原料 姜丝、鱼头、青木瓜、红枣、枸杞、龙眼干各适量。

做法 ①下油，爆姜丝，然后让鱼头过下油，这样可以去掉鱼的腥味。②把过了油的鱼头放进砂锅里面，再加上之前准备好的木瓜、红枣、龙眼干、枸杞。③猛火煮沸，这时，记得再加点料酒，能使鱼的味道挥发出来。盖上锅盖，转为慢火，炖上1个小时。

功效 补益脾气，暖胃催乳。鱼头性温，味甘，有补益脾气、暖胃增乳之效；木瓜性寒，味甘，有健脾醒胃、清暑消渴、疏肝化气、润燥催乳等功效。合而为汤，可收到补益脾气、暖胃催乳之效。

栗子冬菇焖鸽

原料 鲜乳鸽1只，栗子150克，花菇5~6朵，姜1片，干葱1段，磨豉酱1茶匙，姜汁、酒、精盐、生抽、糖、麻油、胡椒粉各少许。

做法 ①鲜乳鸽剖洗净，抹干，用调味料搽匀鸽身内外，腌约15分钟，待用；栗子去壳去皮后，洗净，用滚水煮至七成熟，捞出，沥干水分待用。②烧热3汤匙油，把鸽略煎，跟着爆香干葱、姜片及磨豉酱，料酒，注入调味料，煮滚，加入花菇及栗子，文火焖约20分钟至材料熟，而汁料收干至浓，上碟，即可趁热服食。

功效 营养丰富，具有补气补血的功效。

新妈妈的科学护理

① 坐月子有哪些原则

如果你对即将到来的月子生活知之甚少，那么，请了解一下下面的生活总则吧。

保证营养，休息好

由于分娩会给新妈妈的身心造成极度劳累，所以分娩后的第一件事就是让新妈妈美美地睡一觉，家属不要轻易去打扰她。睡足之后，应吃些营养高且易消化的食物，同时要多喝水。月子里和哺乳期都应吃高营养、高热量、易消化的食物，以促使身体迅速恢复及保证乳量充足。

2 保持愉快的心情

产后的新妈妈，由于生理上的变化，精神比较脆弱，加之压力增大，有可能产生产后抑郁症。因此，家里一定要保持欢乐的气氛，尤其是丈夫应该多体谅妻子，在精神和生活上都给予关怀。

3 尽早下床活动

一般情况下，正常分娩的新妈妈在产后第二天就应当下床走动，这不仅有利于体力恢复、增加食欲，也有助于子宫收缩，促进恶露的排出及子宫复原。但注意不要受凉，避免冷风直吹。

月子期的休息与活动要适当，新妈妈在分娩后最初几天之内应保持充分的休息和睡眠。什么时间开始下床活动，要根据分娩情况、会阴有无伤口及产后情况来定。

适度轻微活动有助于产后恢复，健康的新妈妈，在产后 6～8 个小时即可坐起来用餐，24 小时可下床活动，有感染或难产的新妈妈，可推迟 2～3 天后再下床活动。新妈妈的活动要注意安全，量力而行。新妈妈 1 个月内不要参加重体力劳动，避免蹲位，不可过早做增加腹压、提重物或长久站立的动作，以免子宫脱垂。在月子期的运动应根据不同情况而定。自然分娩的新妈妈应于产后 6～12 小时内在别人协助下起床进行稍微的活动，如扶床行走、如厕等；产后第二天可在室内走动，也可开始做产后保健操。有会阴切口或剖宫产的新妈妈，可推迟至产后第三天起下床活动，待拆线后伤口无感染，可做产后保健操。产后 2 周后可做仰卧起坐、膝胸卧位等动作，每日 2～3 次，每次 10～15 分钟。运动应轻柔和缓，运动量应由小逐渐加大。

4 讲究个人卫生

月子里新妈妈的会阴部分泌物较多，每天应用温开水清洗外阴部，勤换会阴垫并保持会阴部清洁和干燥。产后由于出汗多，要经常洗头、洗脚、勤换内衣裤，保持皮肤的清洁。洗澡以淋浴为宜，以免脏水流入阴道内发生感染。新妈妈坐月子期间，吃的东西较多，吃的次数也较频，如不注意漱口刷牙，容易使口腔内细菌繁殖，发生口腔疾病。新妈妈每天应刷牙 1~2 次，每次吃过东西后，应当用温开水漱口。

新妈妈易流汗，要常用水与酒混合在一起擦拭身体（以代替沐浴）保持干爽舒适，但最好不要用水洗。

脸部的清洁及保养：用温开水洗脸及刷牙但不须用酒或盐。为预防头风或头痛绝不能用冷水。另外，可用适合自己的护肤品。

局部的消毒：可以在茶水（将茶叶滤掉的茶水）中放入适量的盐与酒精（药用酒精），用这样的水来清洗阴部及肛门，有收敛的作用。

5 尽早哺乳

无论正常产后或剖宫产术后，都要保证新宝宝能尽早开始吸吮乳汁，对母婴健康都有益。母乳是新宝宝出生后 0~6 个月中最好的食物，尽早开奶对宝宝和新妈妈都有好处。

首先，在产后 24 小时内让新宝宝早吸吮、勤吸吮，绝大多数新妈妈是会下奶的，这样就减少了人工喂养的麻烦。其次，有利于增强母婴感情，更早地使新妈妈享受到做母亲的心理满足感。再次，吸吮刺激、反射引起脑垂体释放催乳素及催产素，不仅能促进新妈妈泌乳，还会促进新妈妈子宫收缩，从而促进子宫恢复，可减少产后出血，预防贫血，有利产后康复。

另外，分娩后乳房充血膨胀明显，尽早哺乳有利于刺激乳汁的分泌，使以后的母乳喂养有个良好的开端。哺乳前后，新妈妈要注意保持双手的清洁以及乳头、乳房的清洁卫生，防止发生乳腺感染和新生儿肠道感染。

6 按时做产后检查

产后 42 天左右，月子期将结束，新妈妈应到医院做一次产后检查，以了解身体的恢复状况。万一有异常情况，可以及时得到医生的指导和治疗。

7 禁止过性生活

新妈妈的生殖器官经过妊娠和分娩的过程，必须经过一段时间才能恢复正常，新妈妈身体的全面恢复需要 56 天。正常分娩 56 天后，才能开始性生活，而且最好是月经恢复后再开始性生活。

8 产后基本护理

（1）正常分娩后约 6 小时即可下床用餐和排尿。若顺利约 3 天左右即可出院。

（2）产后应以卫生棉遮护会阴以吸收恶露。并随时更换，且排便后应用温开水或消毒水由前往后冲洗。

（3）满月前宜采用淋浴，切勿使用盆浴，以防细菌进入子宫引起发炎。

（4）洗发后迅速吹干即可。

（5）产后常口渴，可多饮开水、牛奶及热的易消化食物。

（6）恶露干净、子宫完全恢复才可开始性生活。通常在产后 8 周后，否则易感染或出血。

（7）产后 6 周即需做产后检查，可以按一般就医程序办理，以检查生殖器官是否已完全恢复。

（8）产后进行适宜运动可增强腹肌收缩、促进子宫收缩，快速恢复身材。

2 产后如何护理伤口

无论是采用自然生产或剖宫产，对产妇而言都称得上是一场搏命演出，有的新妈妈合并大量出血、产褥热等并发症。一般建议产后至少需要 4~6 周的休养生息，有良好的产后保健措施，产妇才能够尽快恢复健全的身心状态，对于日后哺育婴儿、照顾家庭或发展事业都是不可或缺的基础。那么，产后妈妈应该如何护理伤口呢？顺产妈妈和剖宫产妈妈的护理方法有哪些不同呢？下面就来详细说一说。

435

1 顺产妈妈护理要点

（1）每天要用温开水清洗外阴2次。为防止伤口污染，每次便后用新洁尔灭消毒棉擦拭冲洗外阴，大便后切忌由后向前擦，应该由前向后，避免污染伤口。

（2）产后的最初几天，恶露量较多，应勤换卫生护垫，以保持伤口的清洁干燥。

（3）伤口痊愈情况不佳时要坚持坐盆，每天1~2次，持续2~3周，坐盆药水的配制应根据医生的处方和医嘱。

（4）睡觉的体位对伤口也有影响，若伤口在左侧，则向右侧睡，反之则向左侧睡。

（5）发生便秘时，不可屏气用力扩张会阴部，可用开塞露或液体石蜡润滑，尤其是拆线后头2~3天，避免做下蹲、用力的动作。

（6）避免摔倒或大腿过度外展而使伤口裂开。

2 剖宫产妈妈护理要点

（1）拆线前后应避免剧烈活动，避免身体过度伸展或侧曲。

（2）休息时，最好采取侧卧微屈体位休息，以减少腹壁张力。

（3）产后立即用弹力绷带或网套等敷料加压包扎，可有效预防疤痕的产生。

（4）如果感到伤口发痒，千万不可用手抓挠或者用衣服摩擦或用水烫洗。正确的处理方法是涂抹一些外用药，如肤轻松、去炎松、地塞米松等用于止痒。

（5）避免过早地揭刀口处的结痂，避免阳光照射，防止紫外线刺激形成色素沉着。

3 新妈妈多久可以开始锻炼

为了健康地养胎育儿，许多妈妈十分讲究和顾忌。然而，有一些传统的习俗却是已经过时，不适合再因循守旧。比如说，分娩后产妇应多卧床休养。其实，现代医学表明，产后长时间地卧床容易导致许多产后疾病，例如造成新妈妈新陈代谢缓慢、肠胃功能衰退、痔疮等。相反，适当的运动对于身体恢复是大有好处的。

相信很多女性在分娩过后，看着镜子里松松垮垮的肚皮、大腿上的肥肉，都有过心酸悲伤的时候。很多爱美的妈妈就想马上做运动，甩掉多余的脂肪。不过请注意，产后开始运动的时间，是因分娩方式而异的。自然分娩的妈妈在产后 2~3 天就可以下床走动，3~5 天后就可做一些收缩骨盆的运动。产后 14 天左右，就可以做柔软体操或伸展运动。这里要特别注意，若顺产但有产后大出血的情况，妈妈需要视身体的情况而定。而剖宫产的妈妈则视伤口愈合情况而定，一般来说，月子过后可开始做伸展运动，而产后 6~8 周才适合做锻炼腹肌的运动。

4 适合产妇的锻炼方式

一般产后半年内，产妇身体尚在康复阶段，温和有氧的运动比较适宜。产后 6 个月后，妈妈们就可以选择较为剧烈的运动啦。妈妈们切记，怀孕是 10 个月的过程，减肥肯定也无法一夕而就，要慢慢让身体适应和恢复，才能避免反弹。这里重点介绍康复阶段的运动。

（1）散步：对于产后虚弱的妈妈来说，散步强度小，实现起来容易，是最简单、最有效的锻炼方式。不过要注意，散步也需要循序渐进，要有计划。刚开始散步时最好一次散步 5~10 分钟，然后慢慢增加到每次散步 30 分钟左右。最好每次增加的时间不要超过 5 分钟，一次一次地增加。最好以你习惯的频率不断地增加散步的长度。

（2）深呼吸：对于刚刚生产的妈妈来讲，深呼吸，有助于促进阴道恢复和预防子宫脱垂。妈妈可以仰卧或侧卧在床上，慢慢吸气，有意识地紧缩会阴周围及肛门口的肌肉，闭气保持 1~3 秒再慢慢放松呼吸，重复 5 次。

（3）产后瑜伽：瑜伽是一种有益身心的运动，产后妈妈学习产后瑜伽操，不仅有助于身体的康复，也能让体形变得修长漂亮。产后瑜伽有针对不同部位的运动，对产妈妈来讲实在是一大福音。不过，本来没练习过瑜伽的妈妈们要注意，产后瑜伽并不等同于瑜伽，要在自己合适完成的情况下做，最好咨询瑜伽老师或者有经验的人。

总之，分娩后的身体是不适合做任何剧烈运动的。过大的动作都可能导致手术创面或外阴切口再次遭受损伤。加上产后是一个特殊的时期，任何锻炼前都必须进行适当的热身运动，循序渐进，让身体慢慢适应。

用母乳喂养的妈妈还应在运动前给孩子喂奶。因为运动之后，身体会产生大量的乳酸，影响乳汁的质量。如果锻炼之后给孩子喂奶，最好要过 3~4 小时。

5 做好产后打算

如果打算产后 4 个月就回去上班，那么良好的时间安排能力是对那些持有怀疑和批评态度的人的漠视，是职场妈妈取得成功的最好的办法。如果是全职工作，最好经常与其他处于相同状况的朋友们联系，多听听彼此的意见和看法，甚至是对相同境况的抱怨都会成为你最大的精神支撑。另外，还有以下几点在上班前需要考虑清楚。

（1）如何坚持母乳喂养：妈妈上班后，宝宝的一日三餐该怎么办？是否有时间回家给宝宝喂奶？也许买一个吸奶器和冷藏箱会帮你解决问题。白天可以把母乳吸出来放在奶瓶里，冷冻起来，到宝宝需要的时候，只要用温水解冻、加温就可以吃了。

（2）换一个时间有保障的工作或岗位：假如需要经常出差或者随叫随到，是不是可以先换个工作做一两年呢？假如做销售，可否在公司内部调整一个上班时间相对固定的岗位？

（3）确保有牢固的后备支援力量：上班的时候，谁来帮你带宝宝？宝宝生病的时候能请假吗？每次接种疫苗或者去医院做常规检查的时候有时间吗？父母双方确实没有义务承担这份责任，但是双方都有工作的年轻夫妻是经常需要帮助的。

（4）工作与家庭孰轻孰重：一边是繁忙的工作，一边是与宝宝多相处的渴望，很多人都是分身乏术。想一想什么才是最重要的，在做出决定之前多做考虑，不管是你还是宝宝，能够常常保持快乐的心情才是最重要的。

（5）提前算好经济账：钱是很多矛盾产生的根源，所以趁着宝宝还没出生，最好在财政上取得一致意见。当一方节衣缩食，却发现另一方竟然为了给宝宝买一件漂亮的外套而花掉了整整一周的家庭开销的时候，他绝对会发狂的。

（6）时刻"在线"与宝宝保持联系：无论是婆婆还是小阿姨帮你照顾宝宝，你都要保证她们随时随地都能找到你，你也可以随时随地了解宝宝的情况。

（7）保持与外界的联系：假如你打算先做一两年的全职妈妈，也一定要时常与公司同事保持联系，有时一个意想不到的职位空缺很可能会令你重新做出选择。

6 克服产后抑郁

注意休息，保证睡眠：在宝宝睡觉的时候，妈妈尽量休息或小睡一会儿。有时候，即便半个小时的睡眠也能给你带来好心情！

接受别人的帮助，或主动寻求他人帮助：一方面，新妈妈的家人不要只沉浸在增添宝宝的快乐中而忽略了新妈妈的心理变化。要多陪新妈妈说说话，及时告诉她育儿的经验，避免手足无措，紧张慌张。另一方面，新妈妈自己要学会寻求丈夫、家人和朋友的帮助。要知道，在这个时候，大家都愿意帮助你，只要你说出来！

（1）自我心理调适不要给自己提过高的要求，降低对自己的期望值。对丈夫、对宝宝的期望值也要接近实际，甚至对生活的看法也要变得更加实际，坦然接受这一切有益于帮助产妇摆脱消极情绪。

（2）注意与人的沟通把自己的感觉和感受向丈夫、家人以及朋友倾诉。与其他新妈妈聊天，谈各自的感受。难过的时候找好友或亲人交流，尽诉心曲，大哭一场也无妨，尽情宣泄郁闷情绪。

（3）学会放松，有时间的话读书、洗澡、看影碟、看杂志、听音乐，或找点其他你感兴趣的事情做，在自己的爱好中忘记烦恼，避免心理、情绪受到影响。

（4）健康生活，坚持锻炼身体（如果医生允许的话），坚持健康的、有规律的饮食。饮食不要太油腻，多吃新鲜的蔬菜、水果，多喝温开水，自内而外地调整身心状态。

（5）换位思考，因为新添了小宝宝，新爸爸会感到压力很大，他们会更勤奋地工作，新妈妈要理解丈夫的辛苦和对家庭的奉献，不要认为只有自己"劳苦功高"。而丈夫也应该理解妻子产后身体的变化与照顾宝宝的辛苦，主动分担家务，不能全丢给妻子。夫妻之间要相互理解和交流，不要把对彼此的不满放在心里。

（6）转移注意力，如果产后的确面临严重的不愉快的事，甚至难以解决，不要让精力总是集中在不良事件上。越想不愉快的事心情就会越不好，心情越不好越容易钻牛角尖，心情就会越发低落，陷入情感恶性循环的怪圈中。所以要适当转移自己的注意力，将注意力转移到一些愉快的事情上，关注自己的喜好，不仅思维上转移，还可以身体力行地参与一些能令人愉快的活动。

（7）自我鼓励、自我欣赏，多看自己的优点，多看事物的好处，多想事情可能成功的一面。

如果抑郁症状严重，一定要寻求心理医生的帮助。